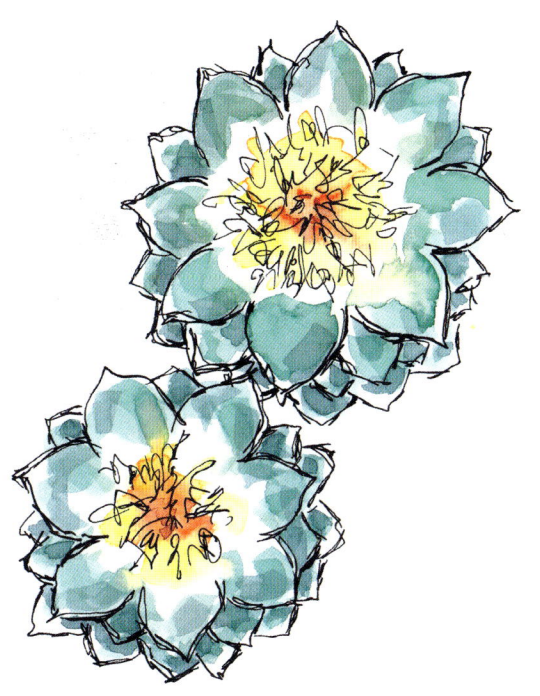

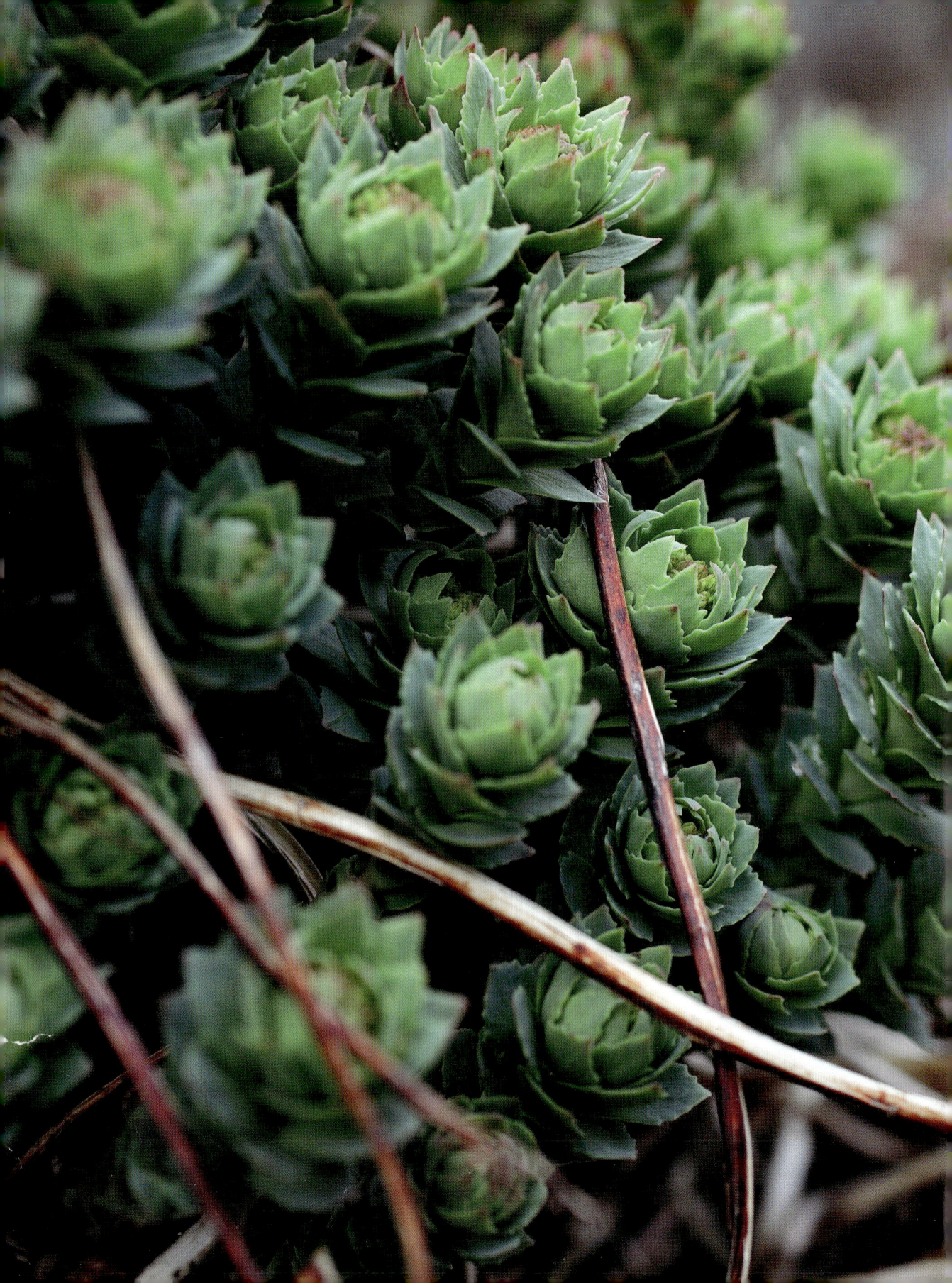

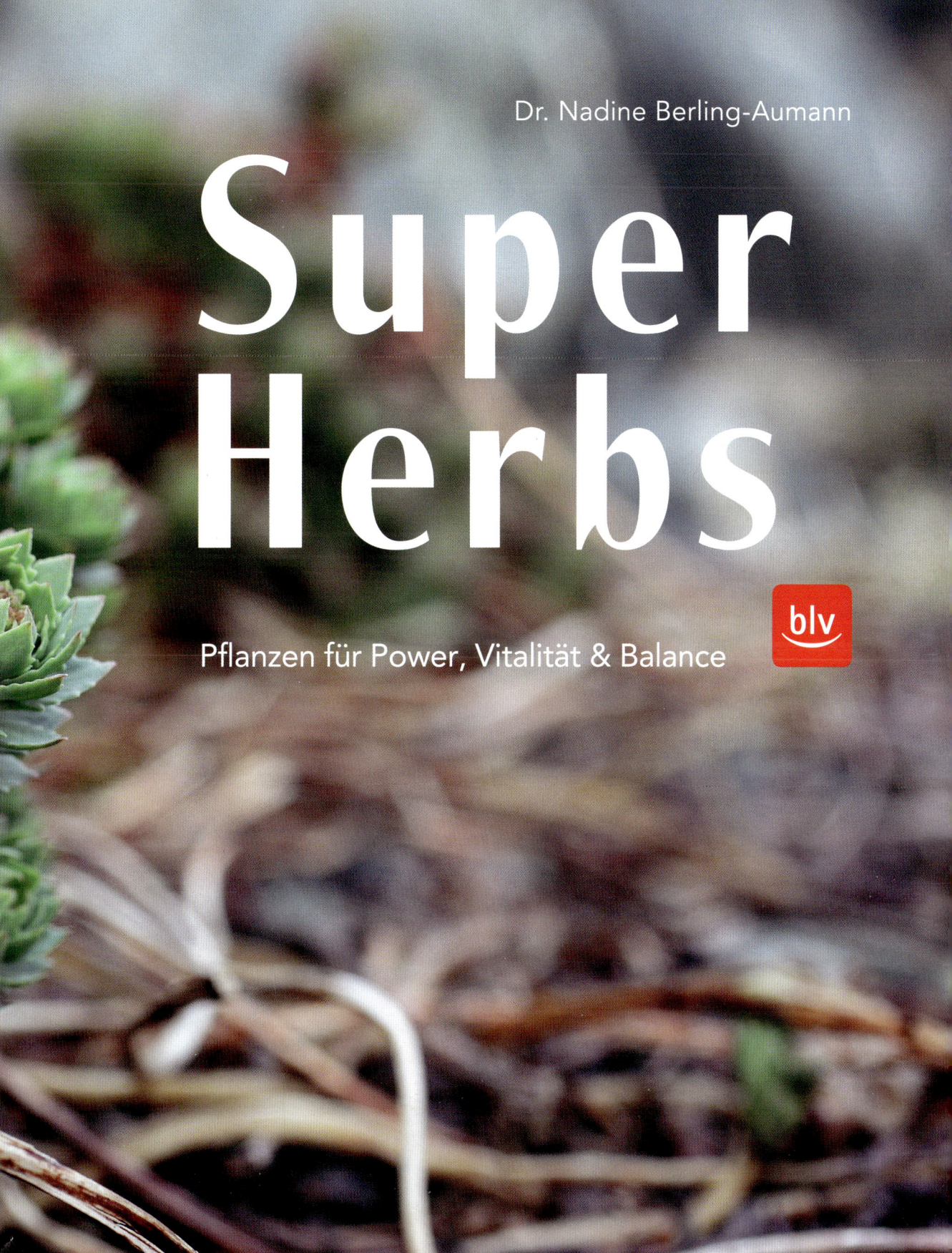

Dr. Nadine Berling-Aumann

Super
Herbs

Pflanzen für Power, Vitalität & Balance

blv

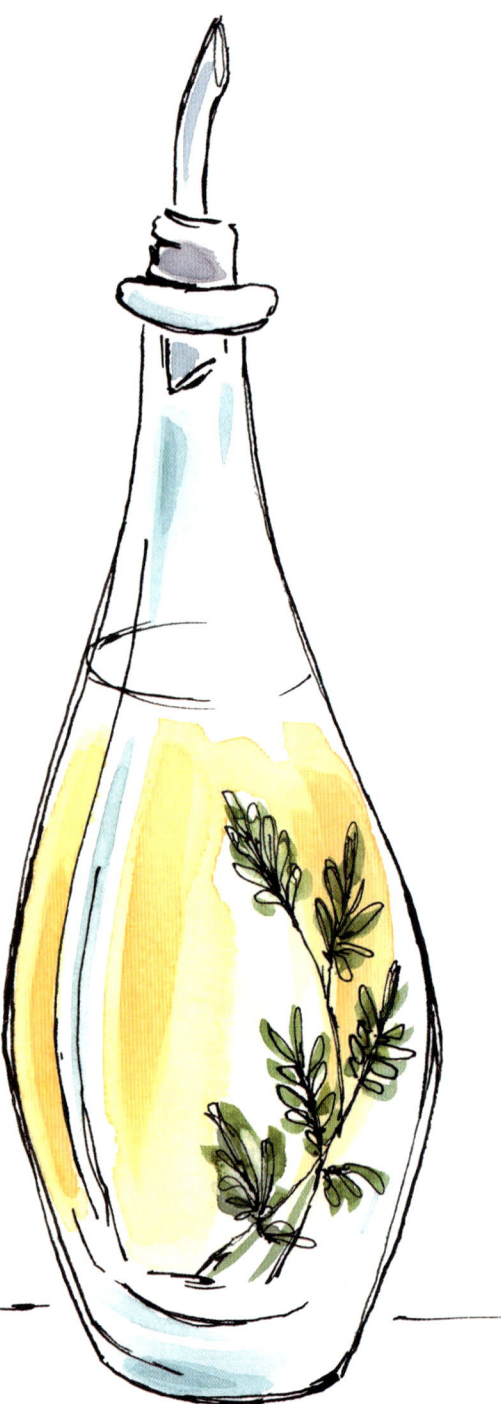

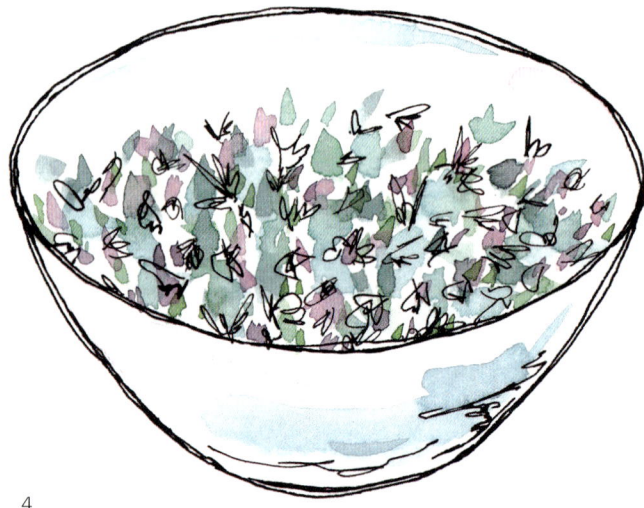

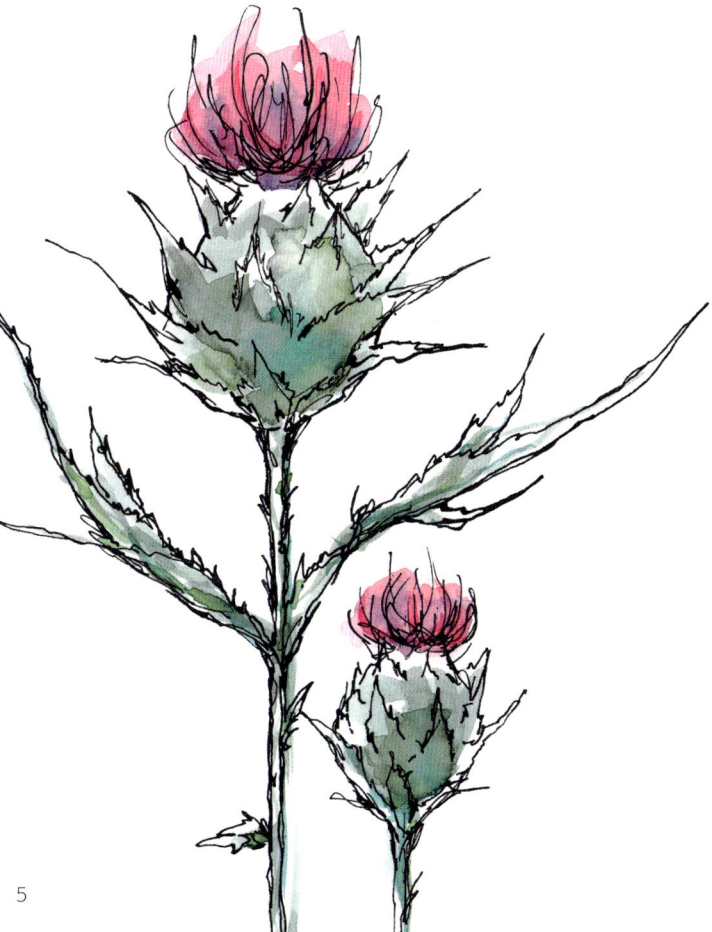

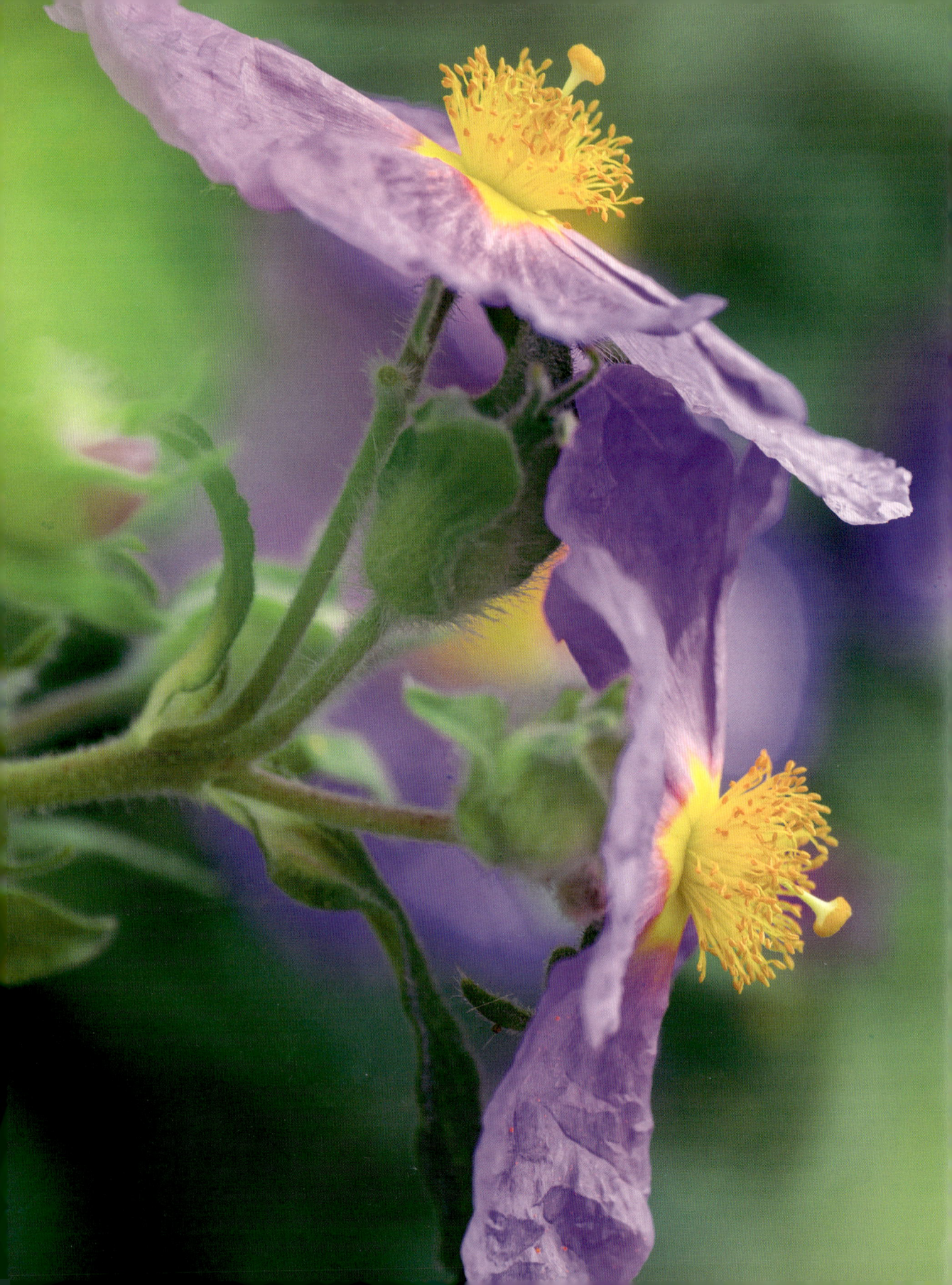

VORWORT

Praktisch jede Heilpflanze besitzt das Potenzial eines Superkrauts, denn jede Heilpflanze ist einmalig und ein Schatz der Natur. Allerdings kommen in der Natur zahlreiche Heilpflanzen vor, die beispielsweise bei Durchfall oder entzündeter Haut eingesetzt werden können, aber nur wenige, welche die körperliche und seelische Leistungsfähigkeit positiv beeinflussen können und die Stressresistenz erhöhen. Das sind sogenannte Adaptogene. Persönlich finde ich diese Heilpflanzen so unglaublich spannend, weil sie in ihrem Lebensraum oft schwierigen klimatischen und umgebenden Bedingungen trotzen – ja sogar gestärkt aus diesen Bedingungen hervorgehen. Pflanzen bilden Inhaltsstoffe, um ihre Fortpflanzung zu sichern, sich zu schützen und zu stärken. Das Besondere an den adaptogenen Superkräutern ist, dass sie ihre Fähigkeit, Stress zu widerstehen, auf uns Menschen übertragen können und so zu mehr körperlicher und kognitiver Leistungsfähigkeit und seelischem Wohlbefinden beitragen.

Nun wäre es eine eindimensionale Betrachtungsweise, Superkräuter ausschließlich auf Adaptogene zu reduzieren. Vielmehr habe ich Superkräuter nach den folgenden Kriterien ausgewählt: 1) Die Heilpflanze kann bei besonders vielen Beschwerden nutzen und hat gleichzeitig wenige oder keine unerwünschten Wirkungen. 2) Die Wirkungen der Heilpflanzen sind sehr selten und damit kostbar. 3) Die Heilpflanzen stärken den Körper und die Psyche und können selbst nach langer und schwerer Krankheit einen wertvollen Beitrag dazu leisten, damit man wieder seine alte Konstitution erreichen kann. 4) Zu allen Heilpflanzen liegen wissenschaftliche Untersuchungen vor, welche die Wirksamkeit belegen oder plausibel erscheinen lassen.

Die Auswahl von den insgesamt 26 verschiedenen Heilpflanzen, die ich Ihnen in diesem Buch mit vielen praktischen Tipps, aber auch reichlich theoretischem Hintergrundwissen vorstellen möchte, sind wahre Superkräuter – wobei mit Superkräutern krautige Pflanzen und Bäume gleichermaßen gemeint sind. Es ist mir ein Anliegen, dass Sie wichtige Zusammenhänge zwischen Pflanzen, deren Inhaltsstoffen und den Wirkungen auf den menschlichen Körper verstehen, um Superkräuter und viele andere tolle Heilpflanzen richtig in Ihrem Alltag und bei Krankheit anwenden zu können.

In diesem Sinne wünsche ich Ihnen eine angeregte Entdeckungstour in der spannenden Welt der Superkräuter.

Ihre Dr. Nadine Berling-Aumann

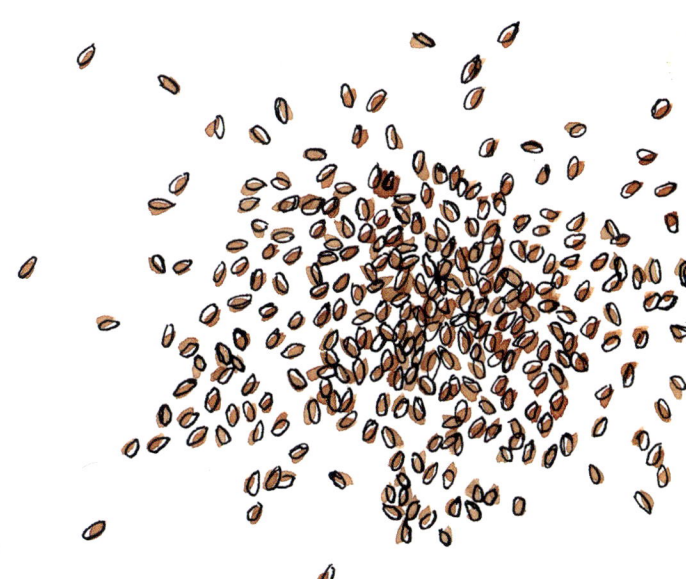

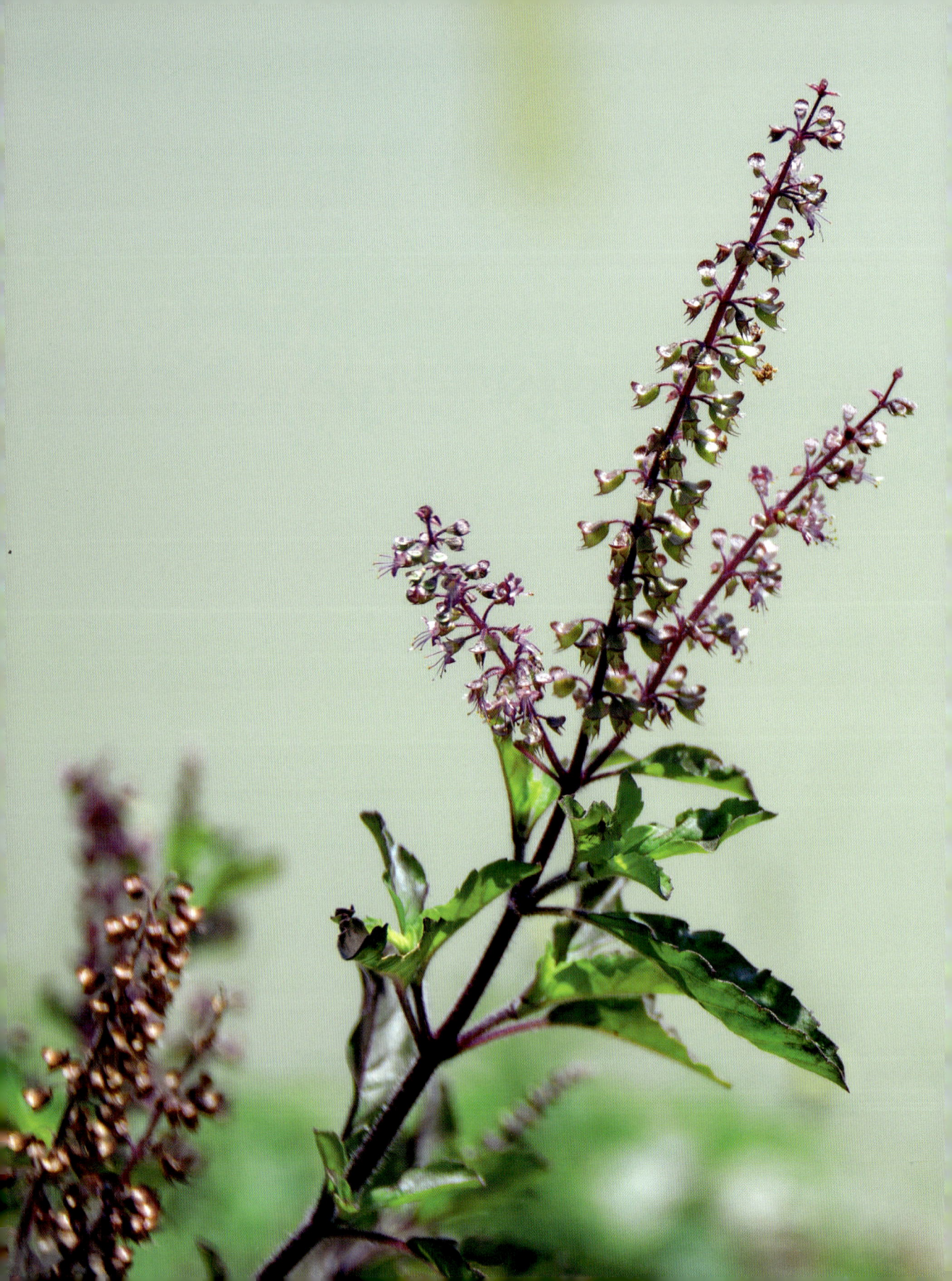

WAS SIND SUPER- KRÄUTER?

Die außerordentliche Kraft der Superkräuter erstreckt sich auf die Vorbeugung sowie Therapie vieler Beschwerden, die uns täglich und in unserer stressigen Lebenswelt verstärkt bedrohen. Sie helfen uns besonders über die Aktivierung umfassender Selbstheilungs- und Gesunderhaltungskräfte. Die Wirkung der Superstars unter den Heilpflanzen ist außerdem wissenschaftlich belegt. – Ein Segen für die Herausforderungen unserer Lebenswelt.

DAS POTENZIAL VON SUPERKRÄUTERN

In unserer Mitte gibt es eine Gruppe von Pflanzen mit ganz besonderen Kräften. Superkräuter sind hocheffektive Heilpflanzen aus der Natur und echte Booster für lang anhaltende Gesundheit.

Ob krautige Pflanzen, Sträucher oder Bäume, im gesamten Pflanzenreich finden sich heilsame Vertreter, einige von ihnen aber sind echte »Gesundheitsbooster«. Sie wachsen überall, in der heimischen Natur, in unseren Gärten, aber auch als exotische Arten über die Welt verteilt. So verschieden diese Superkräuter in Herkunft und Aussehen auch sind, sie alle haben »normale« Heilpflanzen überragende und wissenschaftlich belegte Wirkungen auf die körperliche und seelische Gesundheit. Sie verfügen über ein besonders breites Wirkspektrum zur Vorbeugung von verschiedensten Krankheiten sowie zu deren Therapie. Viele von Ihnen unterstützen uns auch in der Erholungsphase. Manche können einzelne Ziele herausragend gut erfüllen, beispielsweise die immunmodulierende *Echinacea*, andere wirken bei einer außerordentlichen Vielzahl von Bedürfnissen und Beschwerden.

Die meisten Superkräuter zeichnen sich dadurch besonders aus, dass Menschen durch ihren Gebrauch allgemein widerstandsfähiger und leistungsfähiger werden. Viele unterstützen außerdem das Immunsystem direkt oder indirekt.

Die Stars unter den Heilpflanzen sind nicht nur eine hochwirksame und wissenschaftlich geprüfte Bereicherung für unseren Arzneischrank, sondern vor allem auch Begleiter im Rahmen eines neuen Gesundheitsverständnisses, in dem Vorbeugung und die Aktivierung der Gesunderhaltungskraft eine große Rolle spielen.

KRÄUTER FÜR DIE SELBSTHEILUNGSKRAFT

Am bedeutsamsten unter den Superkräutern dürften die in den letzten Jahren immer populärer werdenden Adaptogene sein, die uns derart gut gegen äußere Stressoren rüsten, dass sie auch als »Anti-Aging« oder »Verjüngungskräuter« bekannt sind. Sie bilden deshalb auch einen Schwerpunkt in diesem Buch.

»Adaptogen« (siehe auch Seite 20/21) bedeutet ganz allgemein, dass sich der Mensch leichter an Stresssituationen anpassen kann. Adaptogene Superkräuter kommen in besonderen Situationen infrage wie zur Rekonvaleszenz nach einer langen, schweren Erkrankung, bei mentalem und körperlichem Leistungsdruck oder für Sportler mit Leistungsknick. Kurz: Sie erhalten gesund und jung, weil sie uns vor einer der Hauptursache für Krankheit und Alterung schützen: Stress. Ein Faktor, der heutzutage vielleicht aktueller ist denn je.

Diese »lebensverlängernden«, vitalisierenden Wirkungen spiegeln sich auch in den Namen viele Superkräuter wider: Jiaogulan wird beispielsweise »Kraut der Unsterblichkeit« genannt, und tatsächlich trifft man in Südchina, wo diese Pflanze traditionell als Tee getrunken wird, überdurchschnittlich viele rüstige Hundertjährige an. Natürlich schenken Superkräuter keine ewige Jugend – aber etwas noch viel Besseres: hohes

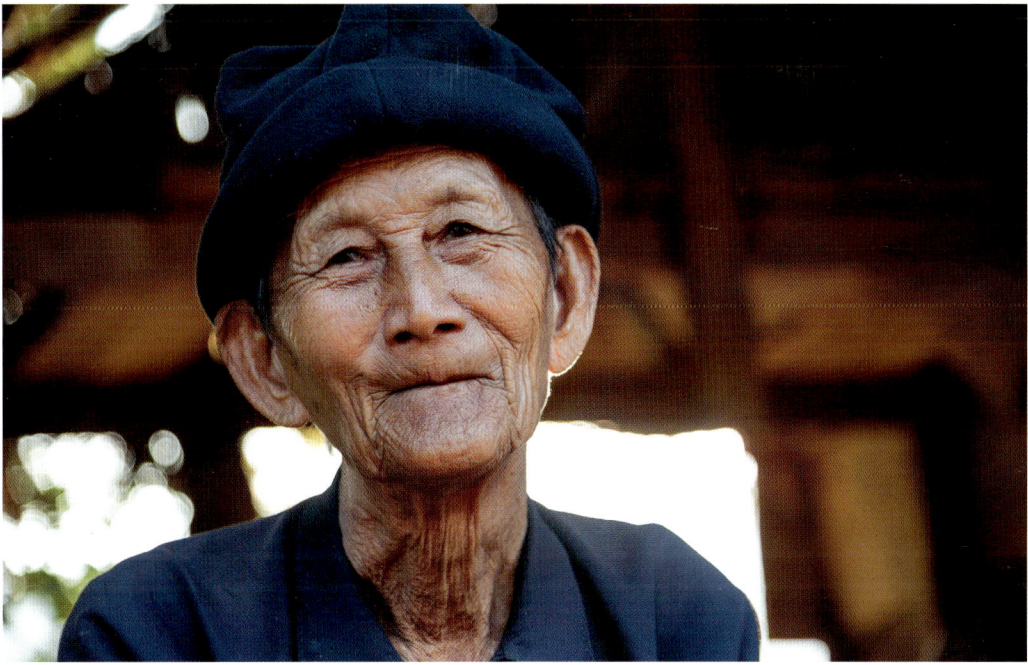

Viele traditionelle Heilsysteme kennen und nutzen adadptogene Pflanzen seit langem. Wie man sieht mit Erfolg.

Alter durch lange Gesundheit. Denn sie wappnen uns besonders gut gegen die Einflüsse, die einen jeden Menschen lebenslang bestürmen: Stress, freie Radikale, Viren, Bakterien & Co. In Ländern, wo man solche »für das Leben stärkende« Superkräuter traditionell benutzte, gab es schon lange vor einer hochentwickelten Medizin außerordentlich viele so hochbetagte wie vitale Menschen. Nicht, weil man »Schäden« behandeln, »verbrauchte« Organe austauschen, Krankheiten therapieren konnte, sondern weil man eine gesteigerte Widerstandskraft gegen innere und äußere Einflüsse hatte. Natürlich kommt hier auch eine ganzheitliche gesunde Lebensführung mit ins Spiel. Aber das Leben dieser Menschen war und ist sicherlich nicht weniger anstrengend als unseres, und Superkräuter halfen und helfen besonders durch fordernde Situationen hindurch.

KRÄUTER FÜR EINE MODERNE HEILKUNDE

Die Adaptogene sind unschätzbare Begleiter für ein langes und gesundes Leben. Aber auch alle anderen Pflanzen im Buch mit ihren vielfältigen Wirkweisen sind nicht nur ausgezeichnet geeignet bei verschiedensten Symptomen, sondern ebenso wertvoll, wenn es um das Gesundbleiben geht. Die Entdeckung dieser Gesundheitsbooster aus dem Pflanzenreich ist ein wichtiger Beitrag zu einem gewandelten Verständnis von Medizin, in dem die Aktivierung der Selbstheilungskräfte im Sinne der körpereigenen Gesunderhaltungskräfte neben der bloßen Therapie zunehmend an Bedeutung gewinnt und der Mensch als Ganzes betrachtet wird. Die Wirkspektren und die dazugehörigen Rezeptkapitel bieten Ihnen für alle Herausforderungen des

Lebens das passende Superkraut, sodass Sie hoffentlich lange gesund und fit bleiben.

Wissenschaftlich belegte Heilwirkung

Superkräuter sind immer Heilpflanzen, genau genommen pflanzliche Arzneimittel. Viele von ihnen fanden seit Langem Einsatz im Rahmen der traditionellen Heilkunde, auch Erfahrungsheilkunde genannt. Nicht wenige dieser alten Super-Heilpflanzen, beispielsweise Ginkgo, Haronga, Lavendel und Taigawurzel, wurden aufgrund ihrer außerordentlich erfolgreichen Verwendung von der Wissenschaft »entdeckt« und sind bereits nach dem Arzneimittelgesetz zugelassen. Sie erfüllen damit dieselben Anforderungen wie chemisch-synthetische Medikamente.

Andere Superkräuter erfüllen zwar die international geforderten wissenschaftlichen Bestätigungen. Sie sind in Deutschland jedoch nur als Lebensmittel zugelassen, denn die Einstufung als Arzneimittel steht noch aus. Weil diese Superkräuter oft traditionell als Lebensmittel gebraucht werden beziehungsweise weil sie nachweislich pharmakologische Wirkung haben, sind sie als Lebensmittel oder als Nahrungsergänzungsmittel erhältlich. Beispiele hierfür sind Lein und Guarana.

Wieder andere Superkräuter, zu denen Jiaogulan zählt, konnten in verschiedensten Studien bereits eindrucksvoll ihr Potenzial unter Beweis stellen, sind aber bislang in Deutschland eher unbekannt. Um die Hürde zu einem »offiziell anerkannten pflanzlichen Arzneimittel« zu nehmen, bedarf es noch einer strengen Kontrolle der Hoffnungsträger seitens der bewertenden Institutionen (ESCOP/WHO), um gesundheitliche Risiken ganz sicher einzudämmen und die Anwendungssicherheit zu maximieren.

Heute haben wir also den Vorteil, dass viele traditionelle pflanzliche Arzneimittel in ihrer Wirkweise wissenschaftlich belegt sind und immer noch neue Wundertäter aus der Natur entdeckt werden. Was die Erforschung der Wirkstoffe und damit auch die Anwendungssicherheit betrifft, unterscheidet sich der Einsatz von Superkräutern von auf Erfahrungswissen basierenden Therapierichtungen wie der Homöopathie und der Anthroposophie, die nicht oder nicht immer naturwissenschaftliche Grundsätze anwenden.

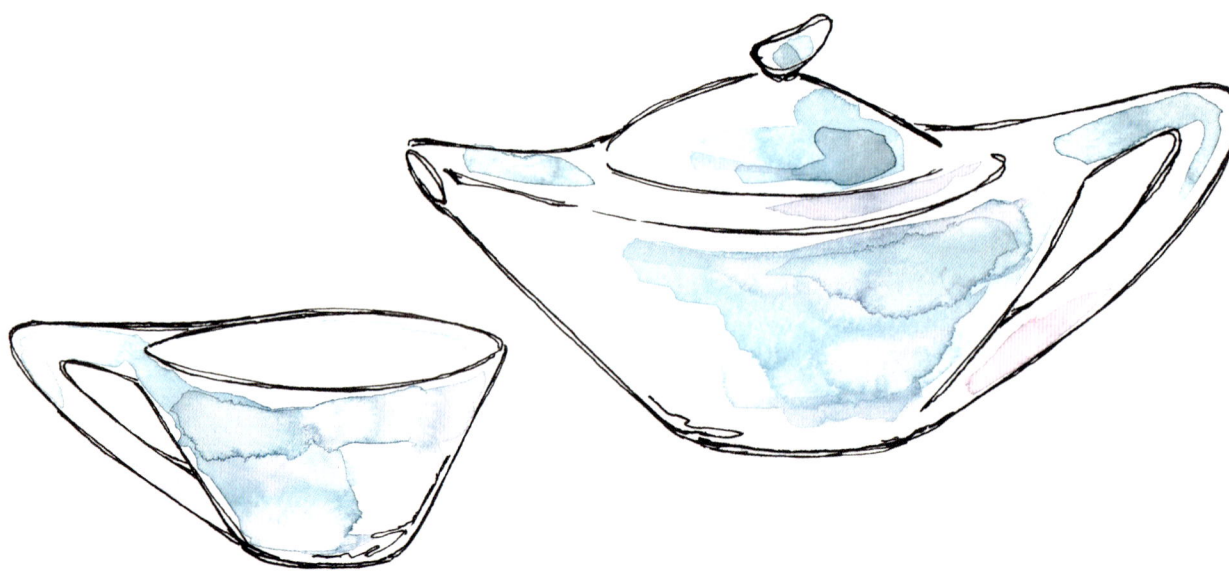

Zwischen Heil- und »Lebensmittel«

Wissenschaftliche Überprüfbarkeit sorgt für mehr Anwendungssicherheit. Das bedeutet allerdings nicht, dass das traditionelle Wissen über Heilpflanzen schlechter ist als das moderne, ausgedient hat oder gar falsch ist. Auf viele Pflanzen wurde die Wissenschaft ja nur deshalb aufmerksam, weil die traditionelle Medizin schon so lange Erfolge damit erzielte.

Und in der traditionellen Heilkunde gibt es noch mehr zu entdecken: In alten Zeiten waren viele Heilpflanzen ganz selbstverständlich Teil von Speisen und Getränken. Sie wurden häufig nicht nur als Mittel im Problemfall gebraucht, sondern regelmäßig verzehrt, um die persönliche Konstitution und Widerstandskraft zu stärken, gleichsam als »Mittel für ein gutes Leben«. Mehr zu den fließenden Übergängen von Superkräutern als Heil- und Nahrungsmittel finden Sie auf Seite 16.

So gesehen war die traditionelle Heilpflanzenkunde zwar weniger wissenschaftlich, dafür aber ganzheitlicher. Damals lebte man ganz selbstverständlich mit Heilpflanzen. Der Fokus lag nicht ausschließlich auf spezifischen und damit isolierbaren und auch isoliert behandelbaren Erkrankungen oder Körperteilen, sondern immer auf dem Menschen als Ganzem. Dieses ganzheitliche Wissen um die Heilpflanzen sollte mit ihrer Wiederentdeckung mit einem wissenschaftlichen Fundament wiederbelebt werden.

Heilung für den ganzen Menschen

Die Superkräuter werden entsprechend den individuellen Bedürfnissen des Menschen eingesetzt. Die meisten Medizinsysteme, die Heilpflanzen in der Therapie verwenden, sind ganzheitlich ausgerichtet, wobei im Mittelpunkt einer Behandlung der Mensch als Ganzes steht und nicht allein eine spezielle Krankheit. Einen solchen Ansatz vertrete auch ich als Autorin dieses Buches, in dem ich meine beruflichen Ausbildungen und Tätigkeiten aus drei Bereichen vereinen darf:

Phytopharmazie, theoretische und komplementäre Medizin sowie Ernährungswissenschaften. Es ist mein Anliegen, Verbindungen zwischen diesen drei Disziplinen herzustellen und mein Wissen zu vernetzen und damit zu optimieren. Superkräuter sind perfekt dazu geeignet: Viele können Sie neben einem rein medizinischen Einsatz auch in Ihren Speiseplan integrieren. In diesem Zusammenhang liegt es mir als Ernährungstherapeutin besonders am Herzen, dass wir Menschen uns nicht nur bewusst und gut ernähren, sondern gleichzeitig das Potenzial der Superkräuter nutzen, um die persönliche Konstitution zu stärken, die Gesundheit in der Balance zu halten oder sie dahin zurückzubringen.

Gesunderhaltungskraft

Dem Vorbeugen oder auch Unterstützen der Heilung während einer Krankheit durch die Stärkung der »Selbstheilungskraft« im Sinne der körpereigenen Gesunderhaltungs- oder Selbstregulationskräfte wird in einer modernen, ganzheitlich ausgerichteten Medizin mittlerweile ebenso viel Aufmerksamkeit geschenkt wie der Suche nach Behandlungsmethoden. Diese Selbstheilungskräfte durch eine gesunde Lebensweise zu aktivieren hilft nicht nur bei der Prävention der negativen Folgen schädlicher Umwelteinflüsse oder eines schwächenden Lebenswandels. Auch viele Erkrankungen, wie Autoimmunerkrankungen oder Gendefekte, die eben nicht durch eine schlechte Lebensweise ursächlich auftreten, können durch gesunde, vor allem pflanzliche Ernährung und den Einsatz von Superkräutern und anderen Heilpflanzen positiv beeinflusst werden. Für jeden Menschen und jede Situation findet sich eine individuell passende ganzheitliche Therapie.

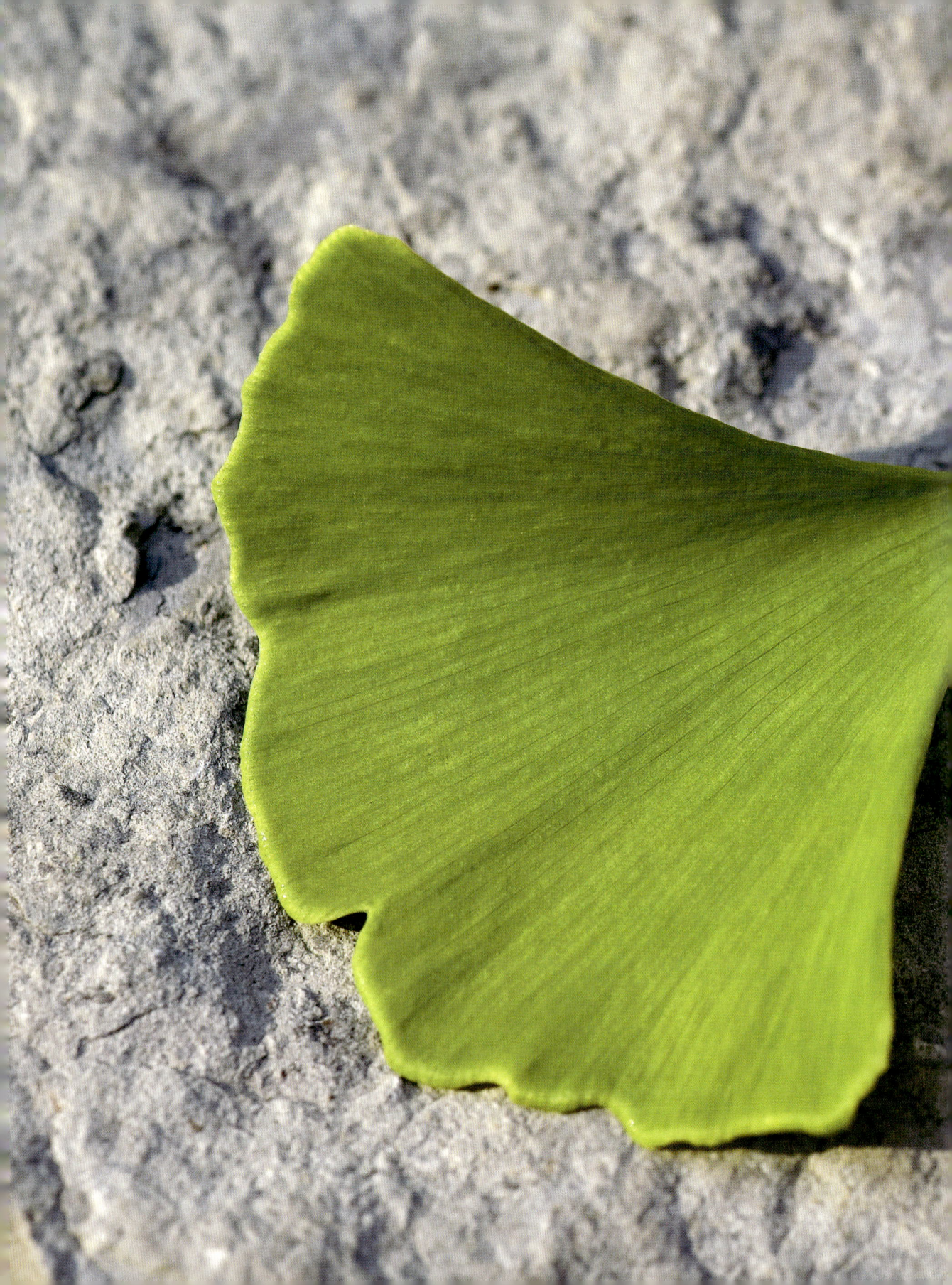

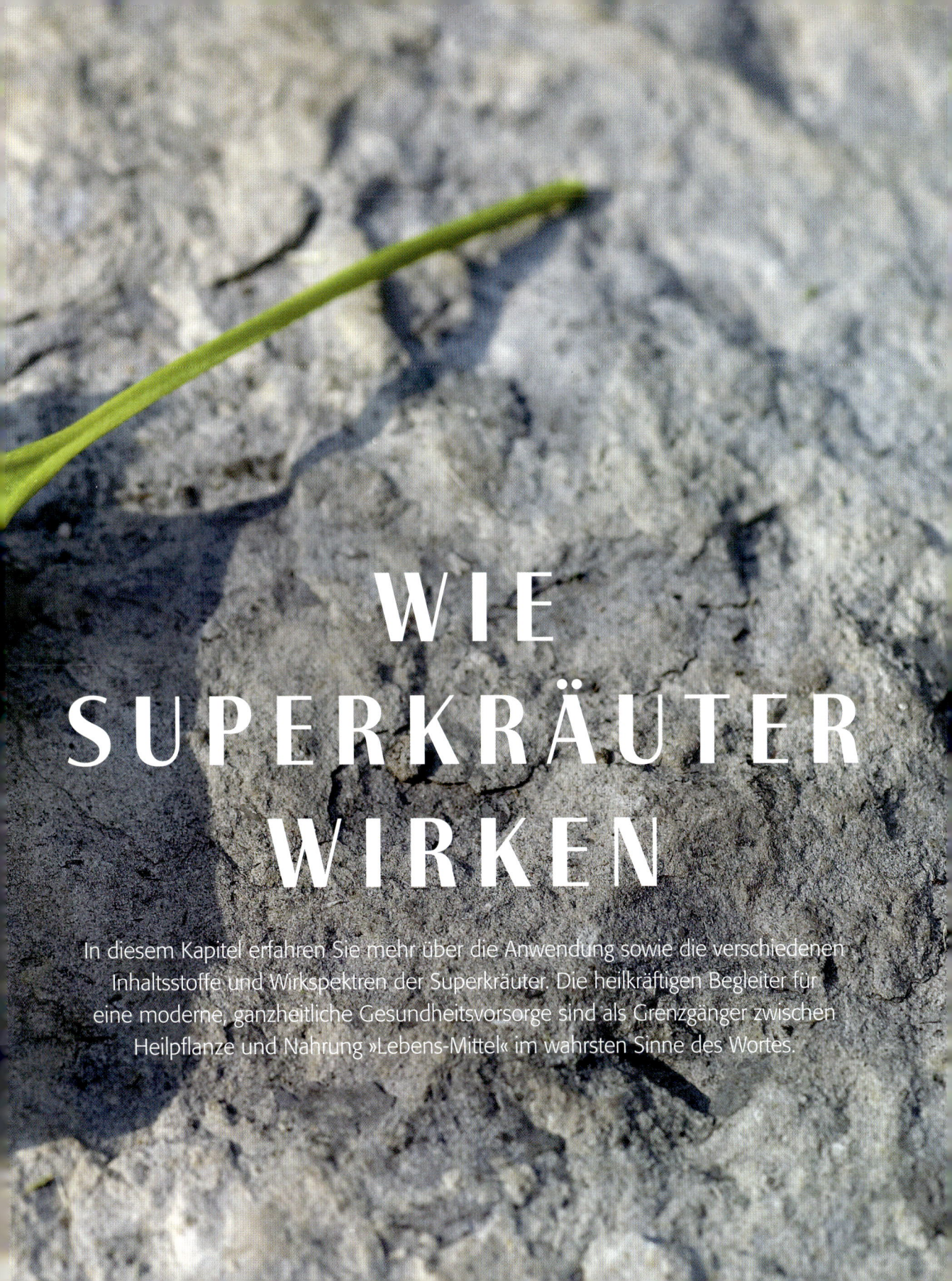

WIE SUPERKRÄUTER WIRKEN

In diesem Kapitel erfahren Sie mehr über die Anwendung sowie die verschiedenen Inhaltsstoffe und Wirkspektren der Superkräuter. Die heilkräftigen Begleiter für eine moderne, ganzheitliche Gesundheitsvorsorge sind als Grenzgänger zwischen Heilpflanze und Nahrung »Lebens-Mittel« im wahrsten Sinne des Wortes.

WIRKSAME ANWENDUNG

Ausschlaggebend für die Wirksamkeit von Superkräutern sind Dosis und Frequenz. Der Übergang zwischen einem pflanzlichen Arzneimittel und einem Lebensmittel ist dabei oft fließend. Entscheidend ist aber, egal ob »genossen« oder »eingenommen«, eine systematische Anwendung.

Viele Superkräuter wie Ingwer, Indisches Flohsamenkraut und Lein verfügen nachweislich über pharmakologische Wirkungen und sind daher als pflanzliche Arzneimittel anerkannt. Gleichzeitig sind sie auch Lebensmittel, die in der täglichen Ernährung Einsatz finden können. – Noch zahlreiche weitere Superkräuter fallen unter diese Mischkategorie. Andere sind zwar nicht als Nahrungsmittel bekannt, lassen sich aber problemlos Speisen beimischen. Uns über die Nahrung gesund zu erhalten oder auch zu heilen, ist eine wunderbare Möglichkeit. Der Trend zum Superfood belegt das stetig zunehmende Bedürfnis, dieses Wissen um gesundheitsfördernde Lebensmittel im Alltag zu nutzen.

Gesunde Ernährung

Als Ernährungstherapeutin beschäftige ich mich natürlich intensiv damit. Neben der Erklärung, wie Sie Superkräuter, ob als »pure« Arznei oder in Form von heilender Nahrung, in der wirksamen Dosis aufnehmen können, möchte ich Ihnen mit diesem Buch auch einige Richtlinien für eine gute Ernährung mit auf den Weg geben. Diese spiegeln sich auch in meinen Rezepten wider. Gesunde Ernährung ist aus meiner Sicht mehr als die bloße vernunftmäßige Aufnahme von Nährstoffen. Sicherlich spielt der bedarfsgerechte »Verzehr« von Proteinen, Fetten und Kohlenhydraten eine Rolle, aber eben nur EINE. Ballast- und Vitalstoffe wie Vitamine, Mineralien, Spurenelemente sowie sekundäre Pflanzenstoffe, die wir mit unserer Nahrung aufnehmen, haben vorbeugende Eigenschaften und einen großen Einfluss auf die Gesundheit.
Ich unterscheide grundsätzlich zwischen der Ernährung von gesunden und kranken Menschen. In der Ernährungstherapie – also in meiner

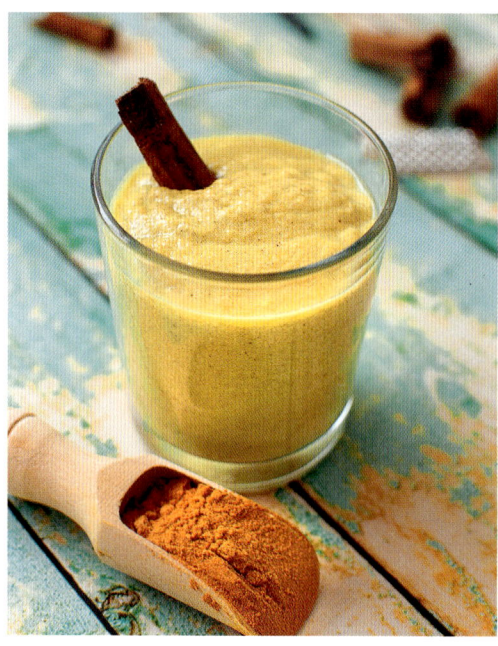

Das exotische Gelbwurzelpulver würzt unsere Speisen immer auch mit zahlreichen Heilwirkungen.

Arbeit mit kranken Menschen – werden Nährstoffe gezielt dazu eingesetzt, ausgetauscht oder entfernt, um krankheitsbedingte Ernährungsbeschwerden wie zum Beispiel bei Zöliakie, Lebensmittelallergien und Schluckstörungen oder ernährungsbedingte Krankheiten wie manche Fettstoffwechselstörungen oder Gicht zu heilen oder zu lindern. Hier sind konkrete Ernährungskonzepte erforderlich und richtig platziert.

Auch bei Gesunden gilt: Jeder Mensch ist einzigartig und hat damit ganz individuelle Ernährungsbedürfnisse. So bestimmen doch Einflussfaktoren wie die persönliche Prägung, Menschen, die uns umgeben, die individuell unterschiedliche Besiedelung des Darms mit Mikroorganismen (Mikrobiom) und das Alter unsere Ernährungsgewohnheiten, unser Körpergewicht und zumindest teilweise auch unsere aktuelle Gesundheit. Ich finde, dass bei einer Ernährung »nach Liste«, wie dies bei vielen Konzepten der Fall ist, das Individuum schlichtweg zu kurz kommt. Mit etwas Gespür für die Lebenssituation und die individuellen Bedürfnisse können Sie sich mit gezielter, vitalstoffreicher Ernährung und Superkräutern als »Nahrungsergänzung« gesund erhalten oder auch Erholungs- und Heilungsphasen unterstützen.

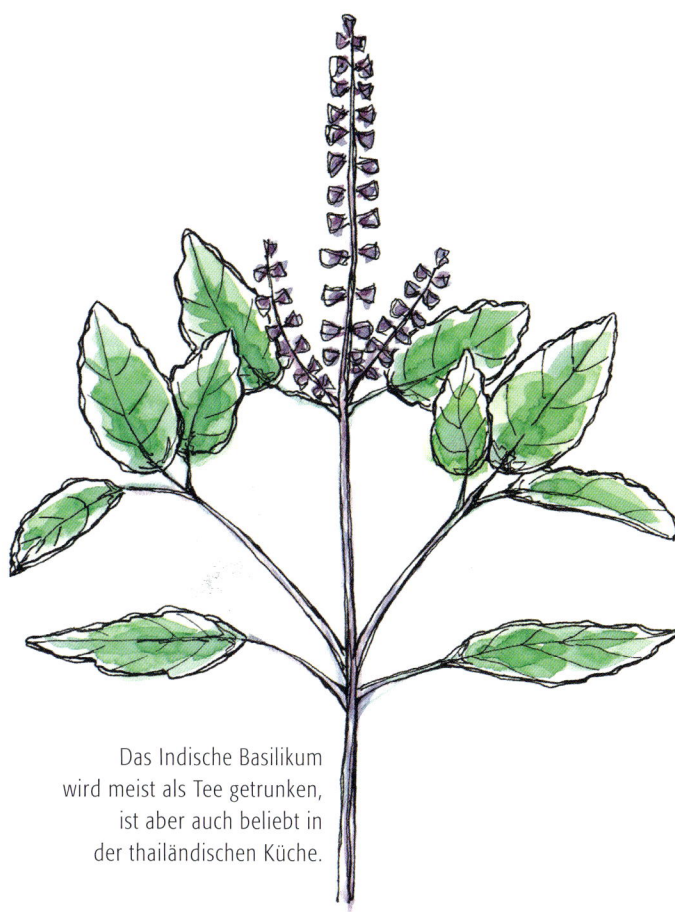

Das Indische Basilikum wird meist als Tee getrunken, ist aber auch beliebt in der thailändischen Küche.

DIE RICHTIGE DOSIS ZUR RICHTIGEN ZEIT

Der gesundheitliche Nutzen und die »arzneiliche Wirkung« stehen bei allen Superkräutern im Vordergrund. Im Unterschied zu »Superfoods«, die täglich und jederzeit bedenkenlos in den Speiseplan integriert werden können, sollten Superkräuter aufgrund ihrer starken Wirksamkeit mit Bedacht, also *zur angebrachten Zeit* in der *richtigen Dosierung,* eingesetzt werden.

Einige Pflanzen im Buch schmecken angenehm aromatisch und können in geringen Dosen be-

denkenlos als Gewürz oder Zutat verwendet werden, denn beim einmaligen oder unregelmäßigen Gebrauch in kleinen Mengen ist nur in selten eine Wirkung zu erwarten. Für eine medizinische Wirkung kommt es auf die richtige Menge und Einnahmedauer an.

Manche Superkräuter enthalten Wirkstoffe in derart hoher Konzentration, dass sie in einer relativ wenig verarbeiteten, also nicht hochkonzentrierten Form wirksam eingenommen werden können, beispielsweise selbst zubereitet als Tee mit pharmakologischer Wirkung oder als wohltuende Zutat unserer Mahlzeiten. Andere Superkräuter sollten in Form konzentrierter Präparate eingenommen werden, um eine wirksame Dosis und Frequenz sicherzustellen.

ZU DEN REZEPTEN IM BUCH

Bei wiederholender Anwendung und einer ausreichenden Dosierung können Superkräuter in vielfältiger Art und Weise der Gesundheit nutzen. Manche Pflanzen im Buch können ständige Begleiter sein, andere bringen uns heil durch bestimmte Zeiten. Wie Sie die einzelnen Superkräuter richtig einsetzen, wie lange Sie diese einnehmen sollten und in welcher Form, erfahren Sie in Teil III und IV dieses Buches.

Die meisten Superkräuter eignen sich in ihrem Einsatz wunderbar für den Hausgebrauch. Daher finden Sie in diesem Buch zahlreiche Rezeptvorschläge mit Superkräutern, die Ihrer Verdauung schmeicheln, mentale und körperliche Gesundheit optimieren, das Immunsystem und Ihre Zellgesundheit unterstützen. Herz- und Kreislaufgesundheit lassen sich durch Superkräuter ebenso wie gesunde Atemwege positiv beeinflussen. Da Superkräuter gleichzeitig Arzneimittel und Lebensmittel sein können, werden Sie viele Informationen und praktische Tipps zu Prävention, Regeneration oder Rekonvaleszenz, Beschwerdelinderung und Heilung zwischen Medizin und Ernährung finden.

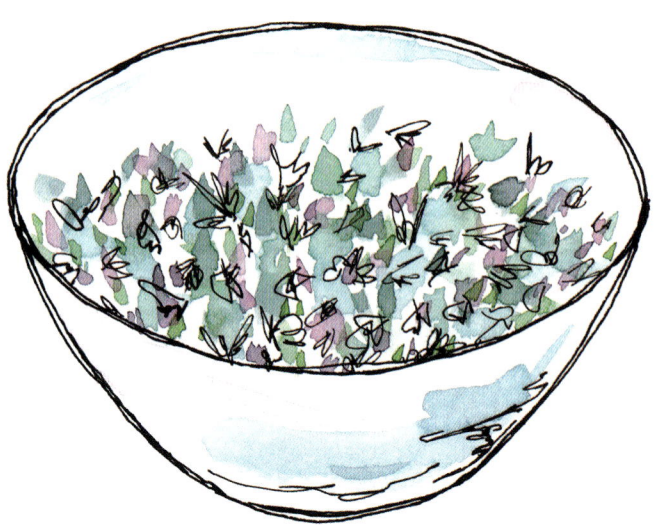

DIE WICHTIGSTEN FACHBEGRIFFE

Zum besseren Verständnis möchte ich einleitend die wichtigsten von mir gebrauchten Begrifflichkeiten in Bezug auf Pflanzen und ihre verschiedenen Einsatzgebiete erklären:

Kraut:

Die oberirdischen Triebe von Kräutern und krautigen Pflanzen verholzen nicht oder nur unwesentlich. Sie bleiben also »krautig«, relativ weich und bauen kein mehrjähriges oberirdisches Sprossgerüst, etwa Äste, auf.

Küchenkraut:

Diese krautigen Pflanzen geben nach dem Berühren oder Verarbeiten von aromatischen Pflanzenteilen duftende ätherische Öle frei und werden überwiegend frisch verzehrt. Zwar steht das Geschmackserlebnis bei diesen als Würzkräuter gebräuchlichen Pflanzen im Vordergrund, aber ihr Geruch regt die Sinnesorgane an und und kann auf unsere Psyche wirken. Sie enthalten viele Vitalstoffe und können positive Wirkungen auf die Gesundheit entfalten.

Gewürz:

Meist werden getrocknete Pflanzen oder Pflanzenteile wie Samen, Rinden und Wurzeln als solche verwendet, selten frische. Sie werden in der Küche zur Geschmacksverbesserung, Appetitanregung und als Verdauungsstütze verwendet. Der therapeutische Nutzen steht bei unregelmäßigem Gebrauch im Hintergrund, viele Gewürze, etwa Gelbwurz, entfalten bei systematischem Einsatz wunderbare Kräfte für Gesundheit und Wohlbefinden.

Heilpflanze:

Enthalten ein oder mehrere Pflanzenorgane wie Wurzeln oder Blüten Substanzen, die für therapeutische Zwecke verwendet werden, handelt es sich um eine Heilpflanze.

Der Übergang zwischen Kräutern, Küchenkraut, Gewürz und Heilpflanze ist fließend.

Superkraut:

Heilpflanzen, die sich durch herausragende Eigenschaften auf die Gesundheit auszeichnen, sind Superkräuter. Superkräuter verfügen neben einem wissenschaftlich untermauerten hohen Nutzen über kaum Risiken und Nebenwirkungen. Sie wirken außerdem meist besonders breit und hervorragend auf die körpereigenen Gesunderhaltungskräfte.

ANWENDUNGS-SICHERHEIT

Hinweise zum Gebrauch und zu den Wirkungen von Superkräutern beruhen auf aktuellen Studien. Praktische Tipps beruhen oftmals auf Erfahrungswissen. Sollten Sie heftige oder lang anhaltende Beschwerden oder Schmerzen haben, konsultieren Sie bitte einen Arzt.

Droge:

Im Gesundheitswesen oder im pharmazeutischen Handel werden getrocknete Heilpflanzen als Drogen bezeichnet. Drogen sind keine Suchtmittel, wie dies im allgemeinen Sprachgebrauch verstanden wird.

Lebensmittel:

Die Verzehreignung von Lebensmitteln stellt die Grundbedingung dar, wobei Nährwert und Geschmack einen wichtigen Stellenwert haben. Lebensmitteln dürfen normalerweise nicht mit krankheitsbezogenen Aussagen deklariert werden, selbst wenn ein solcher gesundheitlicher Nutzen vorliegt. Manche Heilpflanzen können daher als Lebensmittel bezogen werden, weil sie traditionell als Lebensmittel gebraucht werden oder weil sie die Bedingungen für Arzneimittel noch nicht erfüllt haben. Ausnahmen gibt es bei diätetischen und funktionellen Lebensmitteln.

Superfood:

So werden Lebensmittel bezeichnet, die aufgrund ihrer Nährstoffe positiv auf die Gesundheit und das Wohlbefinden wirken sollen. Superfood soll außerdem im Vergleich zu anderen Lebensmitteln einen höheren Vitalstoffgehalt haben.

Nahrungsergänzungsmittel:

Diese »Lebensmittel« können die normale Ernährung ergänzen. Sie enthalten eine höhere Dosis an bestimmten Nährstoffen als »normale Lebensmittel«, benötigen aber keine arzneimittelrechtliche Zulassung und werden weniger stark kontrolliert und nach dem Lebensmittelrecht zugelassen.

Arzneimittel:

Der Nachweis zu Qualität, Wirksamkeit und Unbedenklichkeit ist für die Zulassung von Arzneimitteln eine Grundbedingung. Frei verkäufliche Arzneimittel sind in Apotheken, Reformhäusern oder im Lebensmitteleinzelhandel verfügbar. Strengere Auflagen bestehen für apothekenpflichtige Arzneimittel, die nur in Apotheken abgegeben werden dürfen.

PFLANZEN UND IHRE INHALTSSTOFFE

Pflanzen bilden ihre Inhaltsstoffe aus, um ihr Überleben zu sichern. Viele dieser Stoffe wirken auch positiv und schützend auf unseren Körper und Geist.

Inhaltsstoffe in Pflanzen sollen in erster Linie vor Fraßschäden schützen und die Vermehrung gewährleisten: Superkräuter wie die Kapuzinerkresse mit ihren leuchtenden Blüten und ausladenden grünen Blättern locken zwar viele Insekten zur Bestäubung an, angeknabberte Blüten, Blätter oder Stängel sind jedoch die Ausnahme. Die Pflanze schützt sich durch Scharfstoffe, die bei Freisetzung durch die Verletzung der Pflanzenorgane bei Insekten tödlich wirken. Im menschlichen Körper hingegen wirken sie antibakteriell.

BEDEUTSAME WIRKSTOFFE

Alkaloide

Fraßschutz für Pflanzen – Konzentrationssteigerung für Menschen. Alkaloide sind im Pflanzenreich weitverbreitet, und ihre Anwesenheit ist bei Menschen nicht immer erwünscht, weil sie auch für unseren Organismus giftig sein können. Die sogenannten Pyrrolizidinalkaloide und Alkaloide aus Kreuzkräutern können beispielsweise abhängig von der Dosis und der Regelmäßigkeit der Anwendung das Leber-, Lungen- und Nierengewebe schädigen. Etwa das berüchtigte Jakobskreuzkraut sorgt regelmäßig für Aufregung durch auffällige hohe Pyrrolizidinalkaloidwerte beispielsweise in Tees und Honig.

Richtig dosiert sind Alkaloide wegen ihrer Wirkungen auf das Zentralnervensystem, das vegetative Nervensystem und die Atmung allerdings nützlich. Therapeutisch kommen Alkaloide in standardisierten Dosierungen oftmals bei leichten Herzrhythmusstörungen, Müdigkeit und selten zur Verdauungsförderung zum Einsatz. Das bekannteste Alkaloid ist Coffein. In Superkräutern, die nahezu alle ungiftig sind, sind Alkaloide selten zu finden.

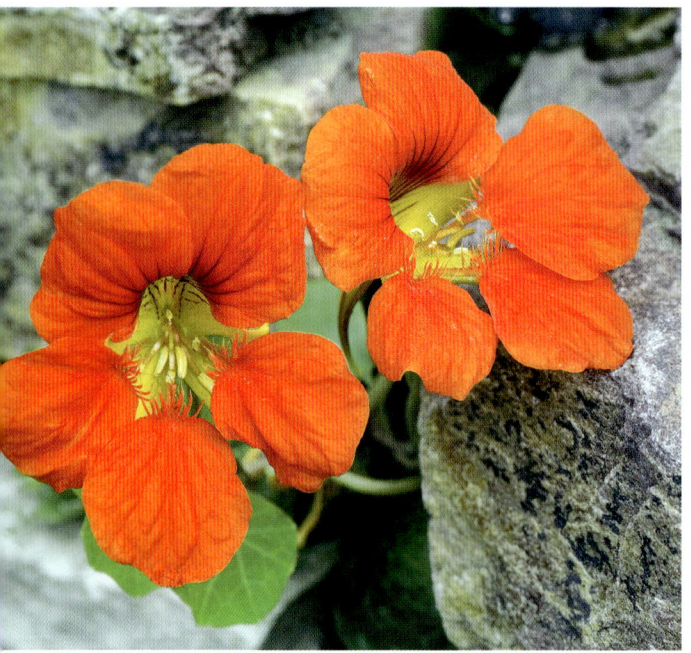

Die Scharfstoffe der Kapuzinerkresse schmecken weder Pflanzenschädlingen noch humanen Krankheitserregern.

Ätherische Öle

Lockstoff für Pflanzen – Entzündungshemmer und Wohltat für die Psyche beim Menschen: Ätherische Öle können manchmal aus 1000 oder mehr Bestandteilen zusammengesetzt sein. Ähnlich breit ist ihr Wirkspektrum. Je nach Zusammensetzung wirken ätherische Öle hervorragend gegen Bakterien, Pilze und sogar Viren. Die duftenden Inhaltsstoffe können allerdings auch krampflösende Eigenschaften besitzen, wobei sie hierbei meistens von antientzündlich wirkenden Flavonoiden unterstützt werden.

Die örtlich reizende und durchblutungsfördernde Wirkung von ätherischen Ölen hat auf der Haut oftmals zusätzlich entzündungshemmende Effekte. Beim »Zielorgan« Bronchien hat die reizende und durchblutungsfördernde Wirkung ätherischer Öle auswurffördernde Eigenschaften und im Magen-Darmtrakt wirken sie verdauungsfördernd. Darüber hinaus können ätherische Öle entzündungshemmend wirken, die Nierendurchblutung steigern und damit die Wasserausscheidung fördern ohne entwässernde Effekte zu zeigen. Außerdem gibt es ätherische Öle, die entspannungsfördernd wirken können und parallel anregende Wirkungen auf das Herz-Kreislauf- und Gefäßsystem besitzen. Ätherische Öle mit ihren vielfältigen Wirkungen auf unseren Körper und Geist sind in Superkräutern häufig zu finden.

Bitterstoffe

Fraßschutz für Pflanzen und Verdauungsstimulation bei Menschen: Bitterstoffe lassen »das Wasser im Mund zusammenlaufen«. Sie stimulieren die Geschmacksknospen auf der Zunge und regen reflexartig die Bildung von Verdauungssäften an. Dazu gehören beispielsweise Speichel, Magensaft, Galle, aber auch die Verdauungssäfte der Bauchspeicheldrüse. Bitterstoffe können außerdem das Immunsystem stimulieren und werden daher bei leichten Infekten eingesetzt. In Superkräutern sind Bitterstoffe manchmal zu finden.

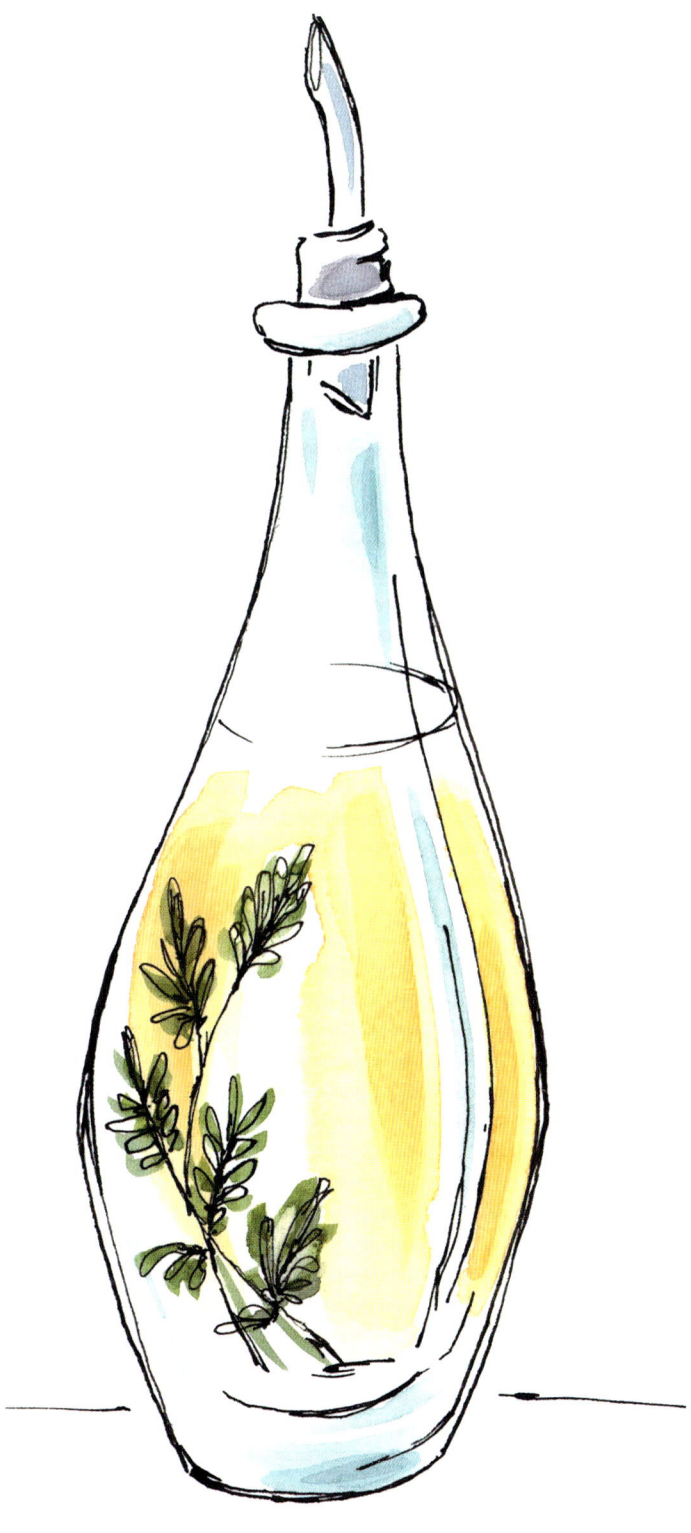

Fette und Öle

Reservespeicher für Pflanzen und Energieliefe-rant für Menschen: Fette und Öle sind für Menschen wichtige Energielieferanten, die gespeichert und jederzeit wieder mobilisiert werden können. Manche wirken abführend. Interessant sind Fette und Öle jedoch wegen ihrer Fettsäurezusammensetzung. Vor allem die Omega-3-Fettsäuren sind von starkem Interesse. Sie können Entzündungsprozesse minimieren. Fette und Öle spielen in Superkräutern nur gelegentlich eine Rolle, dann jedoch eine Hauptrolle.

Flavonoide

Infektionsschutz für Pflanzen und Zellschutz für Menschen: Zur Gruppe der Flavonoide gehören eine ganze Reihe interessanter Substanzen, die positiv für die Gesundheit sind. Ganz allgemein wirken Flavonoide antientzündlich. Manche Verbindungen schützen vor Wassereinlagerungen und fördern die Wasserausscheidung. Darüber hinaus verfügen fast alle Flavonoide über eine Schutzwirkung auf die kleinsten Blutgefäße, die Kapillaren. Die antioxidativ wirkenden Anthocyanidine gehören auch zur Gruppe der Flavonoide. In Superkräutern spielt diese große Gruppe eine herausragende Rolle.

Gerbstoffe

Fäulnisschutz für Pflanzen und Schleimhautschutz bei Menschen: Früher wurden Gerbstoffe wegen ihrer Eigenschaft als Hilfsmittel beim Gerben, also dem Herstellen von Leder geschätzt. Heute haben sie besonders wegen ihrer adstringierenden Wirkung einen hohen Stellenwert. Superkräuter mit Gerbstoffen werden meistens bei verletzten Schleimhäuten, Hautoberflächen oder bei Durchfall eingesetzt. Sie wirken oberflächenverdichtend, indem die Gerbstoffe mit den Proteinen auf der Haut reagieren und dann ausfällen. Dadurch entsteht ein Schutzschild, der Mikroorganismen abhalten kann, aber auch bei Entzündungen vom Mund über den Rachen bis zum Darm wirksam ist. Gerbstoffe kommen in vielen Superkräutern vor.

Glykoside

Verletzungsschutz für Pflanzen und wirksam auf Herz, Darm und Immunsystem beim Menschen: Glykoside können in herzwirksame Glykoside, Anthrachione und Glucosinolate eingeteilt werden. Während herzwirksame Glykoside besonders die Kontraktionskraft des Herzens fördern

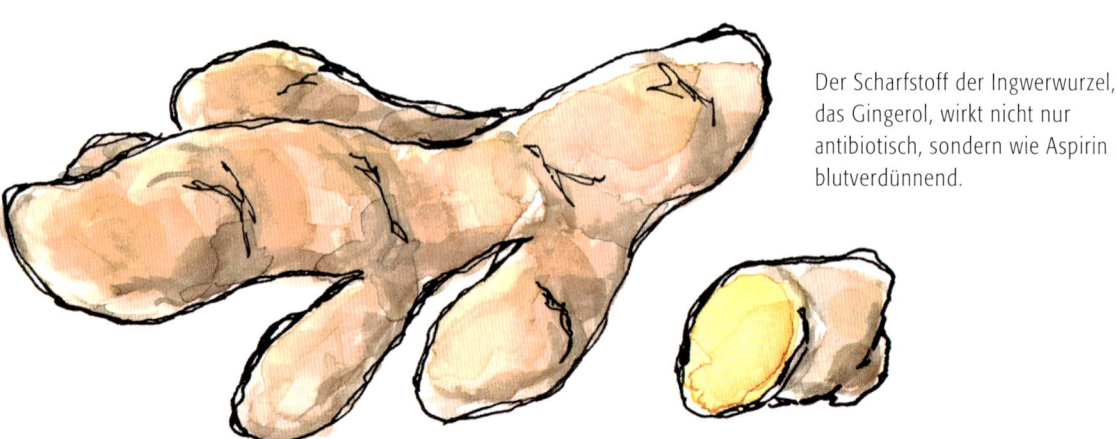

Der Scharfstoff der Ingwerwurzel, das Gingerol, wirkt nicht nur antibiotisch, sondern wie Aspirin blutverdünnend.

können und daher bei einer leichten Herzschwäche (Insuffizienz) Einsatz finden, wirken Anthrachinone ganz anders. Anthrachinone haben abführende Eigenschaften. Dadurch beschleunigen sie auch die Darmpassage.

Dem gegenüber stehen die Glucosinolate, die als Scharfstoffe vorkommen können. Viele Kräuter, die diese Glykoside enthalten, sind Superkräuter, weil sie über antibiotische Eigenschaften verfügen, die die Durchblutung und das Immunsystem stimulieren können.

Superkräuter mit einem hohen Glykosidanteil haben einen wichtigen Stellenwert um ihrer antibiotischen Eigenschaften willen. Herz- und darmwirksame Glykoside sind in Superkräutern selten zu finden.

Saponine

Schutz der Energiespeicher in Pflanzen und schleimlösend beim Menschen: Das Besondere an Saponinen ist ihre Fähigkeit, die Oberflächenspannung von Wasser herabzusetzen und einen stabilen Schaum zu bilden. Darüber hinaus sind ihre Eigenschaften außerordentlich breit gefächert. Je nach Superkraut oder Heilpflanze können Saponine bei festsitzendem Husten auswurffördernd wirken, immunstimulierende Eigenschaften haben, gegen Bakterien, Pilze und Viren nützen, antientzündlich und gefäßabdichtend oder entwässernd wirken. In Superkräutern kommen Saponine eher selten vor.

Schleimstoffe

Stoffwechselfunktion für Pflanzen und atemwegs- sowie darmprotektiv für Menschen: Schleimstoffe werden in lösliche und unlösliche Schleimstoffe eingeteilt und können sehr unterschiedliche Wirkungen entfalten. Lösliche Schleimstoffe legen sich schützend über die Haut oder die Schleimhäute und sind vor allem bei Reizhusten und zur Verminderung des Bronchialschleims hilfreich. Sie können zusätzlich

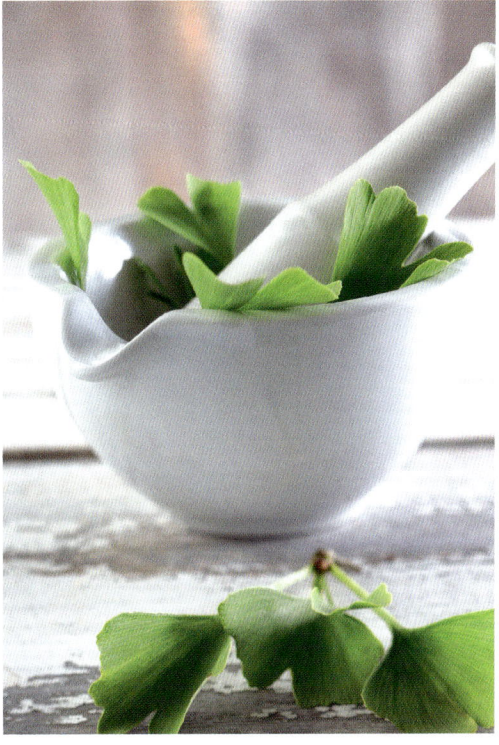

Der flavonoidreiche Ginkgo schenkt uns Vitalität auf ganzer Linie: mentale Fitness, fitte Blutgefäße, optimale Sauerstoffverwertung und vieles mehr.

bei entzündlichen Beschwerden im Magen-Darm-Trakt unterstützend eingesetzt werden. Unlösliche Schleimstoffe sind meistens Ballaststoffe. Ihre Wirkungen entfalten sich im Magen und im Darm. Sie wirken sättigungsfördernd, stuhlregulierend und haben einen positiven Einfluss auf die bakterielle Besiedelung des Darms. Zahlreiche Superkräuter enthalten wertvolle Schleimstoffe.

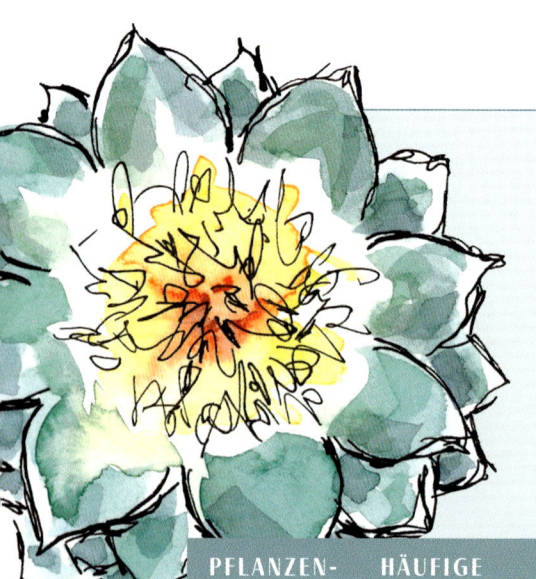

WIRKUNGEN AUF PFLANZE UND MENSCH

PFLANZEN-ORGANE	HÄUFIGE INHALTSSTOFFE	NUTZEN FÜR DIE PFLANZE	NUTZEN FÜR DEN MENSCHEN (AUSWAHL)
Blüte	• Ätherische Öle	• Lockstoff, Fraßschutz	• antimikrobiell, durchblutungsfördernd, teils beruhigend
	• Schleimstoffe	• Primärstoffwechsel	• reizmildernd, entzündungshemmend
	• Flavonoide	• Lockstoff, Infektionsschutz	• antientzündlich, antioxidativ, krampflösend
	• Saponine	• Schutz der Energiespeicher	• schleimlösend, auswurffördernd
	• Glykoside	• Fraßschutz	• herzwirksame Eigenschaften
	• Alkaloide	• Fraßschutz	• zentralnervöse Wirkung
	• Bitterstoffe	• Fraßschutz	• verdauungsfördernd, appetitanregend
	• Scharfstoffe	• Fraß- und Verletzungsschutz	• antibakteriell, verdauungsfördernd, schmerzfördernd
Samen/Früchte	• Ätherische Öle	• Lockstoff	• antimikrobiell, durchblutungsfördernd, teils beruhigend
	• Scharfstoffe	• Fraß- und Verletzungsschutz	• antibakteriell, verdauungsfördernd, schmerzfördernd
	• Fette/Öle	• Primärstoffwechsel, Reservestoff	• Nahrungsmittel, verschiedene Wirkungen
Blätter	• Gerbstoffe	• Fraß- und Fäulnisschutz	• oberflächenverdichtend, entzündungshemmend
	• Flavonoide	• Lockstoff, Infektionsschutz	• antientzündlich, antioxidativ, krampflösend

PFLANZEN-ORGANE	HÄUFIGE INHALTSSTOFFE	NUTZEN FÜR DIE PFLANZE	NUTZEN FÜR DEN MENSCHEN (AUSWAHL)
Stängel und Holz	• Ätherische Öle	• Fraßschutz	• antimikrobiell, durchblutungsfördernd, teils beruhigend
	• Flavonoide	• Lockstoff, Infektionsschutz	• antientzündlich, antioxidativ, krampflösend
	• Gerbstoffe	• Fraß- und Fäulnisschutz	• oberflächenverdichtend, entzündungshemmend
	• Harz	• Wundheilmittel	• teils entzündungshemmend, gewebereizend
Rinde	• Ätherische Öle	• Fraßschutz	• antimikrobiell, durchblutungsfördernd, teils beruhigend
	• Gerbstoffe	• Fraß- und Fäulnisschutz	• oberflächenverdichtend, entzündungshemmend
	• Flavonoide	• Lockstoff, Infektionsschutz	• antientzündlich, antioxidativ, krampflösend
Wurzel	• Bitterstoffe	• Fraßschutz	• verdauungsfördernd, appetitanregend
	• Gerbstoffe	• Fäulnisschutz	• adstringierend, entzündungshemmend
	• Flavonoide	• Infektionsschutz	• antientzündlich, antioxidativ, krampflösend
	• Scharfstoffe	• Fraß- und Verletzungsschutz	• antibakteriell, verdauungsfördernd, schmerzfördernd

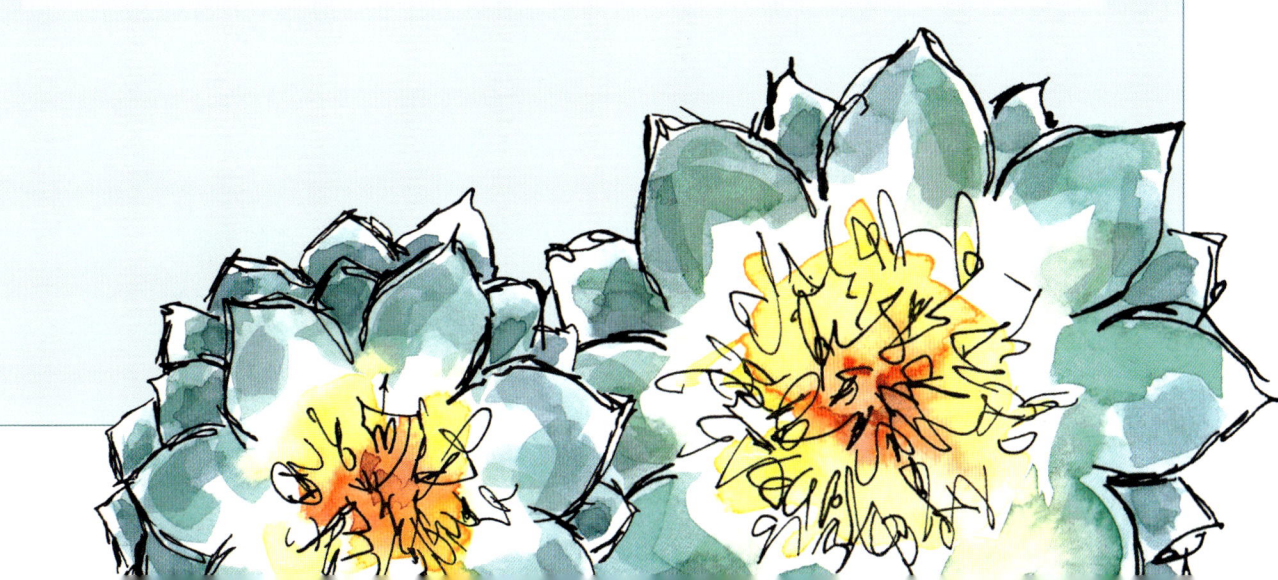

WIRKWEISEN VON SUPERKRÄUTERN

Neben den Adaptogenen zählen auch Pflanzen mit antioxidativen, antientzündlichen, keimhemmenden, immunmodulierenden und mental ausgleichenden Eigenschaften sowie solche zur Stärkung der Blutgefäße, der Darmgesundheit und zur Vorbeugung von Krebsleiden zu den grünen Superstars.

Auf den folgenden Seiten finden Sie die Wirkweisen der Superkräuter im Porträt. Für all diese Anwendungsgebiete und Ziele gibt es im Rezeptteil passende Anwendungen.

ADAPTOGENE SUPERKRÄUTER

Adaptogene verbessern die *mentale und körperliche Leistung* bei gleichzeitiger *Steigerung der Belastbarkeit*. Sie erhöhen die Widerstandsfähigkeit von Geist und Körper, sind so hilfreich zur Prävention bei Stress und unterstützen auch die *Genesung bei stressbedingten Erkrankungen*. Einige adaptogen wirkende Superkräuter liefern möglicherweise neue Ansätze für die unterstützende Therapie von stressbedingtem Übergewicht und Adipositas.

Viele adaptogene Superkräuter *stärken außerdem das Immunsystem*. Bei den Wirkstoffen zur Steigerung der Abwehrkräfte und Leistung muss zunächst unterschieden werden, wobei die meisten Pflanzen beides erfüllen – wenngleich in unterschiedlichen Ausprägungen. Daher werden die immunmodulierenden Wirkungen auf Seite 32 beschrieben.

Die Stärkung der *Stressresistenz* und *Widerstandskraft* – eine unspezifische, aber extrem breite Wirkung – sorgt für Gesundheit bis ins hohe Alter. Adaptogene wirken nicht speziell gegen etwas, sie machen vielmehr stark FÜR das Leben. Erforscht und benannt als Adaptogene wurden sie 1958 von Nicolai Vasilevich Lazarev. Man bezeichnet sie neuerdings auch als »Anti-Aging-Kräuter«, kannte sie aber bereits vor Hunderten von Jahren beispielsweise im Ayurveda als *Rasayanas*. Die Verjüngungs- und Stärkungspflan-

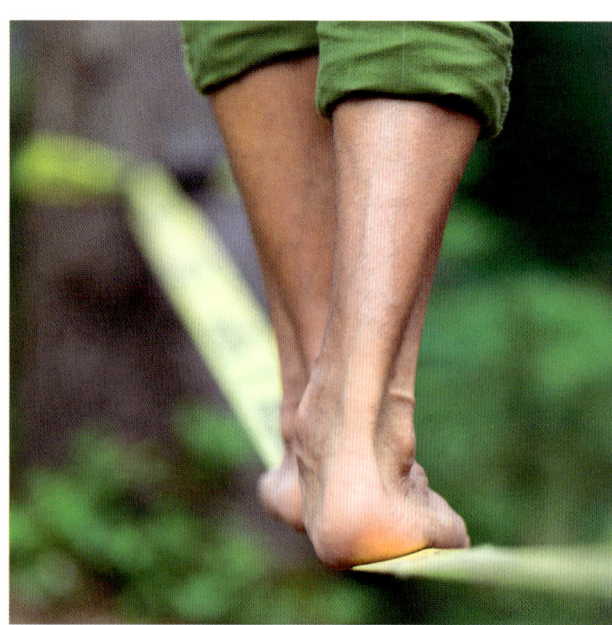

In jeder Situation im gesunden Gleichgewicht: Nach Bedarf wirken Adaptogene anregend oder beruhigend.

zen stellten auch in dieser alten Heilkunde die Krönung der Pflanzenmedizin dar. Mehr zur adaptogenen Wirkung finden Sie auch ab Seite 10.

Balance und Regulation

Eine gesunde Lebensweise und Ernährung sowie physikalische Maßnahmen wie Wechselduschen oder Sauna sollten vor der Anwendung von adaptogen wirkenden Superkräutern, aber auch anderen Medikamenten immer der erste Schritt sein. Denn Adaptogene sind nichts gegen einen ungesunden Lebensstil, sondern etwas für anspruchsvolle Phasen: Sie sorgen je nach Anforderung dafür, dass der Körper *im Gleichgewicht bleibt* oder dass *dieses schnell wieder erreicht wird*. Liegt allerdings ein grundsätzlich schädlicher Lebensstil vor, ist das Gleichgewicht von Grund auf gestört – Körper und Geist befinden sich quasi dauerhaft in einer Stresssituation. Hier dürften Adaptogene allenfalls eine Symptomlinderung bewirken, aber niemals einen dauerhaft stabilen Zustand herstellen.

Adaptogen wirkende Pflanzen wie Jiaogulan oder Taigawurzel können je nach Anforderung für eine Steigerung oder auch Senkung von physiologischen Vorgängen im Körper sorgen, im Sinne einer Adaption, ein Synonym für »Anpassung«. Wie das genau geschieht, ist noch nicht abschließend geklärt. Vermutlich verlängern und aktivieren körpereigene Stoffe wie Hormone in Stresssituationen die Anpassungsphase, sodass Erschöpfungsphasen hinausgeschoben werden oder gar nicht erst eintreten. Adaptogene Superkräuter können regulativ auf eben dieser hormonellen Ebene wirken.

Langfristig angewendet können Superkräuter die körpereigene Produktion des Stresshormons Cortisol hemmen und so zu mehr *innerer Ausgeglichenheit* führen.

In besonders herausfordernden Lebenssituationen, etwa nach einem langwierigen grippalen Infekt, in der Erholungsphase nach einem Herz-

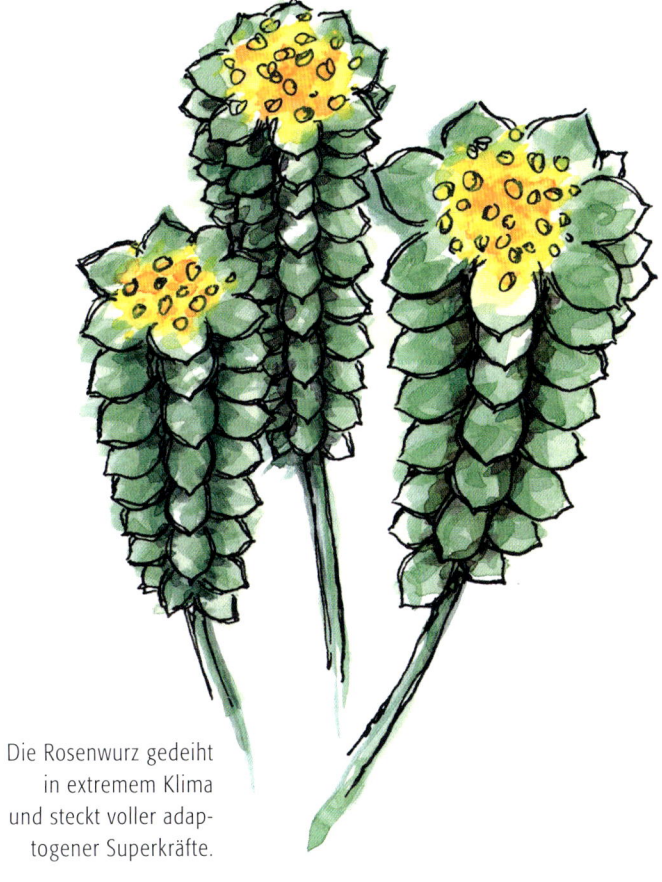

Die Rosenwurz gedeiht in extremem Klima und steckt voller adaptogener Superkräfte.

infarkt, während einer Zeit der psychischen Belastung wie bei einem Trauerfall oder in beruflichen Stressphasen, sind die Empfehlungen für einen gesunden Lebensstil nicht ausreichend oder zeitweise überhaupt nicht einzuhalten. Dann ist zusätzliche Unterstützung durch pflanzliche Adaptogene angebracht und hilfreich. Auch beim gefürchteten Fatigue-Syndrom, das häufig nach (überstandenen) Krebserkrankungen auftritt und sich durch extreme Müdigkeit äußern kann, kann der Einsatz nützlich sein.

Die private Lebenssituation ist eng mit dem Berufsleben verflochten. Wer aufgrund persönlicher Belastungen eingeschränkt leistungsfähig ist, kann dies in den Beruf übertragen oder umgekehrt. Superkräuter mit adaptogener Wirkung können dafür sorgen, dass aus dieser Verknüpfung kein Teufelskreis wird, der in eine umfassende Erschöpfung mündet.

Achten Sie aber immer auch darauf, sich nach fordernden Phasen ausreichend zu erholen, und üben Sie Strategien ein, wie sie richtig mit Stress umgehen und wie sie Belastungsphasen möglichst optimal einteilen.

Stimulation für Körper und Geist

Adaptogene können nicht nur die Stressresistenz, sondern auch die *kognitive Leistungsfähigkeit* verbessern. Beispielsweise Schüler und Studenten können vor Lern- und Prüfungsphasen von der nachweislichen Wirkung auf die Gedächtnisleistung profitieren.

Da viele adaptogene Superkräuter außerdem *auf körperlicher Ebene stimulierend wirksam* sind, sprechen sie die Gruppe der Kraft- und Ausdauersportler explizit an. Sie erhöhen gleichzeitig die *körperliche Leistungsfähigkeit* und die *Regenerationsfähigkeit* und stärken häufig das Immunsystem. Durch das verbesserte Zusammenspiel zwischen den Hormonen und dem Immunsystem kann beispielsweise die Geschwindigkeit bei einem Tempolauf gesteigert oder können längere Strecken leichter bewältigt werden. Adaptogen wirkende Superkräuter können auch dabei helfen, ein Plateau zu überwinden, also eine Phase, in der eine Zunahme der Leistungsfähigkeit erwünscht ist, aber (aus unerklärlichen Gründen) ausbleibt.

Anwendungsdauer

Während manche adaptogenen Superkräuter wie der Ginseng oder die Taigawurzel nur zeitlich begrenzt angewendet werden sollten, eignen sich andere, etwa Guarana, auch zur Daueranwendung. Die zeitlich begrenzte Einnahme wird meist empfohlen, weil noch keine Erfahrungswerte zur dauerhaften Anwendung vorliegen.

Das Wichtigste auf einen Blick

- Erhöhung der Stressresistenz und der physischen wie psychischen Belastbarkeit
- gegen Müdigkeit und Erschöpfung
- Prävention von physischen und psychischen Stressschäden
- Verbesserung von Koordination und Gedächtnis
- körperliche Leistungssteigerung
- verbesserte Regenerationsfähigkeit
- Unterstützung und Stärkung in Erholungsphasen nach Stress oder Krankheit
- Stärkung des Immunsystems

Pflanzen im Buch

Damiana, Ginkgo, Ginseng, Guarana, Jiaogulan, Maca, Rosenwurz, Schlafbeere, Taigawurzel

ANTIOXIDATIVE SUPERKRÄUTER

Antioxidanzien neutralisieren freie Radikale (aggressive Sauerstoffverbindungen) im Körper und haben damit eine Zellschäden vorbeugende – im weiteren Sinne – entzündungshemmende Wirkungen. Sie unterstützen durch das Abschirmen von »oxidativem Stress«, einer der Hauptursachen für das Altern und zahlreiche Krankheiten, das Immunsystem und gelten damit als äußerst effektive Prävention von Herz-Kreislauf-Erkrankungen, manchen Krebserkrankungen und Hautalterungsprozessen.

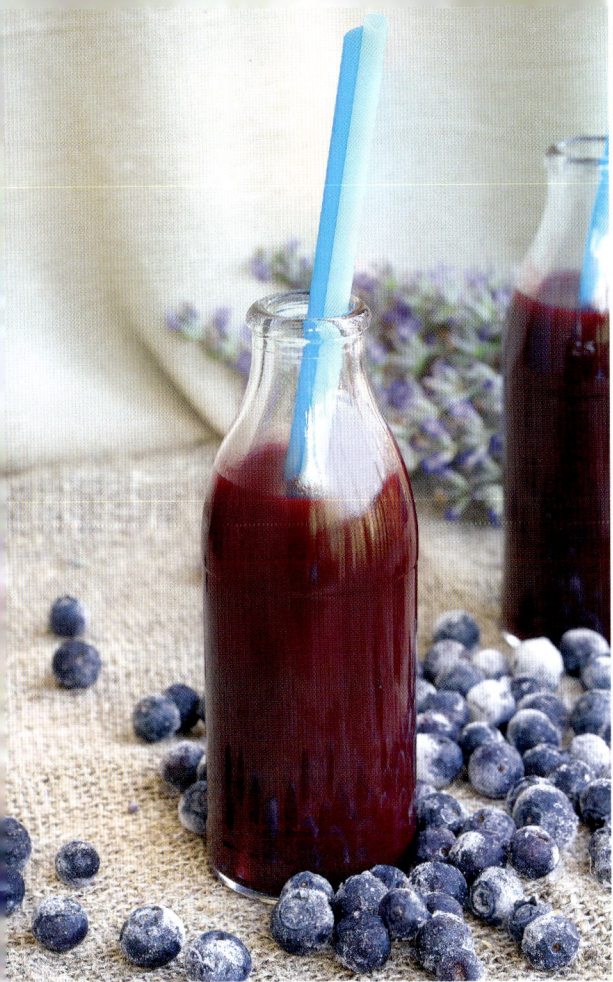

Die herbsüßen Heidelbeerfrüchte strotzen vor wertvollen Antioxidantien und schützen damit unsere Zellen vor freien Radikalen.

Was sind natürliche Antioxidanzien?

Dass Heidelbeeren reich an Antioxidanzien sind, haben Sie vermutlich schon einmal gehört. Als polyphenolische Antioxidanzien kommen sie in nahezu allen Superkräutern vor. Weniger bekannt ist, dass der Körper selber antioxidativ wirksame Substanzen herstellt, wie beispielsweise die Aminosäure, Gluathion, das Abbauprodukt Harnsäure oder das Hormon Melatonin. Für deren enzymatische Aktivität sind Spurenelemente wie Selen und Zink wichtig. Durch eine passende Ernährung können wir also auch den Körper bei der Bildung unterstützen.

Der Begriff »Antioxidanzien« ist eher eine Sammelbezeichnung für unterschiedliche Substanzen. Am bekanntesten sind die Vitamine C und E. Vitamin C kommt reichlich in frischem Gemüse und Obst vor, Vitamin E hingegen in Nüssen, Ölsaaten und in Pflanzenölen. Carotinoide zählen ebenfalls zu den Antioxidanzien. Sie sind beispielsweise in zahlreichen Pflanzen und in Eiern zu finden. Viele Superkräuter sind zusätzlich besonders reich an sogenannten polyphenolischen Antioxidanzien, wozu beispielsweise Flavonoide und Anthocyane zählen.

Wirkweise und Indikation

Freie Radikale sind speziell veränderte Sauerstoffmoleküle, die gesunde Zellen so verändern können, dass sie sich nicht mehr regenerieren können oder sogar entarten. Grundsätzlich fallen freie Radikale natürlicherweise als »Abfall« im Zellstoffwechsel an, unser Körper produziert sie also selbstständig. In Stresssituationen oder durch schlechte Ernährung mit vielen Transfettsäuren können sie im Übermaß anfallen und uns schneller altern lassen oder Entzündungen im Körper begünstigen.

Der beste Schutz vor freien Radikalen ist das körpereigene Immunsystem. Normalerweise übernimmt es die Hauptlast bei der Abwehr. Bekommt es in Stressphasen Unterstützung durch Antioxidanzien, kann es seine anderen Aufgaben, zu denen die Abwehr von Krankheitserregern gehört, leichter ausreichend erfüllen. Es ist also nicht verwunderlich, dass adaptogene Heilpflanzen und pflanzliche Immunmodulatoren oftmals reichlich Antioxidanzien enthalten.

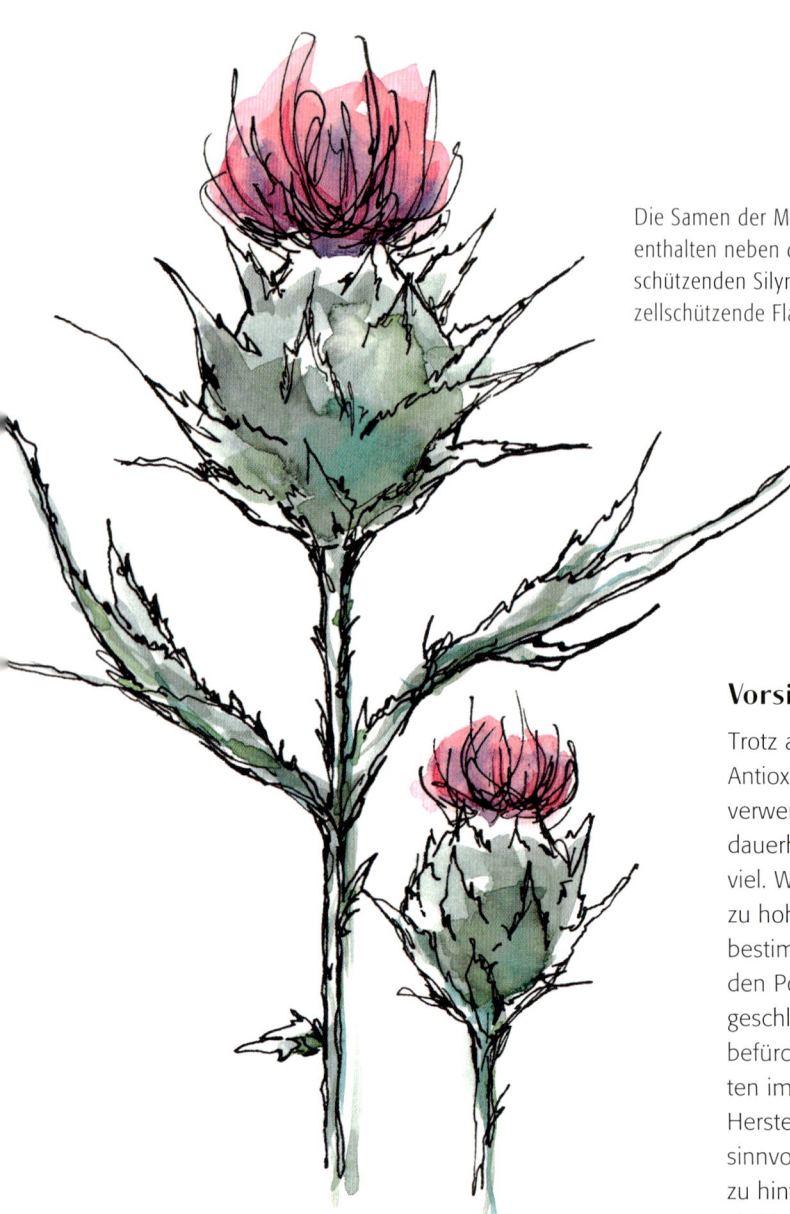

Die Samen der Mariendistel enthalten neben dem leberschützenden Silymarin reichlich zellschützende Flavonoide.

Vorsicht Überdosierung!

Trotz all dieser positiven Eigenschaften dürfen Antioxidanzien nicht in beliebig großen Mengen verwendet werden. Sie können und sollen zwar dauerhaft zugeführt werden, aber viel hilft nicht viel. Wie etwa auch bei Vitaminen schadet eine zu hohe Dosis über einen langen Zeitraum. Bei bestimmungsgemäßer Anwendung, wie sie in den Porträts und Rezepten in diesem Buch vorgeschlagen werden, ist keine Überdosierung zu befürchten. Bei hoch dosierten Präparaten sollten immer die Anwendungsempfehlungen der Hersteller berücksichtigt werden. Generell ist es sinnvoll, pauschalisierte Gesundheitsversprechen zu hinterfragen und Studienergebnisse und Vergleichsstudien anzufragen.

Das Wichtigste auf einen Blick

• Neutralisierung der freien Radikalen im Menschlichen Körper
• Zellschutz
• Schutz vor Hautalterung
• Krebsprävention
• Entlastung des Immunsystems

Pflanzen im Buch

Aronia, Gelbwurz, Heidelbeere, Ingwer, Mariendistel, Zistrose

Antioxidanzien schützen die Körperzellen, indem sie diese *freien Radikalen neutralisieren*. Aus diesem Grunde sind Antioxidanzien für strahlend gesunde Haut, zur Vorbeugung von Herz-Kreislauf- und Gefäßerkrankungen und zur Vorbeugung von manchen Krebserkrankungen populär. Einige Antioxidanzien zeigen sogar positive Effekte während einer Krebstherapie, etwa bei Brustkrebs. Außerdem ist der *unterstützende Einsatz bei entzündlichen Hauterkrankungen* wie Neurodermitis zumindest denkbar.

ANTIENTZÜNDLICHE SUPERKRÄUTER

Entzündungshemmende Superkräuter eignen sich hervorragend zur unterstützenden Anwendung bei einer breiten Palette von Beschwerden. Diese reichen von Kopfschmerzen und Migräne über entzündliche rheumatische Erkrankungen und chronisch-entzündliche Darmerkrankungen bis hin zur Vorbeugung von Herz-Kreislauf- und Gefäßerkrankungen.

Was ist eine Entzündung

Entzündungen sind eine wichtige Reaktion des Immunsystems, um Giftstoffe, Fremdkörper oder Mikroorganismen wie Bakterien, Pilze und Viren zu entfernen oder zu bekämpfen. Dabei werden die Kapillaren durchlässiger und in das befallene oder verunreinigte Areal strömen verstärkt Entzündungszellen in das Gewebe ein.

Im Blut befinden sich natürlicherweise viele Enzyme. Zwei dieser Eiweißbausteine heißen Cyclooxygenase, kurz COX, und Lipoxygenase. Verbinden sich diese mit der Fettsäure Arachidonsäure, entstehen als Endprodukte Hormone namens Prostaglandine, Leukotrine und Thromboxane, die für die Entstehung von Entzündungen, Schmerzen, Fieber und das Verklumpen von Blutplättchen verantwortlich gemacht werden. Zur Bekämpfung von Entzündungen kann also an verschiedenen Stellen angesetzt werden:
a) Hemmung der beteiligten Eiweißbausteine,
b) Reduzierung der Arachidonsäure.

Allgemeine Wirkweise von Entzündungshemmern

Entzündungshemmer (Antiphlogistika) werden in unterschiedliche Gruppen eingeteilt. – Die steroidalen Entzündungshemmer werden vom Körper selbst gebildet oder in Form von Arzneimitteln verabreicht und können eine bestehende Entzündung lindern. Zu den bekanntesten Vertretern der steroidalen Entzündungshemmer zählt das Cortison, das außerdem das Immunsystem unterdrücken kann und daher bei Allergien wirksam ist.

Nichtsteroidale Entzündungshemmer sind in der Schmerz- und Rheumatherapie bekannt. Sie greifen in die Entstehung von entzündungsauslösenden Gewebshormonen ein und unterbinden damit das Entzündungsgeschehen, das Verklumpen von Blutplättchen und tragen außerdem zur Fiebersenkung bei. Beispiele hierfür sind Ibuprofen und Diclofenac.

Bei schweren Entzündungen werden steroidale Entzündungshemmer mit nicht steroidalen Entzündungshemmern kombiniert.

Wirkweise pflanzlicher Entzündungshemmer

Viele der synthetischen Entzündungshemmer entstammen ursprünglich dem Pflanzenreich und wurden zu speziellen Zwecken weiterentwickelt. Pflanzliche Entzündungshemmer stellen heute eine unterstützende Therapie dar.

Es gibt verschiedene Substanzen, die Giftstoffe, Fremdstoffe und Mikroorganismen hemmen können, den Körper dadurch entlasten und die Entzündungsphase so verkürzen. Dazu gehören die bekannte und große Gruppe der ätherischen Öle sowie Senfölverbindungen, deren hervorragende *keimhemmende Wirkungen* auf Seite 36 erklärt werden.

Mit Ausnahme des Superkrauts Rosenwurz, das bei langfristiger Anwendung in seiner Wirkung mit steroidalen Entzündungshemmern vergleichbar ist, wirken die meisten Superkräuter ähnlich wie *nichtsteroidale Antiphlogistika,* unterbinden also die Entstehung entzündungsauslösender Stoffe. Solche Superkräuter, etwa die im Fokus der Forschung stehende Gelbwurz, unterbinden im Körper die Produktion der für die entzündungsauslösenden Hormone (Entzündungsmediatoren) notwendigen Enzyme.

»Entzündungshemmende« Ernährung

Viele Lebensmittel können verstärkend oder lindernd auf das Entzündungsgeschehen wirken: Während die Fettsäure Arachidonsäure Entzündungen fördern kann, wirken Omega-3-Fettsäuren nachweislich entzündungswidrig. Fettreiche Fleischprodukte und andere tierische Produkte enthalten reichlich Arachidonsäure und sollten möglichst selten verzehrt werden, wohingegen Omega-3-Fettsäuren viel in fettem Fisch, aber auch in Superkräutern wie Lein vorkommen. Da pflanzliche Lebensmittel und Superkräuter keine Arachidonsäure enthalten, wird die Entzündungskaskade von vorherein eingeschränkt. Werden zusätzlich pflanzliche Öle mit einem hohen Gehalt an Omega-3-Fettsäuren verwendet, wie etwa das Leinöl, kann eine Entzündungshemmung noch weiter unterstützt werden.

Das Wichtigste auf einen Blick

- Hemmung von Eiweißbausteinen, die für eine Entzündungsreaktion notwendig sind
- Verminderung der Entzündungsbotenstoffe durch Omega-3-Fettsäuren

Pflanzen im Buch

Gelbwurz, Lein(öl), Mariendistel, Rosenwurz, Purpurfarbener Sonnenhut, Blassfarbener Sonnenhut

IMMUNMODULIERENDE SUPERKRÄUTER

Immunmodulatoren haben einen direkten, anregenden Einfluss auf das Immunsystem und können so Infektionen vorbeugen, abschwächen oder verkürzen. Bei (häufigen und wiederkehrenden) Erkältungskrankheiten sind immunmodulierende Superkräuter besonders gut geeignet.

Das Immunsystem

Die Anwendung von Immunmodulatoren sollte gut durchdacht sein, da sie direkten Einfluss auf unseren wichtigsten Schutz, unser Abwehrsystem, nehmen. Ein grundlegendes Verständnis über das Immunsystem ist deshalb hilfreich.
Die weißen Blutkörperchen lassen sich in zwei Gruppen aufteilen und verfügen über verschiedene und spannende Aufgaben.
- unspezifische Abwehr: Granuloyzten, Monozyten und Makrophagen
- spezifische Abwehr: Lymphozyten, Makrophagen
Was sich tagtäglich in unserem Körper abspielt, gleicht einem Kriegsschauplatz. Dringt ein fremder Erreger in den Körper ein, greifen in der ersten Immunantwort (Phagozytose) die Granuloyzten sofort an. Ihre Aufgabe ist es, schädliche Stoffe wie Viren oder Bakterien zu erkennen, anzugreifen und zu zerstören, um sie anschließend

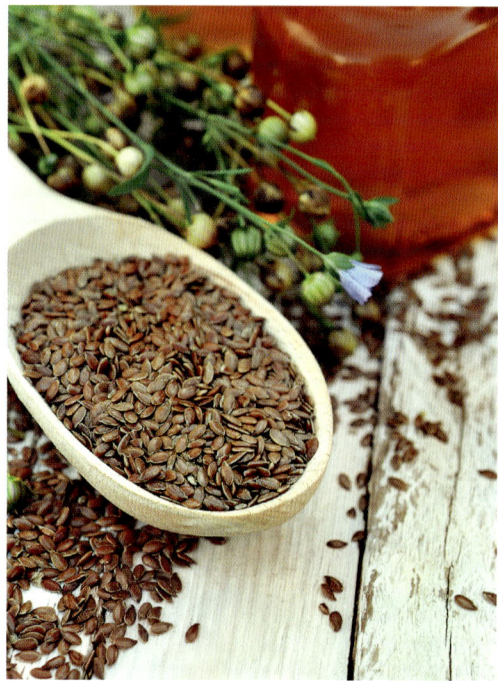

Das hochwertige Öl der blaublütigen Leinpflanze ist essenzieller Bestandteil einer gesunden Ernährung.

aufzunehmen und zu verdauen. Bei den Makrophagen und ihrer Vorstufe, den Monozyten, handelt es sich um ein Bindeglied zwischen der unspezifischen und der spezifischen Abwehr. Sie präsentieren Reste von Erregern auf ihrer Oberfläche, um damit andere Blutzellen zu aktivieren und für die »Angreifer« zu sensibilisieren. Manche Erreger belästigen das Immunsystem immer wieder. Hier kommt die spezifische Abwehr ins Spiel, die Lymphozyten. Sie wehren bekannte Erreger ab und werden deshalb auch Immunzellen genannt: Denn sie erzeugen eine Immunität gegen Krankheitserreger, indem sie sogenannte Antikörper bilden, die sich das Immunsystem »merkt«. Die Lymphozyten werden in B- und T-Lymphozyten eingeteilt, die von zahlreichen immunmodulierenden Superkräutern beeinflusst werden.

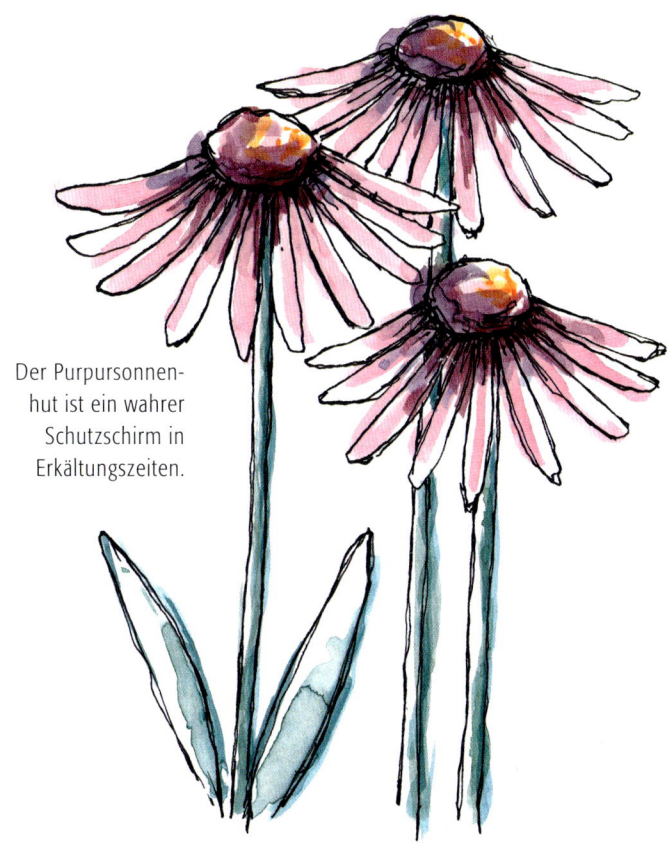

Der Purpursonnenhut ist ein wahrer Schutzschirm in Erkältungszeiten.

Wirkweise und Anwendungssicherheit

Immunmodulierende Superkräuter haben immer einen Einfluss auf die weißen Blutkörperchen, die Leukozyten. Bei kurzfristiger Anwendung *stimulieren sie das Immunsystem zu mehr Aktivität*, es werden mehr Granulozyten und Makrophagen sowie T-Helferzellen gebildet, die Krankheitserreger bekämpfen.

Bei langfristiger Anwendung von mehreren Monaten kehrt sich diese Wirkung oftmals ins Gegenteil um. Die Superkräuter wirken dann das Immunsystem unterdrückend *(immunsuppressiv)*. Aus diesem Grund sollten sie nicht dauerhaft angewendet werden, sondern kurzzeitig, wenn eine Erkältungswelle droht, oder zur akuten unterstützenden Behandlung bei einem Infekt.

Indirekte Unterstützung

Indirekt darf das Immunsystems dauerhaft unterstützt werden. Auch hier gibt es Superkräuter, die durch die reichlich enthaltenen sekundären Pflanzenstoffe und Antioxidanzien (siehe hierzu auch Seite 28) sehr gute Erfolge erzielen, beispielsweise Aronia und Heidelbeeren. Sie sorgen für geschützte und gesunde Körperzellen und entlasten damit das Immunsystem. Eine optimale Ernährung trainiert das Immunsystem genauso wie regelmäßige Bewegung sowie wiederholte Saunabesuche, Wechselduschen und Inhalationen während der Erkältungszeit.

SICHERE ANWENDUNG

Für Menschen mit Autoimmunerkrankungen und anderen schweren Krankheiten, die das Immunsystem betreffen, ist eine Absprache mit dem behandelnden Arzt vor der Anwendung von Immunmodulatoren in jedem Fall unumgänglich.

Das Wichtigste auf einen Blick

- direkte Stimulation des Immunsystems zur vermehrten Bildung von Abwehrzellen
- Vorbeugung und Behandlung von Erkältungen
- Achtung: bei Langzeitanwendung immunsuppressive Wirkung möglich!

Pflanzen im Buch

Damiana, Ingwer, Ginseng, Purpurfarbener Sonnenhut, Blassfarbener Sonnenhut, Taigawurzel, Zistrose

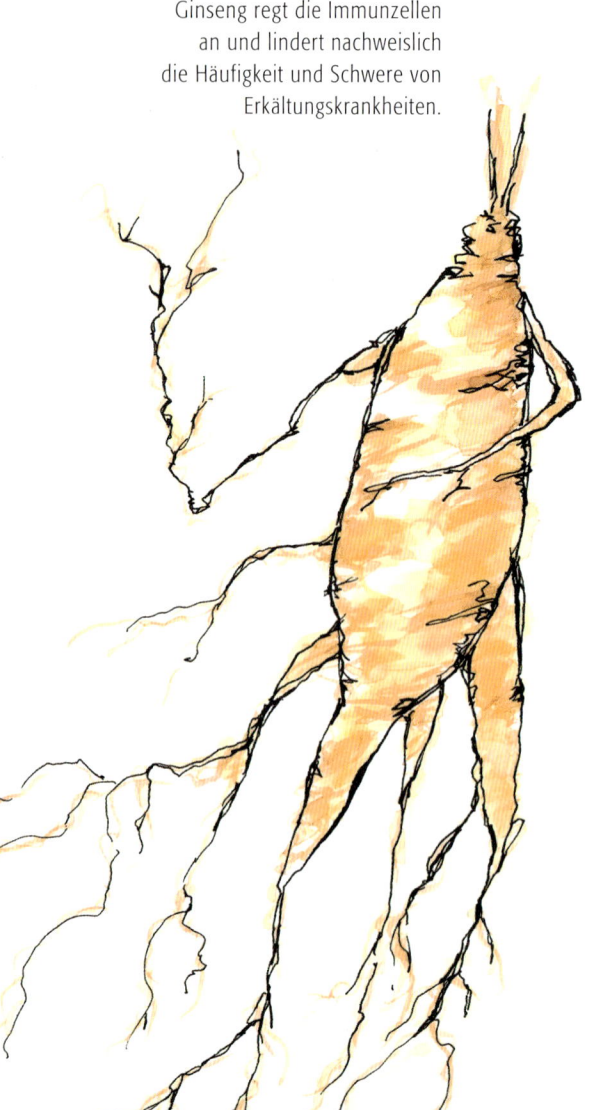

Ginseng regt die Immunzellen an und lindert nachweislich die Häufigkeit und Schwere von Erkältungskrankheiten.

SUPERKRÄUTER FÜR VITALE BLUTGEFÄSSE

Bei Herz-Kreislauf- und Gefäßerkrankungen können Superkräuter auf zwei Ebenen wirken. Sie lindern bei bereits eingetretenen Schäden effektiv verschiedene Symptome und tragen – zumeist bei langfristiger Anwendung – durch die Bekämpfung der Ursachen zur Vorbeugung bei, sodass Gefäße und Herz-Kreislauf lange stabil und gesund bleiben.

Symptomatische Wirkweise

Superkräuter mit Wirkungen auf Herz-Kreislauf und Gefäße haben in erster Linie symptomatische Effekte: Die Lymphbahnen verlaufen fast parallel zu den Blutbahnen und sind mit diesen verbunden. Sind die Blutgefäße geschwächt, verletzt oder entzündet, können sie anfälliger für einen Flüssigkeitsaustritt, also für Lymphstauungen und Wassereinlagerungen, werden. Superkräuter mit einer antiexsudativen, also den Flüssigkeitsaustritt verringernden Wirkung wie das Steinkleekraut fördern den lymphatischen Transport und festigen die Blutgefäße gleichzeitig von innen. Dadurch wird der Austritt von Blutplasma (flüssige Blutbestandteile) durch die Gefäßwände verringert und bereits entstandene Wassereinlagerungen werden merklich abgebaut oder zumindest reduziert.
Zur symptomatischen Behandlung des Herz-Kreislauf- und Gefäßsystems zählen außerdem noch antientzündliche Wirkungen (S. 31), da Entzündungen die Blutgefäße weiter schwächen und durchlässiger machen.

Ursächliche Wirkweise

Durch ihre gefäßabdichtenden, durchblutungsfördernden, blutdruckregulierenden und lipidsenkenden Eigenschaften können manche Superkräuter auch kausal, also die Ursachen der Symptome betreffend, wirken, sodass sich ein

Krankheitsbild verbessert beziehungsweise gar nicht erst entstehen kann.

Indem *Entzündungen in der Anfangsphase gelindert* werden, bleiben die Gefäße bei einer langfristigen vorbeugenden Einnahme etwa von Steinkleekraut stark und gut abgedichtet.

Superkräuter, welche *die Durchblutung fördern*, beispielsweise der Ginkgo, tragen dazu bei, dass Nährstoffe und Sauerstoff bis in die kleinsten Gefäße (Kapillaren, Arteriolen) transportiert werden. So wird der Energiestoffwechsel in den Zellen gefördert, sie werden besser versorgt und bleiben damit lange stabil.

Blutdruckregulierende und lipidsenkende Superkräuter, zu denen der Lein zählt, schützen das Herz-Kreislauf- und das Gefäßsystem effektiv. Sie senken schädliches LDL-Cholesterin, das im Übermaß zu gefährlichen Ablagerungen (Plaque) an den Gefäßwänden führt und damit Erkrankungen wie Herzinfarkt oder Schlaganfall begünstigt. Gleichzeitig wird die Bildung von »gefäßfreundlichem« HDL-Cholesterin gefördert, was die Blutgefäße elastisch hält. Der Gesamtcholesterinwert im Blut sollte 200–250 mg/dl nicht überschreiten. Entscheidend ist jedoch das Verhältnis von LDL- zu HDL-Cholesterin, das kleiner als 3,5 zu 1 sein sollte.

Superkräuter mit blutdruckregulierenden und lipidsenkenden Wirkungen können zusätzlich vor einer übermäßigen Blutgerinnung schützen und damit der Entstehung von gefährlichen Blutgerinnseln vorbeugen.

Durch die Anwendung kann es außerdem zu einer Gefäßerweiterung (Vasodilatation) kommen. Dadurch sinken der Druck auf die Blutgefäße und der Blutdruck.

Das Wichtigste auf einen Blick

- Superkräuter für vitale Blutgefäße wirken entweder symptomatisch oder bei langfristiger Anwendung präventiv auf das Herz-Kreislauf- und Gefäßsystem

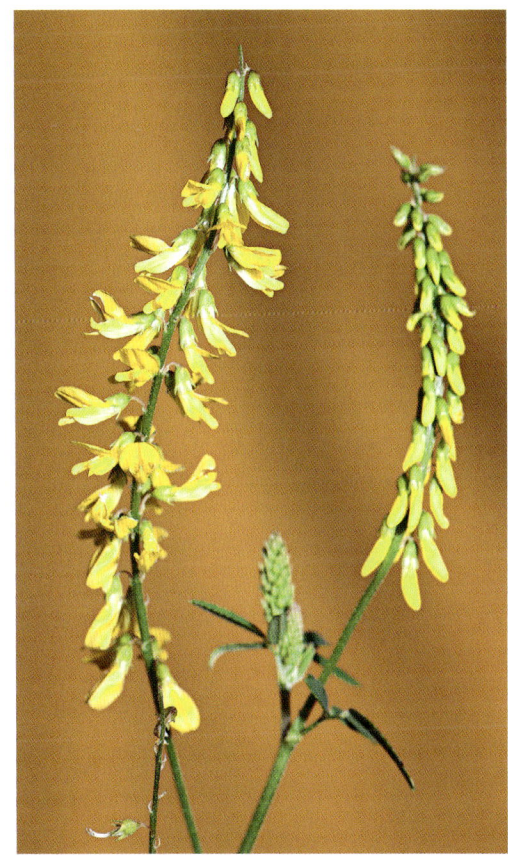

Der Steinklee stärkt die Gefäße von innen heraus und sorgt für schnellen Abbau schädlicher Eiweiße.

- Verminderung von Wassereinlagerungen und Lymphstauungen
- entzündungshemmende und gefäßabdichtende Eigenschaften
- Verbesserung von Durchblutung und Sauerstoffversorgung
- Senken der schädlichen LDL-Cholesterine und Förderung von positiven HDL-Cholesterinen
- Regulation des Blutdrucks und der Blutwerte

Pflanzen im Buch

Aronia, Gelbwurz, Ginkgo, Heidelbeere, Lein(öl), Steinklee

KEIMHEMMENDE SUPERKRÄUTER

Manche Superkräuter produzieren, eigentlich nur zur Selbstverteidigung, höchst effektive Substanzen, die Bakterien und Pilze abtöten. Möglicherweise können sie zudem wachstumshemmend auf Viren wirken. Damit können diese Superkräuter mitunter ein breiteres Spektrum abdecken als »herkömmliche« Antibiotika.

Wirkweise und Indikation

Je nach Wirkstoff können die Effekte gegen schädliche Mikroorganismen unterschiedlich ausfallen, jedoch immer mit demselben Ergebnis: Die Eindringlinge werden abgetötet oder in ihrer Vermehrung gehemmt.

Senföle kommen beispielsweise in Kapuzinerkresse oder Meerrettich vor und hemmen nachweislich das Wachstum von Bakterien. Vergleichbar mit der Wirkung schulmedizinischer Antibiotika können Superkräuter mit Senfölen bei leichten bakteriellen Infektionen der Harnwege oder der Atemwege eingesetzt werden. Bei ihrer Anwendung dringen die Extrakte aus dem Wirkstoff wahrscheinlich durch die Hülle der Bakterien und schädigen ihre Erbsubstanz, sodass ihre Vermehrung unmöglich wird.

Ätherische Öle, etwa im Fenchel und Ingwer, wirken oftmals antiseptisch. Die meist geruchsintensiven Substanzen hemmen das Wachstum von Bakterien und Pilzen, indem sie in unterschiedlicher Intensität die Hülle der Mikroorganismen schädigen. Außerdem benötigen alle Zellen – auch Bakterien und Pilze – eine Grundlage, um sich zu vermehren. Das sind häufig Eiweißbausteine, sogenannte Enzyme, oder die Erbsubstanz der Erreger. Ätherische Öle können bewirken, dass die Regeneration dieser Substanzen und ihre Vermehrung gestört werden. Während die Abwehrwirkung gegen Bakterien vergleichsweise schnell einsetzt, dauert dieser Prozess bei Pilzen meistens länger, ist aber nicht weniger effektiv.

Bei Virusinfektionen stehen keine umfassenden Wirkstoffe zur Verfügung. Manche entzündungshemmenden Superkräuter wie Fenchel oder Gelbwurz scheinen allerdings wachstumshemmend auf Viren zu wirken und dadurch die Infektionsdauer zu verkürzen.

Das Wichtigste auf einen Blick

- Behandlung leichter bakterieller Infektionen und Pilzerkrankungen
- Vorbeugen von auf eine Virusinfektion folgenden bakteriellen Infektionen (Superinfektionen)
- möglicherweise Verkürzung einer Virusinfektion
- hoher Gehalt an Antioxidanzien

Pflanzen im Buch

Fenchel, Gelbwurz, Ingwer, Kapuzinerkresse, Meerrettich, Zistrose

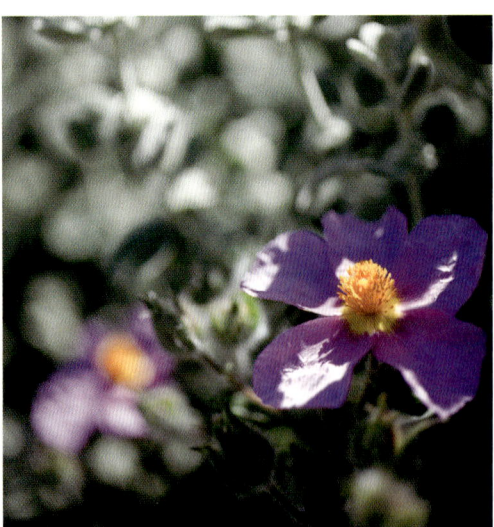

Die polyphenolreiche Zistrose ist eine echte Wunderwaffe gegen Bakterien und sogar Viren.

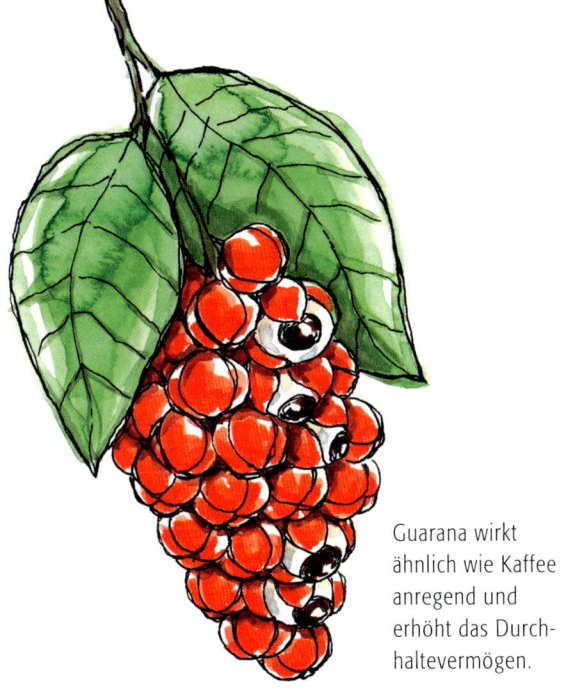

Guarana wirkt ähnlich wie Kaffee anregend und erhöht das Durchhaltevermögen.

SUPERKRÄUTER UND KREBS

Neben der Tumorprävention können manche Superkräuter sogar unterstützend in der Therapie einiger Krebserkrankungen eingesetzt werden. Daneben helfen sie, die Nebenwirkungen einer Therapie abzumildern, und beeinflussen dadurch die Überlebenschancen positiv.

Vorbeugung

Zur Vorbeugung einer Tumorerkrankung oder in der Sekundärprävention (Eindämmung des Fortschreitens in der Frühphase) von Krebserkrankungen tun sich besonders *antioxidativ wirksame Superkräuter* (siehe Seite 28) wie die Aronia hervor.

Neben einer ausgewogenen Ernährung mit viel Gemüse und Obst sowie guten Fetten und Ölen kann der reichliche Verzehr von Ballaststoffen vor Dickdarmkrebs schützen. In diesem Zusammenhang stehen die sogenannten *Präbiotika* im Fokus, weil sie das Wachstum und die Aktivität von erwünschten Bakterien im Dickdarm anregen (siehe dazu auch Seite 38). Ein Beispiel für ein Superkraut mit präbiotischer Wirkung ist das Indische Flohsamenkraut.

Behandlungsbegleitung

Der alleinige Einsatz von Superkräutern zur Behandlung ist nicht ratsam. Als Unterstützung in der Krebstherapie können sie allerdings hemmend auf das Wachstum von Zellen *(zytostatisch)* wirken. Gleichzeitig kann das Immunsystem durch *immunmodulierende Superkräuter* (siehe S. 32) unterstützt werden.

Vorsicht! Es gibt allerdings auch Tumorerkrankungen, bei deren Behandlung die Unterdrückung des Immunsystems notwendig ist. Dann darf es keinesfalls angeregt werden.

Linderung der Nebenwirkungen

Chemo- oder Strahlentherapien werden häufig von zahlreichen Nebenwirkungen wie Appetitlosigkeit, Übelkeit, Wunden, entzündeten Schleimhäuten, Durchfall, Verstopfung, Müdigkeit und trauriger Stimmung begleitet. Zur Linderung können Superkräuter wie die Gelbwurz in vielfältiger Art und Weise eingesetzt werden.

Das Wichtigste auf einen Blick

• Vorbeugung von Krebserkrankungen durch antioxidativ und präbiotisch wirkende Superkräuter
• unterstützend während der Behandlung oder zur Linderung von Nebenwirkungen besonders durch ätherische Öle, Scharfstoffe und Flavonoidverbindungen.

SICHERE ANWENDUNG

Während Sie zur Prävention von Krebserkrankungen Superkräuter eigeninitiativ einsetzen können, sollten Sie während einer aktuellen Krebsbehandlung jedweden Einsatz von Superkräutern – auch zur Linderung von Nebenwirkungen – immer eingehend mit Ihrem behandelnden Arzt besprechen.

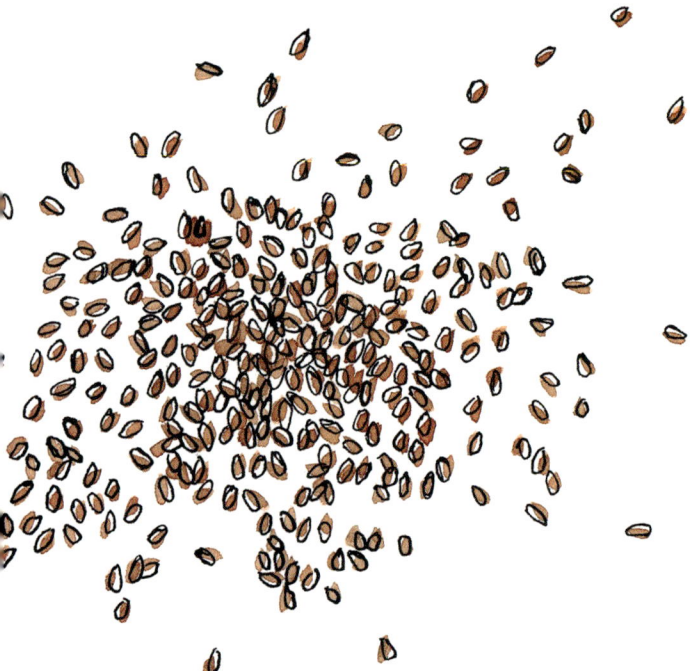

Pflanzen im Buch

Aronia, Damiana, indisches Flohsamenkraut, Gelb-wurz, Ginseng, Guarana, Haronga, Heidelbeere, Ingwer, Lavendel, Lein(öl), Mariendistel, Rosen-wurz, Schlafbeere, Taigawurzel, Tulsi

SUPERKRÄUTER FÜR DARM & CO.

Das Wirkungsspektrum von Superkräutern auf die Verdauungsorgane ist breit gefächert und reicht von appetitanregenden Eigenschaften über verdauungsregulierende Wirkungen bis hin zu sättigungsfördernden Wirkstoffen. Superkräu-ter wirken antientzündlich und beugen Entzün-dungen vor, schützen die Schleimhäute und un-terstützen einzelne Organe bei der Regeneration. Die Chancen der Therapie mit Superkräutern liegen in erster Linie im Bereich von Funktions-störungen und chronischen Beschwerden. Bei manchen Erkrankungen wie etwa einer Magen-schleimhautentzündung oder einer chronischen Darmerkrankung ist der Einsatz der Superkräuter eher als eine Ergänzung geeignet.

Wirkweisen

Appetitanregende Superkräuter wie die Haron-garinde schmecken bitter. Dabei bekommen Sie keinesfalls einen unbändigen Appetit. Vielmehr erhalten die Verdauungsorgane die Information, dass die Produktion von Verdauungssäften star-ten soll, was fast immer zur Unterstützung bei der Verdauung beiträgt. Die natürlichen Be-wegungen der Verdauungsorgane werden geför-dert, Krämpfe werden gelöst. Solche Kräuter sind bei lästigen und schmerzhaften Blähungen, krampfartigen Magen- und Darmbeschwerden sowie Bauchschmerzen besonders hilfreich.
Die *natürliche Darmbewegung anregende Su-perkräuter* wie das Indische Flohsamenkraut und Lein schützen die Schleimhäute und fördern als *Präbiotika* die Entstehung von Darmbakterien, die sich positiv auf die Gesundheit auswirken. Durch ihre Quellwirkung tragen sie außerdem zu einer lang anhaltenden Sättigung bei und kön-nen zur *Unterstützung bei der Gewichtsredukti-on* eingesetzt werden.
Noch manche andere Superkräuter bieten durch ihre sättigungsfördernden Eigenschaften außer-dem tatkräftige Unterstützung bei der Gewichts-reduktion.
Es gibt aber auch Superkräuter wie die Marien-distel, die durch ihre Inhaltsstoffe eine ganze Palette an günstigen Wirkungen vereint, wobei der Fokus auf der *unterstützenden Wirkung bei chronisch-entzündlichen Lebererkrankungen* liegt. Die Mariendistel agiert außerdem als Radi-kalfänger und kann bei Verdauungsbeschwerden verwendet werden.

Das Wichtigste auf einen Blick
• Verdauungsförderung
• präbiotische, also eine günstige Darmflora un-terstützende Wirkung – Darmkrebsprävention
• Unterstützung bei der Gewichtsreduktion durch sättigungsfördernde Eigenschaften
• Regeneration von Verdauungsorganen

Pflanzen im Buch

Fenchel, Indisches Flohsamenkraut, Gelbwurz, Haronga, Heidelbeere, Ingwer, Lavendel, Lein(öl), Mariendistel

GEMÜTSREGULIERENDE SUPERKRÄUTER

Gemütsregulierende Superkräuter verbessern das seelische und physische Wohlbefinden, denn auch bei körperlichen Symptomen psychischer Beschwerden leisten sie hervorragende Unterstützung.

In unserer aktiven und auf Leistung und Vitalität fokussierten Gesellschaft spielen Entspannung und Bewegung als Ausgleich zum stressreichen Alltag eine immer größere Rolle – und werden oft selbst zu stressigen Pflichtveranstaltungen. Gleichzeitig nehmen die Fälle beruflicher und privater Überlastungen rasant zu, man nimmt sich keine echten Auszeiten mehr und rutscht so in einen Erschöpfungszustand. Superkräuter und andere Heilpflanzen können wunderbare Akuthilfe leisten, langfristig müssen allerdings die Auslöser beseitigt werden.

Wirkweise

Bei dauerhafter (Über-)Anspannung, Unruhe und nervöser Angst, bei Schlafstörungen und bei psychischen Beschwerden, die sich körperlich, beispielsweise durch Bauchschmerzen oder Herzrasen, äußern, wurden mit gemütsregulierenden Superkräutern wie dem Lavendel beeindruckende Erfolge erzielt. Ihre volle Wirkung entfalten sie, wenn sie über eine gewisse Zeit dauerhaft eingenommen werden.

Superkräuter mit Wirkungen auf die Psyche verfügen entweder über *adaptogene Eigenschaften* (siehe Seite 26), machen also stressresistenter, oder sie haben einen *direkten Einfluss auf das Zentralnervensystem* (ZNS), der teilweise synthetischen Präparaten in nichts nachsteht. Während Adaptogene vor allem vorbeugend wirken können, sind Pflanzen mit Wirkung auf das ZNS richtig platziert, wenn es bereits zu psychischen Stressschäden gekommen ist. In diesem Fall können adaptogene und gemütsregulierende Superkräuter auch kombiniert werden.

Häufig sind es ätherische Öle, die die Aufnahme von Calcium-Ionen in manche Nervenenden hemmen und so die Freisetzung von Noradrenalin und Serotonin bremsen. Diese beiden Hormone leiten als Neurotransmitter die Informationen zwischen den Nervenzellen weiter und wirken erregend. Werden diese gehemmt, tritt entsprechend eine Beruhigung ein. Ängstliche oder traurige Verstimmungen und Unruhe lassen nach einigen Tagen beziehungsweise Wochen der Einnahme deutlich nach.

Eine wichtige Rolle spielt auch das GABA-System. GABA (Gamma-Aminobuttersäure) ist ein wichtiger hemmender Neurotransmitter. In Stresssituationen kann das Gehirn in Alarmbereitschaft versetzt werden, die GABA-Rezeptoren leiten Botenstoffe ungehindert weiter. Das kann zu einem Stimmungstief, zu Angst oder Herzrasen führen. Manche Kräuter scheinen die GABA-Rezeptoren zu binden, sodass weniger unerwünschte Impulse weitergeleitet werden.

Das Wichtigste auf einen Blick

- ideale Wirkung bei Dauereinnahme
- gemütsregulierende Wirkung auf das Zentralnervensystem
- ausgleichend und angstlösend
- Verbesserung der Schlafqualität
- verbesserte Belastbarkeit im Alltag
- Linderung physischer Stresssymptome

Pflanzen im Buch

Ginseng, Guarana, Ingwer, Jiaogulan, Lavendel, Maca, Lein(öl), Rosenwurz, Schlafbeere, Steinklee, Taigawurzel, Tulsi

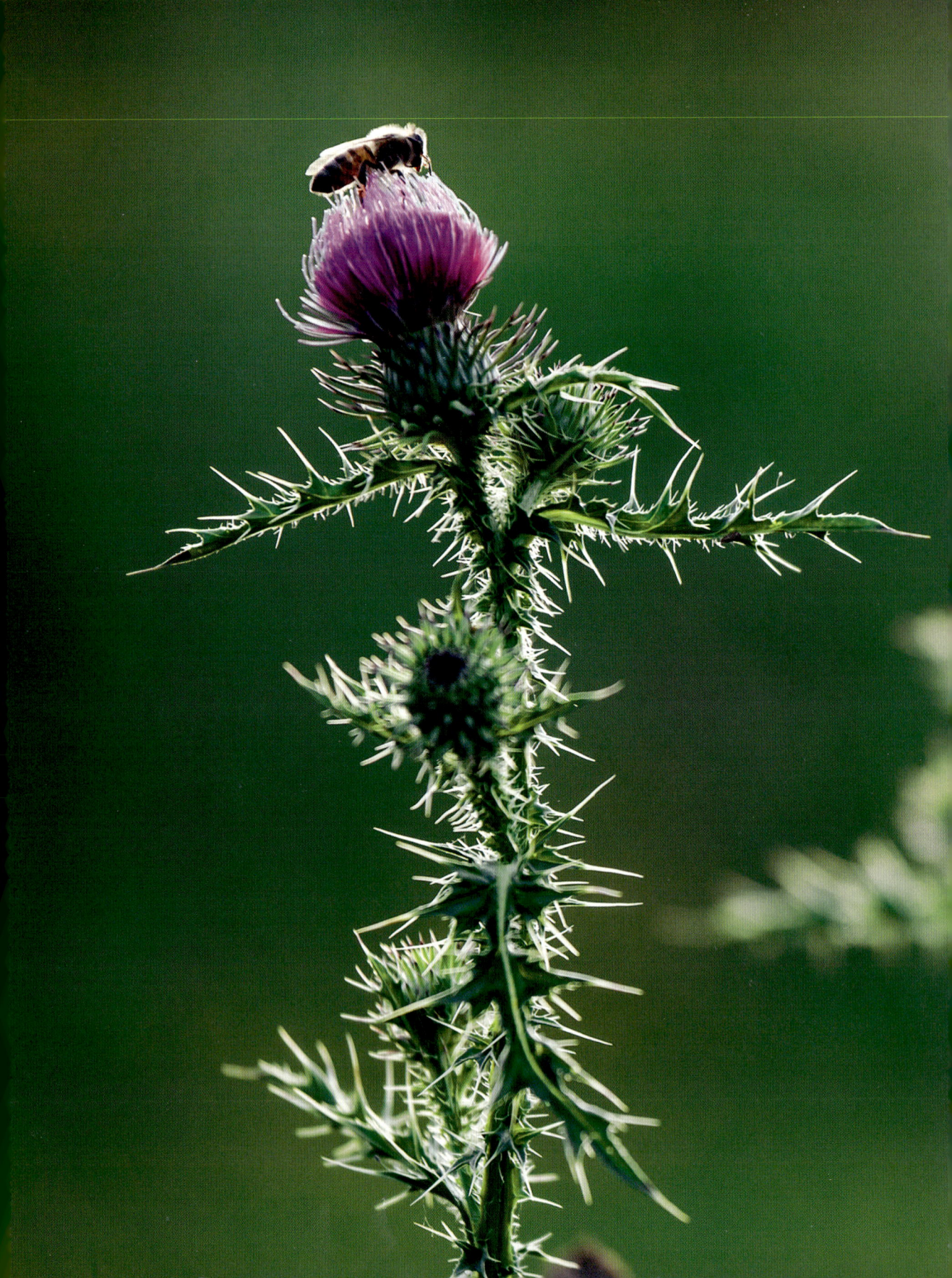

SUPERKRÄUTER IM PORTRÄT

26 außergewöhnliche heimische und exotische
Heilpflanzen für umfassendes Wohlbefinden, Vorbeugung
und Behandlung werden hier detailliert in ihrer Wirkweise
und Besonderheit vorgestellt.

Aronia melanocarpa

ARONIA

ARZNEILICH VERWENDETE PFLANZENTEILE: Beeren
ESSBARE PFLANZENTEILE: Beeren
WICHTIGE INHALTSSTOFFE: oligomere Procyanidine, Anthocyane
BEDEUTSAME WIRKUNGEN: antientzündlich, antioxidativ,
herzgesund, Vorbeugung von Erkältungen,
positiv bei Diabetes mellitus Typ 2, bei Heuschnupfen

Die Aroniapflanze, wegen ihres apfelartigen Nachgeschmacks auch Apfelbeere genannt, stammt aus dem östlichen Nordamerika und gelangte im 19. Jahrhundert nach Russland. Dort wird sie erfolgreich zu Heilzwecken genutzt. Aufsehen erregte die kleine, fast schwarze Beere, weil sie hinsichtlich Schwermetallausscheidung und Strahlenschäden nach der Tschernobyl-Katastrophe überzeugende Erfolge zeigte. Dies ist einer der vielen Gründe, weswegen die anspruchslose Pflanze ihren Siegeszug in Richtung Westeuropa erfolgreich antreten konnte. Vergleichbar mit dem Ingwer erfüllt sie die Anforderungen sowohl für ein Superkraut als auch für ein Superfood. Aroniabeeren sind Lebensmittel mit herausragenden pharmakologischen Wirkungen.

WUNDERKRAUT MIT ANTIOXIDANZIENPOWER

Ihre überragenden Eigenschaften zur Unterstützung bei entzündlichen Erkrankungen, der Zellgesundheit, Heuschupfen, der Herzgesundheit und ihre erkältungsvorbeugende Wirkung verdankt sie zahlreichen antioxidativ wirksamen Inhaltsstoffen (S. 28), deren Gehalt kaum mit anderen Beeren vergleichbar ist.

Pflanzenkraft für gesunde Zellen

Antioxidanzien neutralisieren zellschädigende freie Radikale und begünstigen die Regeneration der Zellen. Und die Aroniabeere enthält außerordentlich viele wirksame Stoffe: Die Vitamine A, C, E, K sowie die komplette Gruppe der B-Vitamine mit Ausnahme des Vitamin B_{12}. Auch Mineralstoffe und Spurenelementen sind reichlich enthalten, beispielsweise Calcium, Magnesium, Kalium, Zink und Eisen.

Beeindruckend ist auch der mengenmäßig große Wirkstoffanteil aus der großen Gruppe der Polyphenole, deren Hauptvertreter Flavonoide und Anthocyane sind. Zu dieser Gruppe werden neben dunklen Farbstoffen (Anthocyane) bittere Gerbstoffe sowie Geschmacksstoffe gezählt.

Bittere Beere für die Herzgesundheit

Eine andere reichlich vorhandene Inhaltsstoffgruppe sind farblose Bitterstoffe (oligomere Procyanidine, kurz OPC), die unter anderem entzündungshemmend wirken. OPC gelten als die wirksamsten Antioxidanzien, denn sie sind bis zu 10-mal aktiver als andere Polyphenole. In Tierversuchen mit radioaktiv markierten OPC konnte gezeigt werden, dass diese Stoffe schon 10 Minuten nach dem Essen in Blut und Lymphe gelangen und so praktisch jedes Körpergewebe er-

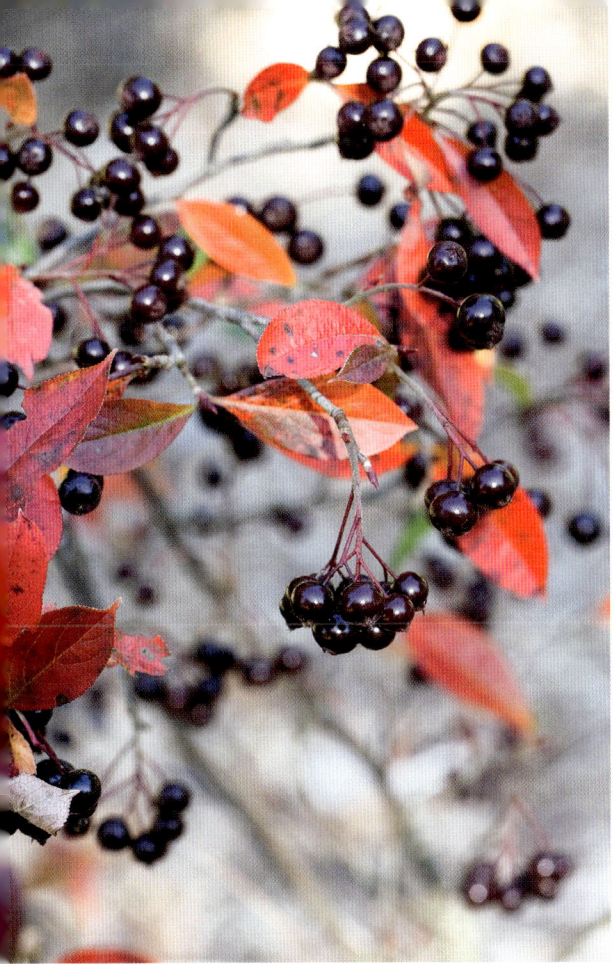

schnupfen und anderen Allergien können sie unterstützend helfen.

Früchtchen für Diabetiker

Diabetiker leiden besonders häufig unter Durchblutungsstörungen. Durch die antientzündlichen und antioxidativen Wirkungen können Aroniabeeren positiv auf die Gefäßgesundheit wirken. Außerdem werden sie von Diabetikern normalerweise gut vertragen, da ihr Saft reichlich Sorbit, einen Zuckeralkohol, enthält, für dessen Verarbeitung kein Insulin benötigt wird. Zusätzlich gibt es Hinweise darauf, dass Aroniabeeren die Funktion der Fettzellen verbessern und die Insulin-Sensitivität bei Adipösen, Typ-2-Diabetikern und Menschen mit einem metabolischen Syndrom erhöhen können. Insulin kann also wieder besser verwertet werden.

Aroniabeeren als Lebensmittel

Aroniabeeren sind in Deutschland als Lebensmittel zugelassen und beispielsweise frisch, in Pulverform oder als Presssaft in den meisten Reformhäusern erhältlich. Konkrete Einnahmeempfehlungen für die Menge liegen momentan noch spärlich vor. Als Richtwert sind der tägliche Verzehr von 15 g getrockneten Aroniabeeren oder 100 ml Presssaft zu nennen. Eine Beschränkung hinsichtlich der Dauer gibt es nicht.

Risiken und Nebenwirkungen

In seltenen Fällen kann es zu Magen-Darm-Beschwerden durch das Sorbit kommen. Bitte verzehren Sie, vor allem bei regelmäßigem Gebrauch, Aroniabeeren aus biologischem Anbau, damit Sie die Pestizidbelastung so gering wie möglich halten.

Anbau

Der winterharte Strauch kann auch in unseren Breiten problemlos gepflanzt werden. Im August ist Erntezeit.

reichen. Sie durchlaufen die Blut-Hirn-Schranke, leiten Schwermetalle aus und setzen sich an Kollagen- und Elastinfasern fest. Und das ist wahrscheinlich nicht nur gut gegen Falten, denn die Kollagen- und Elastinfasern befinden sich in den Wänden aller Blutgefäße. Bereits einen Tag nach der Einnahme der OPC konnte im Tierversuch eine Verdoppelung der Elastizität der Blutgefäße festgestellt werden. Diese Wirkung hielt etwa 3 Tage an.

Stark gegen Entzündungen und Heuschnupfen

Durch den hohen Anteil an OPC und anderen Inhaltsstoffen können Aroniabeeren beispielsweise in Form von Presssaft bei allen inneren Entzündungen wie Arthritis und Gefäßentzündungen eingesetzt werden. Auch bei Heu-

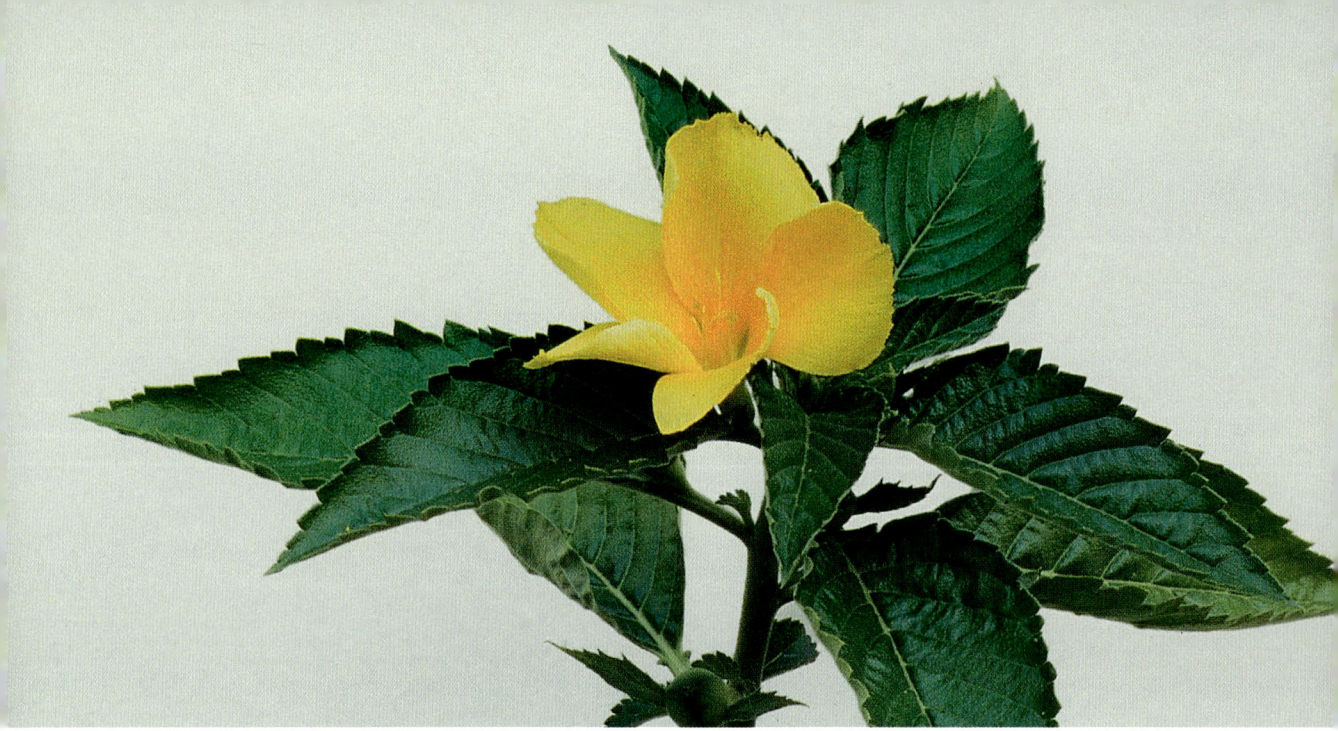

Turnera diffusa

DAMIANA

ARZNEILICH VERWENDETE PFLANZENTEILE: Blätter, Stängel, Blüten
ESSBARE PFLANZENTEILE: –
WICHTIGE INHALTSSTOFFE: ätherische Öle, Gerbstoffe,
Hydrochinonglykoside, cyanogene Glykoside
BEDEUTSAME WIRKUNGEN: durchblutungsfördernd,
aphrodisierend, harntreibend

Der Wunsch, der Liebe auf die Sprünge zu helfen, ist wahrscheinlich so alt wie die Menschheit selbst. Dennoch sind sexuelle Funktionsstörungen, Impotenz, Frigidität und Libidoverlust Themen, die nur wenig in der Öffentlichkeit diskutiert werden.

Seit einigen Jahren hat es auf diesem Feld ein kleiner Strauch aus Mexiko zu leiser Berühmtheit geschafft. In der Heimat der gelb blühenden Pflanze kauen traditionell Männer wie Frauen ein paar Blätter der angenehm duftenden Damiana. Sie schätzen die leicht anregende und aphrodisierende Wirkung der Pflanze schon seit langer Zeit. Außerdem soll Damiana zusätzlich adaptogene Eigenschaften besitzen und bei Asthma helfen. Die vielseitige und wirkmächtige Pflanze ist ein Strauch, den zarte, leicht behaarte Blätter und leuchtend gelbe Blüten zieren. In Deutschland ist das Superkraut als homöopathisches Arzneimittel erhältlich.

EIN SUPERKRAUT FÜR DIE LIEBE

Menschen mit sexuellen Funktionsstörungen, Impotenz, Frigidität und Libidoverlust verspüren oftmals einen erheblichen Leidensdruck, der mit einem Verlust an Lebensqualität verbunden ist. Der Griff zu gefährlich oder gar tödlich wirkenden Liebesmitteln, beispielsweise zu Canthariden – besser bekannt als »Spanische Fliege« –, oder Alkaloidpflanzen, wird bis heute durchaus praktiziert. Canthariden regen die Durchblutung der Geschlechtsorgane zwar stark an, falsch dosiert führen sie allerdings zu Nierenversagen und zum Tod. Alkaloide erregen das ZNS stark und wirken halluzinogen. Auch schulmedizinische anregende Arzneimittel können erhebliche Nebenwirkungen haben.

Damiana bringt das Blut in Wallung

Damianablätter enthalten mindestens 20 verschiedene ätherische Öle, die die Durchblutung des Unterleibs und der Geschlechtsorgane anregen sollen. So soll das Superkraut zu mehr Liebesverlangen führen. Insgesamt steht die Forschung zur Damiana zwar noch am Anfang, generell wirken ätherische Öle wie sie in Diamiana-Blättern vorkommen – beispielsweise Cineol, α- und β-Pinen sowie Eukalyptol – reizend auf Körpergewebe und damit durchblutungsfördernd. Dadurch erscheinen die leicht aphrodisierenden, harntreibenden und entkrampfenden Wirkungen mindestens plausibel. Manche der ätherischen Öle in den Blättern wirken außerdem auf das Zentralnervensystem (ZNS) und können so leicht tonisierend (kräftigend) wirken.

Risikoarmes Superkraut mit Zukunft

Zwar ist die Wirksamkeit von Damiana bislang noch wenig erforscht. Gegenüber anderen Aphrodisiaka hat das Lieberssuperkraut jedoch zwei entscheidende Vorteile:

Damiana ist in Deutschland als ein homöopathisches Arzneimittel zugelassen und damit in punkto Anwendungssicherheit positiv zu beurteilen. Außerdem werden unerwünschte Beimischungen, Verunreinigungen oder zu hohe beziehungsweise zu niedrige Dosierungen bei zugelassenen Präparaten vermieden. Zwar ist noch nicht mit absoluter Sicherheit auszuschließen, dass Damiana unerwünschte Effekte hat, es werden jedoch bislang über keine berichtet. Daher kann man bei der Anwendung des Superkrauts – auch wenn die Wirksamkeit noch nicht restlos erforscht ist – freimütig behaupten: »Es schadet zumindest nicht.«

Damiana-Blätter als Arzneimittel

Eingesetzt werden hauptsächlich Damianablätter in Form von Tees, Tinkturen und Fertigpräparaten. Neben den Blättern kann auch das Kraut, bestehend aus Stängeln, Blättern und Blüten, therapeutisch verwendet werden.
Damianablätter sind in Deutschland als homöopathisches Arzneimittel zugelassen. Konkrete Empfehlungen für die Anwendungsmenge liegen kaum vor, als Richtwert ist eine Tagesdosis von 2 bis 3 g getrocknete Damianablätter zu nennen. Eine Anwendungsbeschränkung hinsichtlich der Dauer gibt es bislang nicht.

Risiken und Nebenwirkungen

Bislang liegen keine Hinweise zu Risiken und Nebenwirkungen vor. Personen unter 18 Jahren, Schwangere und Stillende sollten allerdings aufgrund fehlender Untersuchungen auf die Einnahme verzichten.

Anbau

Die als Strauch wachsende Pflanze stammt ursprünglich aus Mexiko und braucht dementsprechend viel Licht und wenig Wasser. Die Kultivierung im Haus ist nicht ganz einfach, macht aber Pflanzenliebhabern große Freude.

Foeniculum vulgare

FENCHEL

ARZNEILICH VERWENDETE PFLANZENTEILE: Samen
ESSBARE PFLANZENTEILE: Samen und Knolle
WICHTIGE INHALTSSTOFFE: ätherische Öle
BEDEUTSAME WIRKUNGEN: krampflösend bei Magen-Darm-Beschwerden,
blähungslindernd, verdauungsfördernd,
sekretlösend bei Atemwegerkrankungen, antibakteriell

Nach dem Essen in einem Restaurant in Indien bekommt man traditionell getrocknete oder kandierte Fenchelfrüchte serviert, auch Fenchelsamen genannt. Sie sollen die Verdauung erleichtern und Mundgeruch entfernen. Wegen ihres erfrischenden und aromatischen Geschmacks eignen sie sich sehr gut für asiatische Gerichte, aber auch für therapeutische Zwecke.

INTERKULTURELLES SUPERKRAUT

In der Tibetischen Medizin gehört der Fenchel ebenso wie in der ayurvedischen Heilkunde und in der Traditionellen Europäischen Phytotherapie zu den wichtigsten Heilpflanzen überhaupt. Egal welches Medizinsystem man betrachtet, Fenchelfrüchte werden weltweit wegen ihrer entspannungsfördernden Eigenschaften auf den Magen-Darm-Trakt und zum Schleimlösen beim Husten geschätzt. In Deutschland sind zwei Fenchelarten bekannt, die in ihrer inhaltsstofflichen Zusammensetzung vergleichbar sind: Der wilde Bitterfenchel (*F. vulgare* var. *vulgare*), der, wie sein Name schon vermuten lässt, leicht bitter schmeckt, und der süßlich-würzige Süß- beziehungsweise Gewürzfenchel (*F. vulgare* var. *dol-*

ce). Letzterer wird von den meisten geschmacklich als angenehmer empfunden. Fenchelfrüchte enthalten eine ganze Palette an Inhaltsstoffen. Vor allem aber sind zwei ätherische Öle für die herausragenden Wirkungen des Superkrauts verantwortlich: Anethol und Fenchon.
Anethol hat zwei Wirkungen. Während es in kleinen Mengen die Magensaftproduktion fördert und die Muskelbewegung im Magen-Darm-Trakt erhöht, wirkt es in höheren Dosierungen beruhigend auf die Verdauungsorgane. Gleichzeitig löst es Krämpfe im Magen und im Darm. Fenchon verfügt über antibakterielle Eigenschaften und wirkt gleichzeitig gegen Pilze. Kombiniert man beide ätherischen Öle, sind sie effektiv bei Atemwegserkrankungen wirksam.

Darmtrainer im Einklang mit der Natur

In kleinen Mengen regen Fenchelfrüchte die Durchblutung im Magen und im Darm an. Dazu reichen 0,5 bis 1 g der getrockneten Fenchelfrüchte aus, die man beispielsweise mit oder nach einer Mahlzeit verzehren oder in Form von Tee trinken kann. Es kommt zu einer milden Erhöhung der Magensaftproduktion und damit zu einer verbesserten »Vorverdauung« der Speisen. Gleichzeitig bewirkt die verbesserte Durchblutung des Darms, dass Gase besser aufgenommen werden können, Blähungen werden so effektiv reduziert.

Beim täglichen Genuss von Fenchelfrüchten oder Zubereitungen aus Fenchelfrüchten von bis zu 7 g wirken die Inhaltsstoffe des Superkrauts lösend bei Magen- und Darmkrämpfen. Die Muskulatur der Verdauungsorgane entspannt sich und die Druckverhältnisse zwischen dem Magen und der Speiseröhre normalisieren sich.

Natürliche Hilfe für freie Atemwege

Die ätherischen Öle des Superkrauts können die Zellhüllen von Bakterien und Pilzen durchbrechen und so ihre Vermehrung bremsen. Daher sind Fenchelfrüchte effektiv wirksam bei bakteriellen Atemwegsbeschwerden, aber auch wunderbare Helfer zur unterstützenden Behandlung mancher Pilzerkrankungen, wie beispielsweise beim Candida-Befall.

Bei festsitzendem Husten tragen die ätherischen Öle zur Verflüssigung von Schleim bei, indem sie zur Sekretbildung anregen. Der Schleim in den Luftwegen löst sich besser und kann abgehustet werden. Auch die Flimmerhärchen, die überall in den Atemwegen vorkommen, werden aktiver und transportieren so unerwünschte Stoffe besser aus den Atemwegen hinaus.

Fenchelfrüchte als Arzneimittel und als Lebensmittel

Eingesetzt werden Fenchelfrüchte pur, in Form von Tee, Fenchelhonig, Tinkturen und Fertigpräparaten. Neben den therapeutisch eingesetzten Früchten kann die Fenchelknolle als Gemüse verzehrt werden.

Fenchelfrüchte sind in Deutschland als Arzneimittel und als Gewürz erhältlich. Wer regelmäßig Fenchelfrüchte genießen möchte, sollte auf Arzneibuchqualität achten. Das Europäische Arzneibuch schreibt vor, dass der Gehalt an dem ätherischen Öl Estragol in Fenchelfrüchten maximal

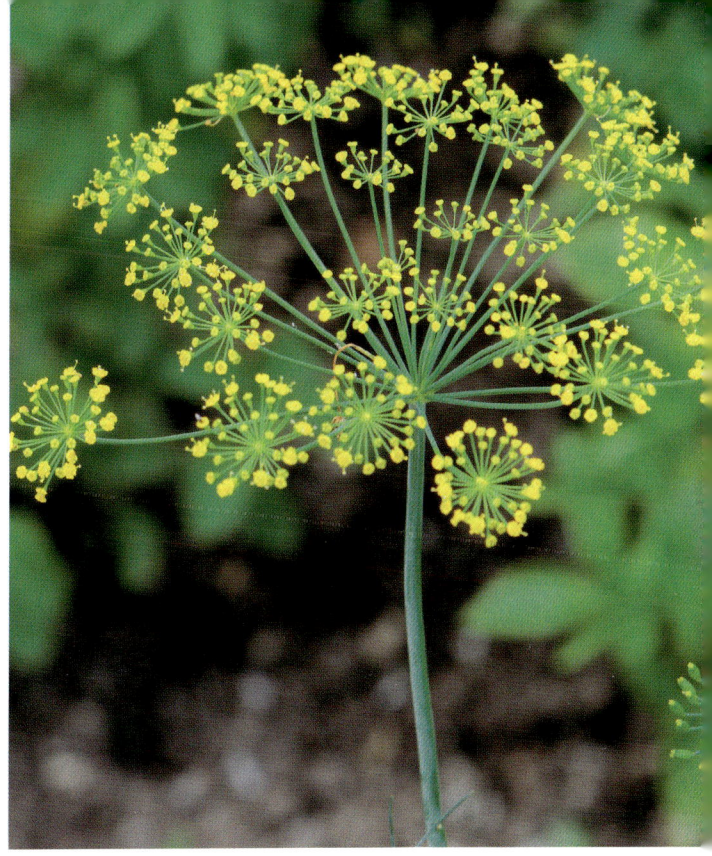

5 % betragen darf, denn in höheren Dosen könnte es dem Menschen schaden und zu Zellschäden führen.

Erwachsene können täglich 5 bis 7 g des Superkrauts einnehmen oder 0,1 bis 0,6 ml ätherisches Öl beziehungsweise maximal 20 g Fenchelsirup oder Fenchelhonig mit einem Ätherischem Gehalt an Öl von mindestens 0,5 %. Eine Anwendungsbeschränkung hinsichtlich der Dauer gibt es bislang nicht.

Risiken und Nebenwirkungen

Bei einer Allergie gegen Doldenblütler kann es zu allergischen Symptomen der Haut und der Atemwege kommen. Kreuzallergien mit Sellerie sind möglich.

Anbau

Gewürzfenchel ist eine starkwüchsige, frostfeste Staude und lässt sich problemlos anbauen, wilder Fenchel ist ein verbreitetes Wildkraut.

Plantago ovata

FLOHSAMENKRAUT, INDISCHES

ARZNEILICH VERWENDETE PFLANZENTEILE: Samen und Samenschalen

ESSBARE PFLANZENTEILE: Samen und Samenschalen

WICHTIGE INHALTSSTOFFE: Ballaststoffe

BEDEUTSAME WIRKUNGEN: präbiotisch, cholesterinsenkend, blutzuckerregulierend, sättigungsfördernd, stuhlregulierend

Das Indische Flohsamenkraut besitzt in Indien eine lange Tradition, gewinnt bei uns aber erst in den letzten Jahren an Bedeutung. Hierzulande kennt man aber eine Pflanze mit ähnliche Eigenschaften: der Flohsamen-Wegerich *(Plantago afra)*. Der Vorteil des Indischen Flohsamenkrauts besteht darin, dass im Unterschied zum Flohsamen-Wegerich auch die feinsten Hautschichten des Samens geerntet werden können.

BALLASTSTOFFREICHE DARMSCHMEICHLER

Hinter den herausragenden Wirkungen der Indischen Flohsamen und ihrer Schalen stecken »banale« Ballaststoffe. Die zählen nämlich zu den Präbiotika: Sie können nicht verdaut werden, regen aber das Wachstum und die Aktivität von erwünschten Bakterien im Dickdarm an.

Gibt man die Samen in Wasser, quellen die Ballaststoffe, auch Schleim- oder Quellstoffe genannt, auf mindestes das 10-Fache auf. In den Ernährungswissenschaften spricht man auch von wasserlöslichen Ballaststoffen. Die Schalen quellen sogar auf mindestens das 40-Fache an. Gibt man 5 g Schalen in ein Glas Wasser, entsteht nach wenigen Minuten ein Gel, in dem ein Löffel stehen bleibt und das herausragende Eigenschaften für die menschliche Gesundheit besitzt.

Sättigung · Blutzucker · Cholesterin – Balance in allen Bereichen

Sowohl Samen als auch Schalen sollten sofort nach der Zubereitung angewendet werden. Im Magen quellen sie kräftig auf und machen dadurch satt. Gleichzeitig wird der Mageninhalt langsam an den Dünndarm weitergegeben, sodass es zu weniger Blutzuckerspitzen kommt. Es muss weniger Insulin produziert werden und der Blutzuckerspiegel fährt weniger »Achterbahn«. Durch die gelartige Konsistenz binden die Wirkstoffe außerdem Gallensäuren, was erhöhte Cholesterinwerte reduzieren kann.

Wohltuende Darmregulation

Die Fähigkeit der ballaststoffreichen Samen und Schalen, Flüssigkeiten zu binden, kann auch gegen Durchfall wirksam sein. Bei Verstopfung können die Dehnungsreize auslösenden Quellstoffe wiederum die natürlichen Darmbewegungen fördern. Mit der verkürzten »Passagezeit« reduziert sich auch die Kontaktdauer von krebsauslösenden Stoffen mit der Darmwand. Indische Flohsa-

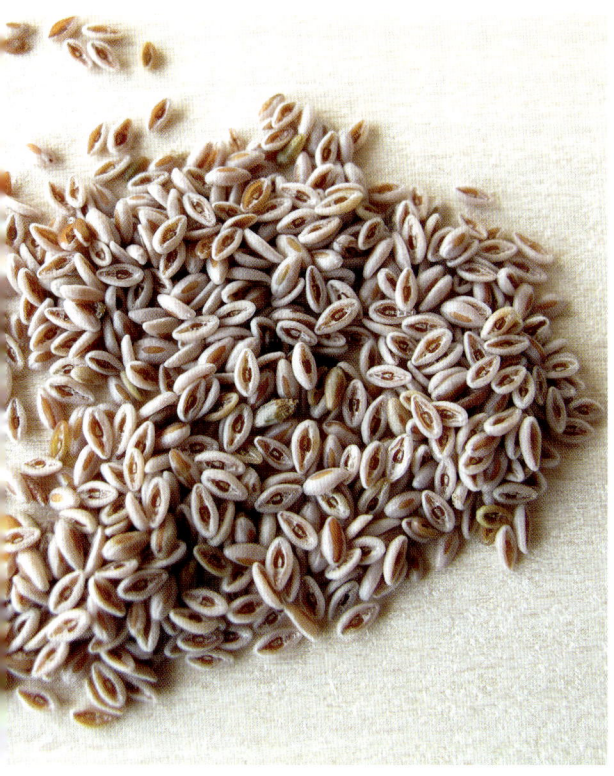

stoffe kurzkettige Fettsäuren im Darm entstehen, die antientzündlich wirksam sein können. Deshalb dürfen Ärzte die Schalen zum Beispiel bei Morbus Crohn, Kurzdarmsyndrom und HIV-assoziiertem Durchfall auf Kassenrezept verordnen. Eine Unterbrechung der Therapie ist nur in den akuten Phasen notwendig.

Indische Flohsamen und -Schalen als Arzneimittel

Sowohl die Samen als auch die Schalen sind in Deutschland als frei verkäufliches oder apothekenpflichtiges pflanzliches Medikament zugelassen. Empfohlen wird, täglich 12 bis 40 g der Samen oder 4 bis 20 g der Schalen regelmäßig anzuwenden. Die Wirkstoffe quellen in Milch und in Milchprodukten weniger stark. Andere Arzneimittel sollten frühestens 30, besser 60 Minuten nach der Einnahme eingesetzt werden. Ihre Wirkstoffe könnten ansonsten nicht ausreichend aufgenommen werden.

Risiken und Nebenwirkungen

Es können durch Proteine in seltenen Fällen allergische Reaktionen auftreten. Diese werden durch professionelle Reinigung der Schalen in Arzneibuchqualität vermindert, weswegen diese bevorzugt eingesetzt werden sollten.
Durch eine sehr geringe Flüssigkeitsaufnahme kann es in sehr seltenen Fällen zu Verstopfungen der Speiseröhre oder des Darms nach der Einnahme kommen. Selten treten Völlegefühl, Bauchschmerzen oder Übelkeit auf.
Nicht anwenden bei Darmverschluss, akuten chronisch-entzündlichen Darmerkrankungen oder schwer einstellbarem Diabetes. Bei insulinpflichtigen Diabetikern kann eine Verminderung der Insulindosis notwendig sein.

Anbau

Die einjährige Pflanze kann auch bei uns angebaut werden.

men können daher als natürliche Stuhlregulierer bezeichnet werden. Sie sind deshalb auch zur Behandlung des Reizdarmsyndroms zugelassen, das sich beispielsweise über unregelmäßigen Stuhlgang und Blähungen äußert.
Samen wie Schalen müssen immer mit reichlich Wasser eingenommen werden. Dann eignen sie sich auch zum Einsatz in der Schwangerschaft. Außerdem kommt es allenfalls zu Beginn zu leichten Blähungen. Das Superkraut eignet sich damit hervorragend zur Daueranwendung.

Ein Schatz bei entzündlichen Darmerkrankungen

In der beschwerdefreien Zeit (Remission) profitieren Menschen mit chronisch-entzündlichen Darmerkrankungen (CED), beispielsweise *Colitis ulcerosa*, von der regelmäßigen Anwendung, weil durch die Verdauung der löslichen Ballast-

Curcuma xanthorrhiza / C. longa

GELBWURZ

ARZNEILICH VERWENDETE PFLANZENTEILE: Wurzelstock
ESSBARE PFLANZENTEILE: Wurzelstock
WICHTIGE INHALTSSTOFFE: Curcumin, ätherische Öle
BEDEUTSAME WIRKUNGEN: antientzündlich, antioxidativ, leberprotektiv,
verdauungsfördernd, tumorpräventiv

In den südostasiatischen Herkunfts- und Anbau-ländern der Gelbwurz wird die Knolle als Gewürz und in der Heilkunde verwendet. Die Menschen in Indonesien maßen dem gelben Farbstoff Cur-cumin bereits vor Jahrtausenden besondere Wir-kungen zu. Curcumin ist ein Abkömmling von Pflanzenfarbstoffen, in diesem Fall dem Beta-Ca-rotin, das man aus der Mohrrübe kennt. Hierzulande kommen zwei verschiedene Gelb-wurz-Arten zum Einsatz, deren pharmakologische Eigenschaften einander ähneln. Gemeint ist ne-ben der Gelbwurz, die auch Javanische Gelbwurz (*Curcuma xanthorriza*) heißt, die Kurkuma-Pflan-ze (*Curcuma longa*) ist. Beide werden ihres bitte-ren und erdigen Geschmacks wegen als Gewürz geschätzt und sind Bestandteil vieler Currymi-schungen.

GELBES GESUNDHEITS-WUNDER

Dass die Inhaltsstoffe der Gelbwurz wunderbare verdauungsfördernde Eigenschaften entfalten, ist schon lange bekannt und wissenschaftlich be-legt. In den letzten Jahren erfährt die Gelbwurz jedoch wegen ihrer ausgeprägten Radikalfän-ger-Eigenschaften (Antioxidanzien S. 28) ver-mehrt Aufmerksamkeit.

Superkraut für die Leber

Einerseits wirken die enthaltenen Curcuminoide im Zusammenspiel mit den ätherischen Ölen anregend auf die Tätigkeit der Gallenblase und den Gallenfluss.
Durch ihren hohen Anteil an antioxidativ wirken-den Farbstoffen schützt das Superkraut gleichzei-tig die Leberzellen, die bei vielen Menschen tag-täglich durch zuckerreiche Lebensmittel, Alkohol und Arzneimittel strapaziert werden. Die Antioxi-danzien tragen damit sozusagen zu einer verbes-serten Regeneration der Leber bei.

Vorbeugung und Linderung bei entzündlichen Erkrankungen

Die Inhaltsstoffe verfügen außerdem über ent-zündungswidrige und antibakterielle Eigenschaf-ten. Daher erscheint der Einsatz der Gelbwurz zur Vorbeugung und Unterstützung der Behand-lung bei entzündlichen Erkrankungen wie bei entzündlichem Rheuma oder *Colitis ulcerosa* durchaus plausibel.

Effektiver Zellschutz

Auch zur Behandlung von Krebserkrankungen und HIV-Infektionen wird das Superkraut gerne hervorgehoben. Derartige Aussagen sind jedoch mit größter Vorsicht zu genießen, da die meisten Studien bislang im Labor oder im Tierversuch durchgeführt wurden und sich damit nicht generell auf Menschen übertragen lassen. Das bedeutet aber nicht, dass die Inhaltsstoffe der Knolle keine positiven Wirkungen zum Beispiel in der Brustkrebstherapie haben können. Die Auswirkungen sind bislang schlichtweg zu wenig bekannt, um pauschalisierte Aussagen treffen zu können. Ob der Einsatz der Gelbwurz zur unterstützenden Therapie bei einer Krebserkrankung geeignet ist, sollte vor der Anwendung unbedingt mit dem behandelnden Arzt geklärt werden. Speziell während einer Strahlen- oder Chemotherapie können Pflanzen mit pharmakologischen Eigenschaften die Wirksamkeit beeinflussen.

Anders als in der Krebstherapie bieten die Antioxidanzien der gelben Knolle gesichert Schutz vor der Entstehung von Krebs. Sie neutralisieren freie Radikale, die ansonsten gesunde Zellen so verändern können, dass sie als Krebszellen entarten.

Geheimwaffe für eine gute Verdauung

Während die Antioxidantien in besonderem Maß die Körperzellen schützen, wirken sie zusammen mit den ätherischen Ölen der Gelbwurz nachweislich bei Verdauungsbeschwerden. Sie regen die Tätigkeit der Gallenblase an und fördern so den Gallefluss. Die Galle wiederum sorgt dafür, dass Fette emulgieren können und so leichter verdaut werden. Für Menschen, die zu Blähungen, Bauchschmerzen und Völlegefühl neigen, ist das leuchtend gelbe Superkraut daher einmal mehr ein wahrer Schatz.

Gelbwurz als Arzneimittel und als Lebensmittel

Gelbwurz ist in Deutschland als pflanzliches Medikament zugelassen. Empfohlen wird, täglich maximal 2 g des Superkrauts regelmäßig anzuwenden. Das Pulver gibt es als Gewürz fast überall zu kaufen. Auf gut sortierten Wochenmärkten bekommen Sie auch die frischen Wurzeln. Eingesetzt werden kann sie als Tee, als Tinktur, als Gewürz sowie in Form von Fertigpräparaten.

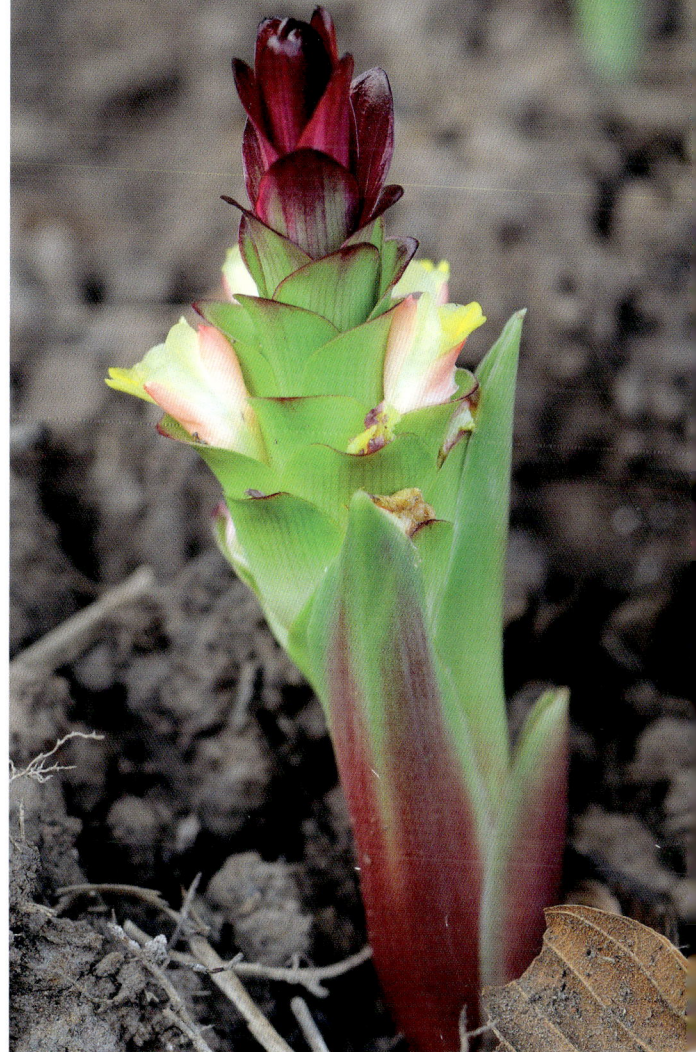

Risiken und Nebenwirkungen

Bislang wurden bei der bestimmungsgemäßen Anwendung keine Risiken berichtet.

Bei Gallensteinleiden sollte das Superkraut nur nach vorheriger Absprache mit dem behandelnden Arzt angewandt werden, ebenso während einer laufenden Krebstherapie.

In seltenen Fällen kann es bei längerer Anwendung zu Magenbeschwerden kommen.

Anbau

Die tropische Pflanze kann von erfahrenen Hobbygärtnern auch als Zimmerpflanze gehalten werden.

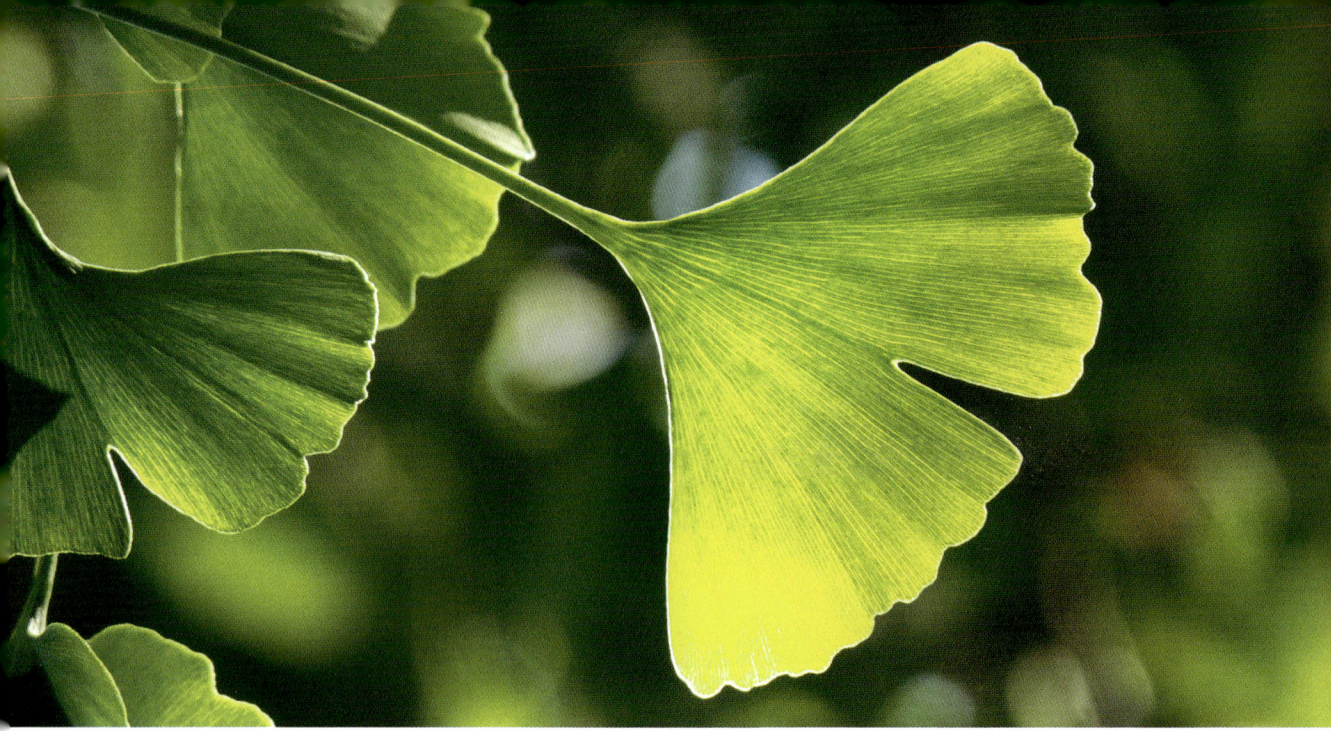

Ginkgo biloba

GINKGO

ARZNEILICH VERWENDETE PFLANZENTEILE: Trockenextrakt aus Blättern
ESSBARE PFLANZENTEILE: –
WICHTIGE INHALTSSTOFFE: ätherische Öle (Terpenlaktone); Flavonoidverbindungen
BEDEUTSAME WIRKUNGEN: schützend auf das Zellgewebe vor allem im Gehirn,
steigernd auf die Gedächtnisleistung und das Lernvermögen,
antioxidative Eigenschaften

Vor etwa 15 Millionen Jahren war der Ginkgo auch in Deutschland verbreitet, wurde aber mit Beginn der Eiszeiten in den meisten Teilen der Erde zurückgedrängt. Am Ende konnte nur eine Art überleben, *Ginkgo biloba*, die sich in ihrer heutigen Form vor rund 65 Millionen Jahren entwickelte und in China erhalten blieb. Die Menschen dort waren schon vor Jahrtausenden fasziniert von seiner Schönheit und sahen in dem Baum auch eine Verkörperung von Yin und Yang.

VITALITÄT AUF GANZER LINIE

Millionen von Jahren hat sich der Ginkgo als Meister des würdevollen Alterns behauptet, viele Exemplare werden über 4000 Jahre. Hält er vielleicht auch für uns das Geheimnis ewiger Vitalität bereit? Ginkgopräparate sind in Deutschland zur Steigerung der Gedächtnisleistung anerkannt und können noch weitaus mehr.

Lebenskraft und mentale Fitness

Einige Inhaltsstoffe des Ginkgos sollen die Durchblutung des Gehirns verbessern, was möglicherweise vor Altersdemenz schützt. Tatsächlich ist die Wirksamkeit zur Vorbeugung von Demenzerkrankungen umstritten. Anwendungsbereiche wie Verbesserung der Gedächtnisleistung und Abmilderung von Demenzerkrankungen, Schwindel, Tinnitus und die Verlängerung schmerzfreier Gehstrecken bei der Schaufensterkrankheit (PAVK im Stadium II) sind von offiziell bewertenden Institutionen wie ESCOP oder WHO anerkannt. Außerdem gibt es Studien, die darauf hinweisen, dass Auszüge aus den Ginkgoblättern adaptogen wirken (S. 26), also die Leistungsfähigkeit sowie die Stressresistenz verbessern. Man nimmt an, dass hauptverantwortlich für die herausragende Wirkungen des Superkrauts die Flavonoide sowie Ginkgoside und Bilobalid, zwei Vertreter aus der Gruppe der Terpene, sind. Vermutlich ist es jedoch das komplexe Zusammenspiel zahlreicher Substanzen, das dazu führt, dass das Blut in den kleinsten Blutgefäßen besser zirkulieren kann und so die Durchblutung des Gehirns, aber auch anderer Bereichen des Körpers gefördert wird. Gleichzeitig wirkt das Superkraut antioxidativ und verringert die Empfindlichkeit der Organe auf Sauerstoff. Dass die Inhaltsstoffe sowohl die Aufnahme als auch die Verwertung von Sauerstoff und Zucker im Gehirn bei gleichzeitiger Stoffwechselförderung der Nervenzellen fördern, runden die Wirkungen ab.

Vitale Blutgefäße

Natürliche Alterungsprozesse, aber auch eine schlechte Lebensweise lassen die kleinsten Blutgefäße verengen, das Blut zirkuliert schlechter durch den Körper. Sind außerdem Entzündungen am Werk und zu viele Blutplättchen (Thrombozyten) im Blut vorhanden, steigt die Gefahr für Thrombosen und andere schwere Erkrankungen. Auszüge aus Ginkgo können die Verengung der Blutgefäße und die Thrombosegefahr vermindern, die Durchblutung und damit die Sauerstoff- und Nährstoffversorgung von Nervenzellen des Gehirns, aber auch anderer Körperregionen, wie zum Beispiel in den Beinen, wird verbessert. Daher ist das Superkraut für Menschen mit Durchblutungsstörungen hervorragend geeignet.

Bessere Konzentrationsfähigkeit

Nervenzellen verfügen über die faszinierende Eigenschaft, Reize empfangen zu können, wobei sie im Alter nachlassen. Zwar können die Extrakte aus Ginkgo nicht die Bildung neuer Rezeptoren anregen, jedoch deren Abbau hemmen. Die antioxidative Wirkung sowie die verbesserte Durchblutung des Gehirns sorgt für erhöhte Konzentrations- und Merkfähigkeit.

Ginkgo als Arzneimittel

Ginkgo ist in Deutschland als pflanzliches Arzneimittel zugelassen. Empfohlen wird täglich eine Dosis von 120 bis 240 mg eines standardisierten Trockenextrakts. Die Anwendungsdauer sollte mindestens 6 Wochen betragen. Die Anwendung als Tee oder Tinktur ist möglich, der therapeutische Effekt ist jedoch als gering einzustufen.

Risiken und Nebenwirkungen

Selten kann es zu leichten Magen-Darm-Beschwerden, allergischen Hautreaktionen und Kopfschmerzen kommen. Ungeeignet sind Ginkgopräparate bei Menschen mit Allergien gegen Ginkgozubereitungen, Personen, bei denen der Einfluss auf die Blutgerinnung unerwünscht ist, etwa bei Schwangeren, Stillenden, Personen unter 18 Jahren sowie Menschen mit krankhaft erhöhter Blutungsneigung, bei gleichzeitiger Einnahme gerinnungshemmender und nichtsteroidale Antirheumatika.

Anbau

Der anspruchslose Baum wächst überall.

Panax ginseng / quininquefolius

GINSENG

ARZNEILICH VERWENDETE PFLANZENTEILE: Trockenextrakt aus Blättern
ESSBARE PFLANZENTEILE: Wurzel
WICHTIGE INHALTSSTOFFE: Ginsenoside, Polysaccharide
BEDEUTSAME WIRKUNGEN: schützend auf das Zellgewebe vor allem im Gehirn,
steigernd auf die Gedächtnisleistung und das Lernvermögen,
antioxidative Eigenschaften

Ren Chen lautet der chinesische Name der legendären Pflanze, die wir im Deutschen alle als Ginseng kennen. Er bedeutet so viel wie »Menschenwurzel«, in Anspielung auf die menschenähnliche Form der Ginsengwurzel.

Mit seinem Wirkspektrum ist er aber im wahrsten Sinne eine Wurzel »für uns Menschen«: Ginseng steigert nachweislich die Leistungs- und Konzentrationsfähigkeit und ist ein anerkanntes pflanzliches Arzneimittel, das zur schnellen Erholung nach überstandener Krankheit beiträgt.

DIE PFLANZE DER UNSTERBLICHKEIT

Ginseng kommt in Asien und in Nordamerika vor. Während der asiatische Ginseng als *Panax ginseng* bezeichnet wird, heißt der amerikanische *Panax quininquefolius*. Ginsengpflanzen aus Asien und aus Nordamerika wirken etwas unterschiedlich und unterscheiden sich vor allem in der Zusammensetzung ihrer wichtigsten Inhaltsstoffe, der Ginsenoside, die zur großen Gruppe der Saponine gehören.

Im Ginseng kommen die Saponine im Gegensatz zu anderen saponinhaltigen Pflanzen wie Kartoffeln oder Knoblauch in ausgesprochen hoher Konzentration vor. Diese wirken auf die Pflanze selbst adaptogen (S. 26) und machen sie widerstandsfähiger, aber auch auf uns Menschen, indem sie unsere Anpassungsfähigkeit in Belastungssituationen steigert. Gingsengpräparate werden daher als Tonikum bei Müdigkeit und Schwächegefühl eingesetzt oder bei Menschen, die unter Erschöpfung leiden.

Wichtig dabei ist, dass der Ginsenosidgehalt in dem Superkraut hoch genug sein muss, um eine medizinische Wirkung zu erzielen. Dieser sollte mindestens 10 mg pro Tag betragen. Tatsächlich schwankt der Wirkstoffgehalt aber von Pflanze zu Pflanze, je nach Boden, Witterung etc. Um eine sichere Wirkung erzielen zu können, kann es sinnvoll sein, standardisierte Produkte zu verwenden. Studien lassen hoffen, dass sich das Superkraut in ausreichender Dosierung positiv auf die Immunabwehr auswirkt. Dabei können bestimmte Abwehrzellen vermehrt gebildet werden und manche Botenstoffe (Interferone) werden vermehrt ausgeschüttet.

Neben den Ginsenosiden gibt es außerdem mehr als 100 biologisch weitere aktive Substanzen. Von Interesse sind die sogenannten Polysaccharide. Sie sind langkettige Zuckermoleküle. Diese Polysaccharide im Ginseng können möglicherweise immunmodulierend wirken (S. 32).

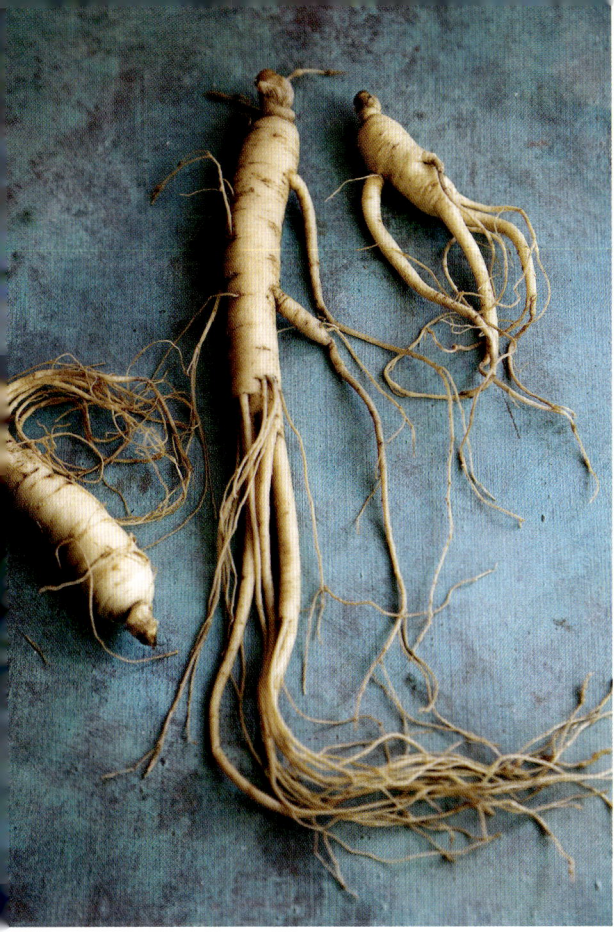

Grünes Doping für den Geist

Ginseng bewirkt eine Verbesserung des Ge-
dächtnisses, eine Steigerung der Konzentrations-
und Merkfähigkeit und sogar eine Verkürzung
der Reaktionszeit, weswegen er auch bei Kraft-
und Ausdauersportlern durchaus zu Leistungs-
verbesserungen beitragen kann. Angesprochen
werden dabei spezielle Areale in der Hirnrinde,
sodass Glucose (Traubenzucker) besser verstoffwechselt werden kann. Das menschliche Gehirn
benötigt Glucose, um bestimmte Leistungen er-
bringen zu können, weswegen das Superkraut
speziell in mental anspruchsvollen Situationen
hervorragend geeignet ist, etwa in Prüfungen,
aber auch bei mentaler Erschöpfung.

Hilfe beim Fatigue-Syndrom

Die Wirkungen zur Vorbeugung von Krebs sind
noch wenig untersucht. Was die Unterstützung

während der Behandlung sowie der Rekonvales-
zenzphase betrifft, gibt es vielversprechende Forschungsergebnisse. Eine amerikanische Studie
mit mehr als 300 Patienten konnte jüngst allerdings zeigen, dass der amerikanische Ginseng
beim Fatigue-Syndrom wirksam sein kann, dem
Erschöpfungssyndrom, das bei Krebspatienten
sehr häufig nach Strahlen- oder Chemotherapie
auftritt. Typische Symptome wie Müdigkeit, Erschöpfung und Konzentrationsschwäche besser-
ten sich im Durchschnitt nach 2- bis 3-monati-
ger regelmäßiger Einnahme.

Ginseng als Arzneimittel

Ginseng ist in Deutschland als pflanzliches Arzneimittel zugelassen und als standardisiertes
Fertigarzneimittel in einer gleichmäßig hohen
Dosierung erhältlich. Die Wurzel ist außerdem
essbar und kann in Form von Pulver, Tee und
Tinkturen verwendet werden.
Täglich sollten mindestens 10 mg Ginsenoside,
entsprechend 1 bis 2 g der Ginsengwurzel eingenommen werden. Die Anwendungsdauer sollte 2 bis 3 Monate betragen. Da keine Langzeituntersuchungen vorliegen, ist es ratsam, mit der
Einnahme der Ginsengwurzel nach 3 Monaten
zu pausieren oder einen anderen Wirkstoff wie
Taigawurzel (S. 88) oder Rosenwurz (S. 80) zu
verwenden. Nach 2- bis 3-monatiger Pause kann
der Ginseng wieder eingesetzt werden.

Risiken und Nebenwirkungen

Bei der Anwendung von bestimmungsgemäßen
Mengen der Ginsengwurzel sind keine Risiken
und Nebenwirkungen bekannt.
In höheren Dosierungen kann es zu einer Blut-
drucksteigerung kommen.

Anbau

Mit etwas gärtnerischem Geschick lässt sich die
Wurzel auch im heimischen Garten an einem
schattigen Ort anbauen.

Paullinia cupana

GUARANA

ARZNEILICH VERWENDETE PFLANZENTEILE: Samen
ESSBARE PFLANZENTEILE: Samen
WICHTIGE INHALTSSTOFFE: Alkaloide
BEDEUTSAME WIRKUNGEN: adaptogen, blutdrucksteigernd, erhöhend auf
die Herzschlagfrequenz, beschleunigt das Sättigungsgefühl

Die Urwälder des gewaltigen Amazonasbeckens sind die Heimat der Guaranapflanze, wo sie sich bis zu 10 Meter hochrankt. Die Ureinwohner schätzten die bitter schmeckenden Früchte für ihre anregenden und leistungssteigernden Eigenschaften, setzen sie aber auch zur Unterdrückung des Hunger- und Durstgefühls ein, was andere Menschen dazu antrieb, das Superkraut weiter zu erforschen und zu kultivieren.

Das Superkraut stärkt nachweislich die Leistungs- und Konzentrationsfähigkeit und ist ein anerkanntes pflanzliches Arzneimittel, das zur schnellen Erholung nach überstandener Krankheit beiträgt. Auch lagen die Ureinwohner des Amazonasbeckens richtig mit ihrer Beobachtung, dass Guaranasamen den Appetit und das Durstgefühl dämpfen können.

COFFEINREICHER FITNESSBOOSTER

Guaranasamen sehen aus wie Miniaturausgaben unserer heimischen Kastanien. Sie sind im Durchmesser nur etwa 1 bis 1,5 cm groß – und ihre inhaltsstoffliche Zusammensetzung ist natürlich ganz anders. Guaranasamen beherbergen eine ganze Palette interessanter Inhaltsstoffe, angefangen von Alkaloiden über Gerbstoffe bis

hin zu Saponinen. Für die adaptogenen Eigenschaften des Superkrauts sind die für Superkräuter eher seltenen Alkaloide verantwortlich, allen voran das anregende Coffein. Keine andere Pflanze enthält derart viel Coffein wie Guarana. Zum Vergleich: Der Coffeingehalt in den Guaranasamen beträgt je nach Anbau und Boden 2,9 bis 5,8 %. Kaffeebohnen enthalten zwischen 0,9 und 2,6 %, Mateblätter 0,5 bis 1,5 %. Coffein wirkt stimulierend auf das Zentralnervensystem (ZNS), von dem viele Funktionen des Körpers beeinflusst werden. Es regt so die Herztätigkeit an, erhöht den Blutdruck und die Körpertemperatur, stimuliert die Muskeltätigkeit, erweitert die Bronchien und Blutgefäße, regt die Verdauung und die Wasserausscheidung an. Außerdem beeinflusst es die Stimmung, das Konzentrationsvermögen und die körperliche Leistungsfähigkeit. Nicht zuletzt kann es den Appetit dämpfen und den Schlaf beeinflussen.

Gehirn auf Hochtouren

Guarana produziert das Coffein zum Schutz vor Fressfeinden und Parasiten. Im menschlichen Körper hat es einen Einfluss auf die Nervenzellen, die Informationen und Botenstoffe austauschen und dabei Energie verbrauchen. Dabei entsteht Adenosin, welches das Gehirn unter anderem vor Überanstrengung schützen soll. Dazu

»setzt« es sich normalerweise auf spezielle Rezeptoren der Nervenzellen, was eine Leistungsverminderung oder Müdigkeit zur Folge hat. Da Coffein aber in seinem chemischen Aufbau dem Adenosin stark ähnelt, kann es ohne den ermüdenden Effekt dieselben Rezeptoren auf den Nervenzellen »besetzen«, was unter anderem für mehr Wachheit und Leistungssteigerung sorgt.

Pflanzenkraft für Sportler

Guarana wird seit Jahrzehnten von Profisportlern und Freizeitathleten zur Leistungssteigerung im Training und Wettkampf legal eingesetzt. Es ist kein Dopingmittel. Das Coffein bewirkt eine Erweiterung der Blutgefäße, eine Steigerung der Sauerstoffaufnahme und eine Erhöhung der Stoffwechselrate. Außerdem regt es die Oxidation freier Fettsäuren an, was zu einer verbesserten Energieversorgung beitragen kann und den Muskel-Glykogen-Speicher schont. Es bewirkt eine verstärkte Mobilisierung von Kalzium im Zellinnern, sodass die Spannung in den Zellen länger aufrechterhalten bleibt.

Guarana als Lebensmittel und Nahrungsergänzungsmittel

Guarana ist in Deutschland nach dem Lebensmittelgesetz zugelassen, unter das auch Nahrungsergänzungsmittel fallen. Das Superkraut kann in Form von Pulver, Tee und Tinkturen verwendet werden. Täglich sollten 1 bis 3 g des Superkrauts, entsprechend bis zu 400 mg Coffein/Tag, aufgenommen werden. Beschränkungen für die Anwendungsdauer liegen nicht vor.

Risiken und Nebenwirkungen

In Dosen ab 240 mg Coffein pro Tag können Mundtrockenheit, Schlaflosigkeit und Kopfschmerzen auftreten. Personen, die an Bluthochdruck leiden oder unter 16 Jahre alt sind, sollten auf den Genuss von Guarana verzichten. Es liegt eine Gegenanzeige vor.

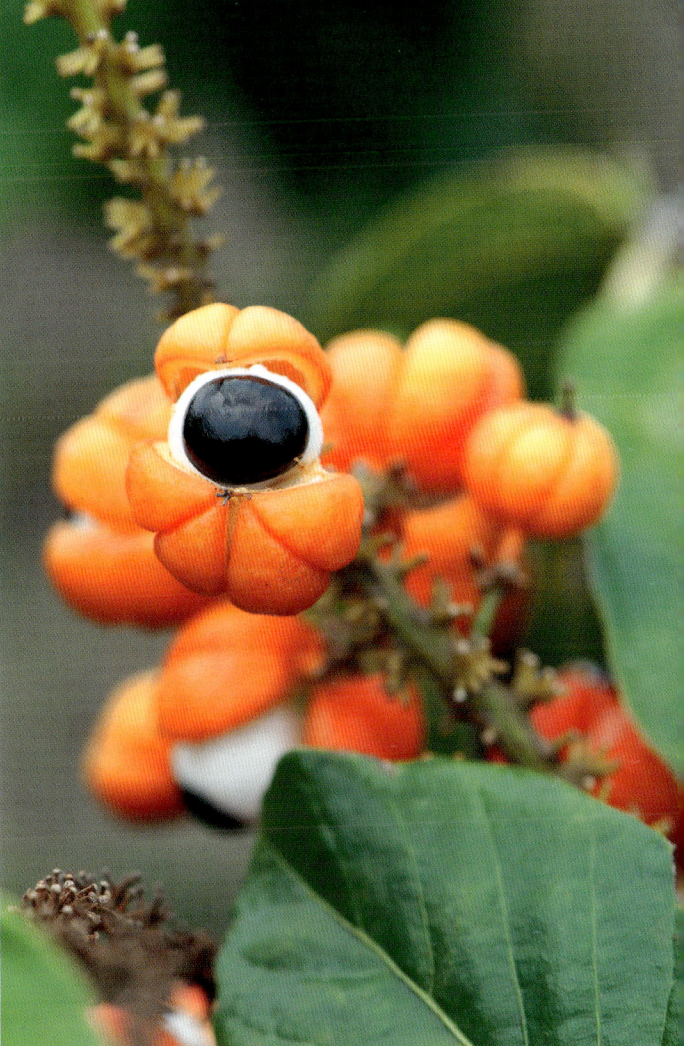

Menschen mit Magengeschwüren und grünem Star sollen vorsichtig im Umgang mit Guarana sein. Es kann zu einer Verschlimmerung der Symptome kommen.
Während der Schwangerschaft und Stillzeit sollte auf die Einnahme von Guarana grundsätzlich verzichtet werden.

Anbau

Die Tropenpflanze liebt es feucht und warm, weshalb sie in unseren Breiten nur in einem gut eingestellten Gewächshaus gedeiht.

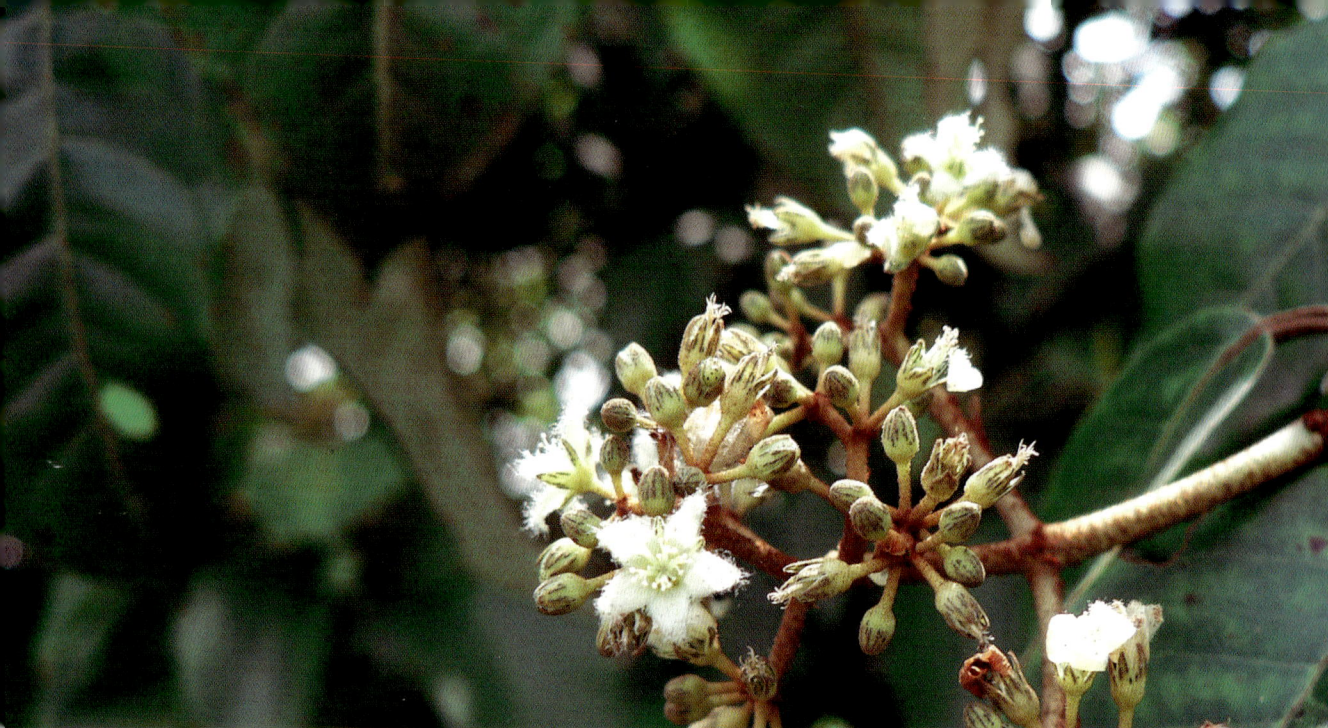

Harungana madagascariensis

HARONGA

ARZNEILICH VERWENDETE PFLANZENTEILE: Blätter und Rinde
ESSBARE PFLANZENTEILE: –
WICHTIGE INHALTSSTOFFE: Anthracenderivate, Flavonoide
BEDEUTSAME WIRKUNGEN: anregend auf die Bildung von
Verdauungsenzymen der Bauchspeicheldrüse,
des Magens und der Gallenblase, blähungsauflösend

Es gibt zahlreiche Heil- und Gewürzpflanzen, die die Verdauung anregen und erleichtern, aber nur wenige, darunter die Haronga, haben anregende Eigenschaften auf die Bauchspeicheldrüse. Einzigartig ist das Superkraut auch deshalb, weil es schon in kleinen Mengen wirksam sein kann. Andere pflanzliche Substanzen, beispielsweise das Bromelain in Ananas, können zwar ebenfalls die Bauchspeicheldrüse zur Produktion von Verdauungssäften anregen. Man müsste allerdings täg-lich 30 Kilogramm Ananas verzehren, um einen pharmakologischen Effekt zu erzielen.

SUPERSTAR FÜR EIN GUTES BAUCHGEFÜHL

Haronga ist ein Baum, der in Madagaskar zu Hause ist. In den 1930er-Jahren beobachteten Forscher, dass die Einheimischen nach dem Genuss fettreicher Speisen auf der Rinde des Harongabaums kauen. Wissenschaftliche Untersuchungen zeigten später, dass die Inhaltsstoffe von Harongarinde und -blättern die Bauchspeicheldrüse zur Produktion von Enzymen, die für die Verdauung wichtig sind, anregen.

Natürlicher Verdauungshelfer

Sowohl die Blätter als auch die Rinde des Harongabaums enthalten besonders viele Anthracenderivate. Während in den Blättern die Inhaltsstoffe Hypericin und Pseudohypericin vorliegen, sind für die therapeutischen Wirkungen der Rinde Harongarin und Madagascin zuständig. Außerdem enthalten Blätter und Rinde antioxidativ wirksame, also zellschützende Flavonoide. Obwohl die Inhaltsstoffe in den Blättern und in der Rinde unterschiedliche Namen tragen, sind ihre Wirkungen vergleichbar: Sie regen die Magen- und Gallensaftproduktion an, was zu einer verbesserten Eiweiß- und Fettverdauung beiträgt. Ein Segen beispielsweise bei leichter Bauchspeicheldrüsenunterfunktion.

Neben der lebenswichtigen Insulinproduktion bildet die Bauchspeicheldrüse Enzyme für die Verdauung von Fetten, Eiweißen und Kohlenhydraten. Herausragend sind die Wirkungen der Harongablätter und -rinde deshalb, weil sie den Teil der Bauchspeicheldrüse anregen, der für die Bildung dieser Verdauungsenzyme zuständig ist. Von diesen Eigenschaften profitieren vor allem Menschen, denen die Gallenblase entfernt wurde oder die zu Blähungen, Magen- und Darmkrämpfen sowie zu Durchfall neigen.

Speziell nach fettreichen Mahlzeiten kommt es häufig zu Verdauungsproblemen, die von unangenehmem Aufstoßen bis Völlegefühl reichen. Aber auch sogenannte wasserunlösliche Ballaststoffe, die hauptsächlich in Vollkornprodukten und faserreichen Gemüsesorten wie Spargel vorkommen, können Blähungen und andere Verdauungsprobleme begünstigen.

Effektiver Zellschutz

Haronga ist neben seinen herausragenden Eigenschaften auf die Verdauung wahrscheinlich ebenfalls ein wirkungsvolles Antioxidans und erfüllt dadurch eine gewisse Zellschutzwirkung. Untersuchungen zeigten, dass das Superkraut über leberschützende Effekte verfügt. Auch antimikrobielle Wirkungen gegen Bakterien und Pilze konnten nachgewiesen werden.

Gute-Laune-Kraut

Haronga gehört zur Familie der Johanniskraut-Gewächse und enthält wie das bekannte Johanniskraut teils ähnliche Inhaltsstoffe. Bei langfristiger Anwendung könnte das Superkraut daher leicht stimmungsaufhellend wirken.

Haronga als Arzneimittel

Harongarinde und Harongablätter können in Form von Tinkturen und Fertigarzneimitteln verwendet werden.

Haronga ist in Deutschland als pflanzliches Arzneimittel zugelassen. Täglich sollten 7,5 bis 15 mg eines wässrig-alkoholischen Extrakts aufgenommen werden. Aufgrund von fehlenden Langzeituntersuchungen sollten Harongazubereitungen maximal 2 Monate am Stück angewendet werden.

Risiken und Nebenwirkungen

Haronga Blätter enthalten wie das Johanniskraut Hypericin und Pseudohypercin. Beide Inhaltsstoffe können eine Photosensibilisierung, also eine gesteigerte Lichtempfindlichkeit bewirken. Nicht anwenden bei akuter und chronischer Bauchspeicheldrüsenentzündung, Funktionsstörungen der Leber und der Gallenblase, Gallensteinen, Verschluss der Gallenwege, Gallenblasenemphysem und Darmverschluss.

Anbau

Der aus dem tropischen Afrika stammende Drachenblutbaum gedeiht nicht in unseren Breiten.

Vaccinium myrtillus

HEIDELBEERE

ARZNEILICH VERWENDETE PFLANZENTEILE: getrocknete oder frische Früchte
ESSBARE PFLANZENTEILE: getrocknete oder frische Früchte
WICHTIGE INHALTSSTOFFE: Anthocyane, Gerbstoffe, Fruchtsäuren
BEDEUTSAME WIRKUNGEN: getrocknet und frisch: antioxidativ,
gegen Übelkeit; getrocknet: gegen Durchfall, schleimhautschützend;
frisch: verdauungsanregend

Die Kulturheidelbeere stammt aus Nordamerika, wo die meisten der heute angebauten Arten durch Kreuzung verschiedener Wildsorten entstanden. Die Heimat der ursprünglicheren Waldheidelbeere, die auch Blaubeere heißt, erstreckt sich von Europa bis Ostsibirien. Beide Heidelbeerarten haben den botanischen Namen *Vaccinium myrtillus*, unterscheiden sich aber hinsichtlich des Gehalts an Zucker und anderen Inhaltsstoffen. So enthält die Kulturheidelbeere rund doppelt so viel Zucker wie die Waldheidelbeere, aber nur die Hälfte an Fruchtsäuren und weniger Anthocyane. Bei den Vitaminen und Mineralstoffen bestehen kaum Unterschiede. Am wirksamsten sind folglich die wilden, nicht auf Geschmack oder Größe gezüchteten Beeren. Heidelbeeren werden vor allem als Lebensmittel von Kindern und Erwachsenen geschätzt, sind aber auch ein anerkanntes pflanzliches Arzneimittel.

BLAUE SUPERBEERE FÜR DARM & CO.

Frische Heidelbeeren schmecken nicht nur gut, sie enthalten viele Fruchtsäuren wie Apfel- und Zitronensäure, Ballaststoffe und Gerbstoffe, wodurch sie zu ausgezeichneten Darmhelfern werden. Das Superkraut ist daher ein Multitalent in Sachen Darmgesundheit und sogar für Kinder geeignet.

Sanfte Regulation

Fruchtsäuren fördern den Appetit und wirken gleichzeitig leicht abführend. Frische Beeren können daher die Verdauung ankurbeln und eignen sich bei einem trägen Darm besonders gut in Kombination mit Indischen Flohsamen (S. 48) oder Leinsamen (S. 70).
In getrockneten Heidelbeeren verschiebt sich die Wirkstoffkonzentration und die Gerbstoffe übernehmen einen Hauptanteil. Sie helfen dann wunderbar gegen Durchfall.

Effektiver Darmschutz

Durch ihre oberflächenverdichtenden Eigenschaften bilden die Gerbstoffe der Heidelbeeren mit den Eiweißen in der Darmschleimhaut eine unlösliche Verbindung. Dadurch wird die schützende Schleimhaut des Darms verdichtet und schädliche Substanzen wie krank machende Bakterien können nicht oder nur vermindert durchdringen und sterben ab. Zusätzlich wird durch die Oberflächenverdichtung dem Darm weniger Flüssigkeit entzogen und auch leichte Entzündungen oder Verletzungen können leichter abheilen.

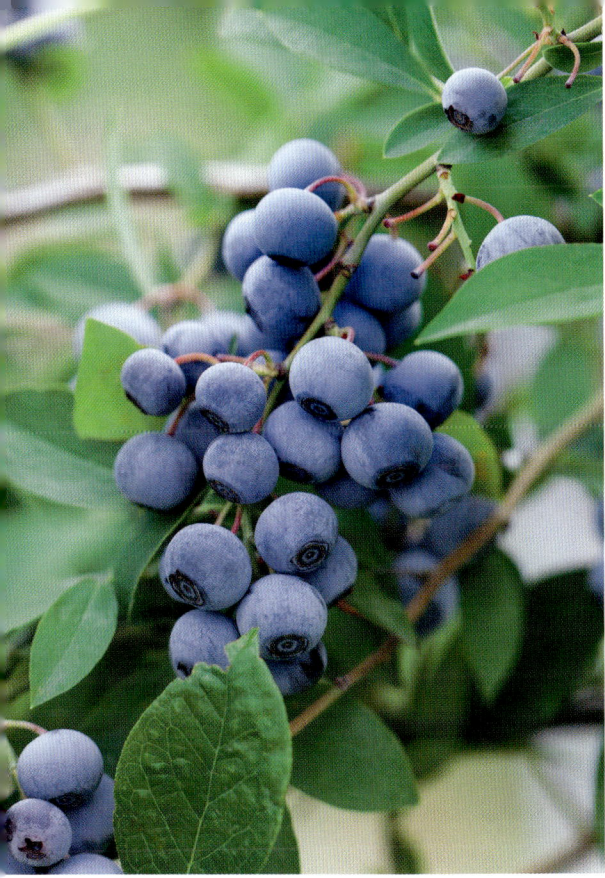

ragende zellschützende Eigenschaften. Heidelbeerfrüchte nützen wegen ihres hohen Gehalts
an Anthocyanen ausgezeichnet bei Krampfadern
und schmerzhaften, schweren Beinen. Auch bei
Menstruationsbeschwerden, insbesondere bei
vielen Unregelmäßigkeiten im Zyklus, kann das
Superkraut helfen.

Auch die Gerbstoffe schützen vor Zellschäden
und Infektionen. Außerdem wirken sie Entzündungen und Diabetes entgegen.

Heidelbeeren als Arzneimittel und als Lebensmittel

Eingesetzt werden können Heidelbeeren in Form
von verschiedenen Lebensmittelzubereitungen,
als Tee, Saft sowie in Form von Fertigpräparaten.
Frische Heidelbeerfrüchte und deren Zubereitungen sind in Deutschland als Lebensmittel zugelassen. Außerdem sind getrocknete Heidelbeeren und Zubereitungen daraus als pflanzliche
Arzneimittel in Arzneiqualität erhältlich. Standardisierte Extrakte zur Behandlung von Venenerkrankungen, Menstruationsbeschwerden, Durch-
fallerkrankungen oder Mund- und Rachen-
schleimhautbeschwerden enthalten mindestens
36 % Anthocyane. Alternativ sollten täglich 320
bis 480 mg Heidelbeerextrakt eingenommen
werden. Getrocknete Heidelbeeren zeigen in
Mengen zwischen 20 bis 60 g die beschriebe-
nen Wirkungen. Frische Heidelbeeren können als
Obst mit bis zu 2 Portionen/Tag genossen werden. 1 Portion beträgt etwa 125 g.

Risiken und Nebenwirkungen

Bei der Anwendung von bestimmungsgemäßen
Mengen der Heidelbeerfrüchte sind keine Risiken und Nebenwirkungen bekannt.

Anbau

Die Kulturheidelbeere lässt sich problemlos im
eigenen Garten anbauen. Oder Sie gehen wilde
Blaubeeren in der Natur sammeln.

Schnelle Hilfe bei wunden Schleim- häuten in Mund und Rachen

Gerade bei Erkältungskrankheiten aber auch
während einer Strahlen- oder Chemotherapie
können die Schleimhäute im Mund- und Rachenraum geschädigt werden. Auch hier ist der
Einsatz der getrockneten Heidelbeeren hervorragend geeignet. Im ersten Schritt legen sich die
Gerbstoffe am Ort der Reizung schützend über
die Stelle und dichten sie ab. Im nächsten Schritt
können mögliche Erreger wie Bakterien oder Viren leichter abgewehrt werden, weil ihnen der
»Nährboden« entzogen wird.

Powerbeeren für die Zellgesundheit

Frische und getrocknete Heidelbeeren enthalten
in ihrer Schale reichlich Anthocyane aus der Gruppe der Polyphenole. Sie verleihen den Heidel-
beerfrüchten ihre typische blau-violette Farbe und
haben als hochwirksame Antioxidanzien heraus-

Zingiber officinale

INGWER

ARZNEILICH VERWENDETE PFLANZENTEILE: Wurzelstock
ESSBARE PFLANZENTEILE: Wurzelstock
WICHTIGE INHALTSSTOFFE: ätherische Öle: Zingiberol und Zingiberin;
Scharfstoffe: Shoagol und Gingerol
BEDEUTSAME WIRKUNGEN: antibakteriell, antiviral, entzündungshemmend,
antioxidativ, gegen Übelkeit, beschleunigt das Sättigungsgefühl

Ingwer wird vermutlich seit über 4000 Jahren von Menschen verwendet. Während das Ursprungsland wahrscheinlich Indonesien ist, sind die größten Produzenten heute Indien, China und Nepal. In diesen Ländern wird die Wurzelknolle seit Jahrtausenden in der traditionellen Medizin und als Gewürz geschätzt. Nach Europa kam das wärmende Superkraut in der Antike. Seitdem ist der Siegeszug nicht mehr aufzuhalten. Die Gattung Ingwer umfasst etwa 25 verschiedene Pflanzen. Eine davon ist der *Zingiber officinale*, der bei uns medizinisch und zum Kochen verwendet wird.

Neben den Vitalstoffen Calcium, Kalium, Natrium, Phosphor, Eisen und Vitamin C enthält Ingwer etwa 5–8 % eines zähflüssigen Balsams, das »Oleoresin« heißt. Dieser Balsam besteht unter anderem aus den ätherischen Ölen Zingiberol und Zingiberin sowie Scharfstoffen wie Shoagol und Gingerol.

SCHUTZ VON INNEN

Ingwer enthält verschiedene Substanzen, die antioxidativ (S. 28) und entzündungshemmend (S. 31) wirken. Dazu gehören Gingerol und Shoagol. Die gelbe, an Antioxidanzien reiche Knolle wird als Schutz vor Krebs betrachtet. Außerdem besitzt sie antibakterielle und antivirale Eigenschaften (S. 36). Diese vielfältige Wirkstoffkombination schützt uns also nicht nur vor Angriffen durch Erreger und freie Radikale, es kann sich auch bei rheumatischen Erkrankungen und leichten Infekten gleichermaßen positiv auswirken. Man kann Ingwer auch als Schlafmittel einsetzen, weil es Melatonin enthält und damit den Schlafrhythmus anregt. Eine Tasse Ingwertee am Abend kann schlaffördernd wirken.

Natürliches Aspirin

Das Gingerol macht rund 25 % des Balsams aus und ist verantwortlich für den scharfen Geschmack. Was auf unserer Zunge scharf und heiß wirkt, verhilft allerdings zu einem kühlen Kopf, denn Gingerol ähnelt in seiner chemischen Struktur dem Aspirin, wirkt also blutverdünnend und hemmt die Verklumpung der Blutplättchen. Daher bietet das Superkraut auch einen gewissen Schutz vor Herzinfarkt und Schlaganfall.

Powerknolle für den Magen

Auch wenn der Magen verrücktspielt, kann Ingwer helfen. Zahlreiche Migränepatienten klagen über quälende Übelkeit. Ingwer ist nachweislich ein natürliches Mittel dagegen und kann selbst bei einer Chemotherapie, die Übelkeit als Nebenwirkung hat, eingesetzt werden. Dabei sind bis heute keine Nebenwirkungen bekannt.

Bei Magen- und Darmproblemen hilft die Ingwerknolle dreifach. Sie kann die Magensäure regulieren, indem sie diese wie ein Schwamm aufsaugt. Außerdem wirken die Inhaltsstoffe im Zentralnervensystem gegen die Übelkeitssignale aus dem Gehirn, und zusätzlich stärkt das Superkraut den Ringschließmuskel zwischen Speiseröhre und Magen. Dadurch bleibt der Lebensmittelbrei im Magen und schwappt nicht hoch in die Speiseröhre.

Qualität für Genuss und Gesundheit

In der Naturheilkunde und aus ernährungsmedizinischer Sicht ist Ingwer eine Powerknolle. Das könnte zur Annahme verleiten, dass täglich literweise Ingwertee getrunken und viel Ingwer gegessen werden sollte. Lebensmittel wie Ingwer, die eine pharmakologische Wirkung haben, sollten allerdings besser unregelmäßig eingesetzt werden, weil der Effekt mit denen von Vitaminen vergleichbar ist. Wenn Vitamine über einen langen Zeitraum eingenommen werden und noch dazu in hohen Mengen, können sie schaden. Außerdem stammt Ingwer oft aus konventionellem, pestizidintensivem Anbau. Wer auf Nummer sicher gehen möchte, sollte besser auf ökologisch angebauten Ingwer setzen.

Ingwer als Arzneimittel und als Lebensmittel

Ingwer ist vielseitig einsetzbar. Das Rhizom kann geschält roh, getrocknet, gekocht oder überbrüht eingenommen werden. Wird die junge Knolle vor der Blüte geerntet, ist sie noch wenig scharf, gelblich, fest, feucht und zeigt beim Aufschneiden feine Fasern. Je länger das Rhizom in der Erde bleibt, desto schärfer wird der Geschmack.

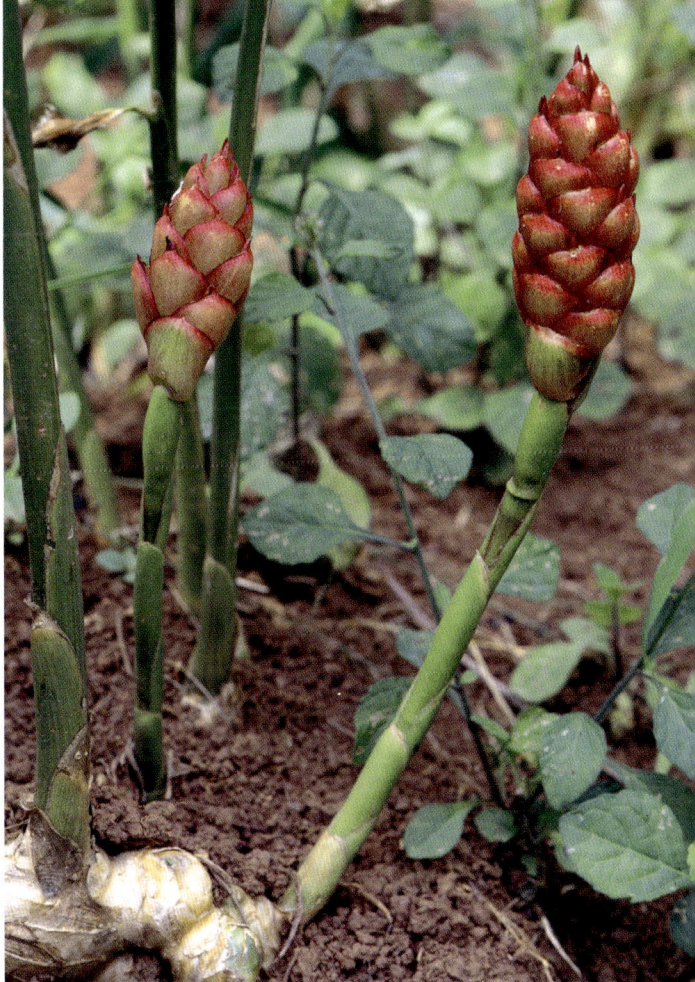

Ingwer ist in Deutschland als pflanzliches Arzneimittel und als Lebensmittel zugelassen. Empfohlen wird, täglich 2 bis 4 g des Ingwerwurzelstocks einzusetzen. Eine zeitliche Begrenzung für den Einsatz liegt offiziell nicht vor.

Risiken und Nebenwirkungen

Bislang wurden bei der bestimmungsgemäßen Anwendung der Wurzel keine Risiken und Nebenwirkungen berichtet. Bei Schwangerschaftserbrechen sollte Ingwer nicht verwendet werden.

Anbau

Frische Ingwerwurzeln bekommen Sie zwar überall, aber er lässt sich auch in unseren Breiten im Topf anbauen. Ein großer Spaß für jeden Hobbygärtner.

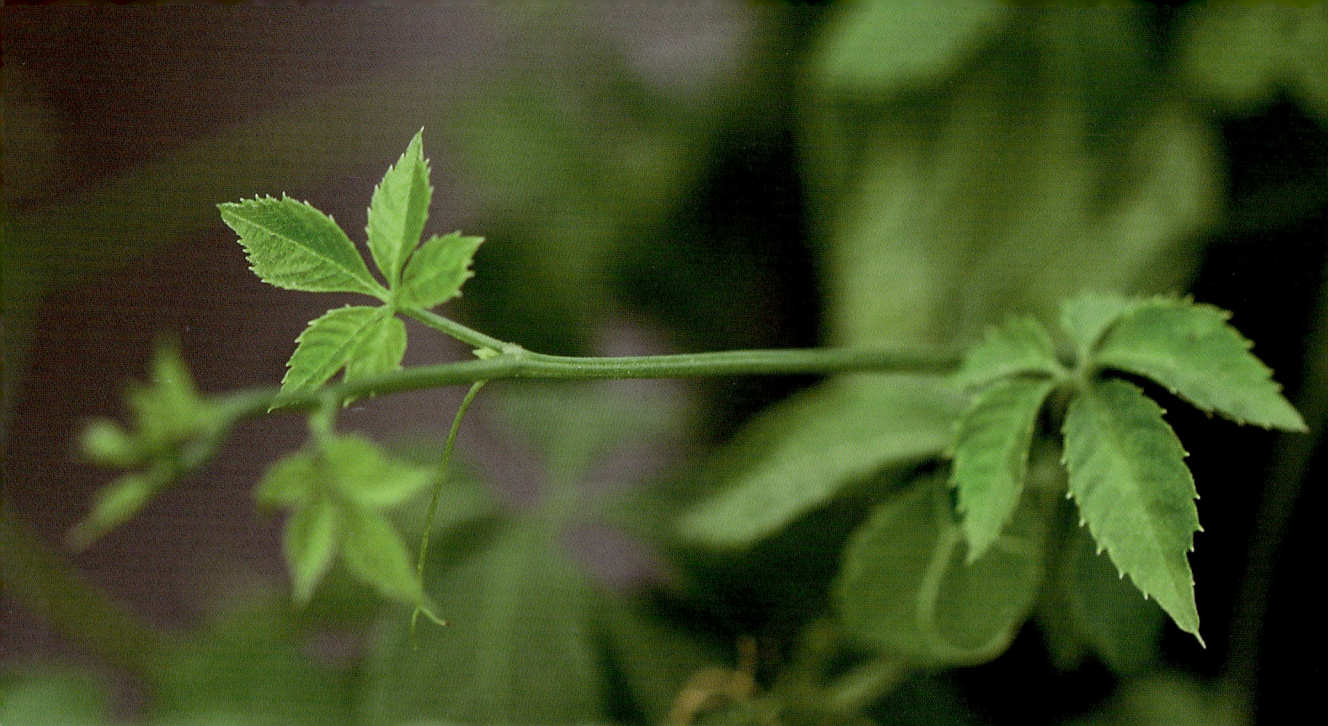

Gynostemma pentaphyllum

JIAOGULAN

ARZNEILICH VERWENDETE PFLANZENTEILE: Blätter
ESSBARE PFLANZENTEILE: Blätter und Triebspitzen
WICHTIGE INHALTSSTOFFE: Saponine
BEDEUTSAME WIRKUNGEN: adaptogen, herzstärkend,
unterstützend bei der Gewichtsreduktion

Als »Süße Tee-Ranke« ist Jiaogluan in Japan als Arznei- und Gemüsepflanze bekannt. Dort, wo er traditionell regelmäßig als Tee genossen wird, liegt der Bevölkerungsanteil an Hundertjährigen weit über dem Durchschnitt, und den meisten von ihnen sieht man ihr Alter noch nicht einmal an. Forscher entdeckten in den 1970er-Jahren »nebenbei«, dass die süß schmeckende Pflanze in hohem Maß identische und ähnliche Inhaltsstoffe, wie sie in Ginseng (S. 54) vorkommen, beinhaltet. Bis dahin galt Ginseng als DAS Apaptogen schlechthin. Heute weiß man, dass es noch eine Reihe anderer gibt. Jiaogulanblätter enthalten mehr als 80 Saponinverbindungen, die an der Hormonbildung mitwirken und dadurch in Belastungssituationen die Stressresistenz fördern.

SUPERADAPTOGEN

Das Superkraut gilt als eines der stärksten Adaptogene und verbessert nachweislich die körperliche und geistige Belastungsfähigkeit, indem es auf das Zentralnervensystem nach Bedarf beruhigend bei Nervosität, aber anregend bei Schwächegefühl wirkt. Das ist ideal in Situationen, in denen man leistungsfähig sein oder die Nerven bewahren muss, beispielsweise vor Wettkämpfen, Prüfungen oder herausfordernden Terminen. Untersuchungen liefern außerdem Hinweise, dass man bei regelmäßiger Anwendung von Jiaogulan besser schläft, weniger zu Ängstlichkeit neigt und sich von körperlichen und geistigen Anstrengungen schneller erholt. Gleichzeitig gibt es Forschungsergebnisse, die eindrucksvoll zeigen, dass die Inhaltsstoffe des Superkrauts die vermehrte Bildung des körpereigenen Enzym Superoxiddismutase anregt, was vermutlich zellschützend wirkt. Nicht zuletzt ist Jiaogulan durch seine antioxidativen, also zellschützenden Eigenschaften (S. 28) als »Anti-Aging-Mittel« berühmt und kann vor Arteriosklerose schützen.

Wundergras für die Herz-Kreislauf- und Gefäßgesundheit

Jiaogulanblätter scheinen auch einen normalisierenden Effekt auf den Blutdruck zu haben. Hiervon können sowohl Menschen mit leicht erhöhtem als auch solche mit erniedrigtem Blutdruck profitieren. Das Superkraut verbessert die Pumpleistung des Herzens und damit die allgemeine Durchblutung. Als Resultat dieser verbesserten Stoffwechselleistung sollen Jiaogulanblätter die freien Fettsäuren (Triglyceride) und den LDL-Spiegel senken. Diese Stoffe gelten als besonders schädigend für die Herz-Kreislauf- und Gefäßgesundheit und für die Leber.
Durch die verbesserten Fließeigenschaften des Blutes wird die Verklumpungsneigung der Blutplättchen reduziert. So soll das Superkraut lebensbedrohlichen Blutgerinnseln vorbeugen. Jiaogulan kann deshalb auch als Prävention vor Herzinfarkt und Schlaganfall eingesetzt werden.

Süße Ranke für ein aktives Immunsystem

Die Saponine der Jiaogulanblätter stimulieren die Bildung weißer Blutkörperchen, die für ein aktives Immunsystem und damit zur Abwehr von Infekten beitragen (S. 32). Speziell die Lymphozyten und spezielle Fresszellen werden aktiviert, was zu einer starken Immunabwehr insgesamt führt.

Ein Superkraut mit Zukunft

Die Liste der Wirkungen lässt sich beliebig erweitern. Untersuchungen zufolge wirkt Jiaogulan blutzuckerregulierend, dämmt Entzündungsprozesse der Leber und der Atemwege ein. Möglicherweise kann Jiaogulan unterstützend bei Magenschleimhautentzündungen eingesetzt werden. – Selbst unter den Superkräutern sticht Jiaogulan hervor. Bislang liegen jedoch noch keine offiziellen Bewertungen seitens WHO und ESCOP vor. Bitte achten Sie daher bei dem Kauf und der Einnahme von Jiaogulan auf geprüfte Qualität, um beispielsweise eine Pestizidbelastung zu vermeiden.

Jiaogulan als Lebensmittel

Jiaogulan ist in Deutschland als Lebensmittel zugelassen. Einheitliche Verzehrempfehlungen liegen noch nicht vor. Als Richtwert für Erwachsene gilt, täglich 100 bis 180 mg des Jiagulanextrakts einzunehmen. Als Tee gelten 1 bis 3 g pro Tag.

Risiken und Nebenwirkungen

Bislang wurden bei der bestimmungsgemäßen Anwendung keine Risiken und Nebenwirkungen berichtet. Kinder und Jugendliche unter 18 Jahren sowie Schwangere und Stillende sollten vorsichtshalber kein Jiaogulan einnehmen, da keine Studien zur Unbedenklichkeit vorliegen.

Anbau

Die exotische Rankpflanze ist winterhart und kann im Vergleich zu anderen Adaptogenen relativ einfach angebaut werden.

Tropaeolum majus

KAPUZINERKRESSE

ARZNEILICH VERWENDETE PFLANZENTEILE: Kraut
ESSBARE PFLANZENTEILE: Blüten, Blätter, Stängel und Früchte
WICHTIGE INHALTSSTOFFE: Senföle
BEDEUTSAME WIRKUNGEN: antibiotisch, antiviral,
hemmend auf das Pilzwachstum, hautreizend

Kaum jemand würde beim Anblick der leuchtend orangen Blüten der Kapuzinerkresse vermuten, welch zerstörerischen Kräfte darin stecken. Um sich vor Fressfeinden zu schützen, produziert das aus Peru stammende Superkraut Substanzen, die sich beim Anknabbern in für Insekten giftige bis tödliche Senföle verwandeln. Und zwar so effektiv, dass man selten beschädigte Pflanzen erblickt.

Was für Kleinstlebewesen mehr als nur unappetitlich ist, nützt uns effektiv zur unterstützenden Behandlung von bakteriellen Erkrankungen. Dabei reicht das Anwendungsspektrum von Erkältungskrankheiten bis hin zu wiederkehrenden Blasenentzündungen.

SCHARF GEGEN BAKTERIEN, PILZF UND VIREN

Senfölverbindungen sind im Pflanzenreich weitverbreitet und kommen in sehr vielen Heilpflanzen und Lebensmitteln vor. Neben den beiden Superkräutern Kapuzinerkresse und Meerrettichwurzel (S. 76) findet man die scharf schmeckenden und hautreizenden Inhaltsstoffe beispielsweise auch in Weißer und Schwarzer Rettichwurzel oder in Brunnenkresse. Speziell Blüten und Blätter der Kapuzinerkresse schmecken angenehm frisch und scharf. Sie sind nicht nur ein würziger Augenschmaus für Speisen, sondern auch pharmakologisch effektiv wirksam.

In der unverletzten Kapuzinerkresse kommen andere Inhaltsstoffe vor als in der verarbeiteten. Der wichtigste Inhaltsstoff ist das Benzylglucosinolat, das noch keine arzneiliche Wirkung zeigt. Beim Beschädigen der Pflanze, beispielsweise durch Kauen, wird es allerdings durch chemische Reaktionen zu Benzylsenföl umgewandelt, einer hochwirksamen Substanz zum Bremsen der Vermehrung von Bakterien, Pilzen und sogar Viren. Zusätzlich enthält das Superkraut reichlich Vitamin C, Flavonoide und Carotinoide.

Wie auch bei der Meerrettichwurzel werden die Senföle in den oberen Darmabschnitten in den Körper aufgenommen, der diese so schnell wie möglich wieder ausscheiden will. Dadurch gelangen die Senföle in die Lungen und die Nieren, wo sie den Stoffwechsel von Bakterien und Pilze und sogar die Vermehrung von Viren stören. Die Aufnahme der Benzylsenföle in den oberen Darmabschnitten hat noch einen weiteren Vorteil: das Mikrobiom im Dickdarm bleibt erhalten.

Allrounder gegen Erkältungskrankheiten

Die meisten Erkältungskrankheiten werden durch Viren verursacht, aber manchmal kommt noch

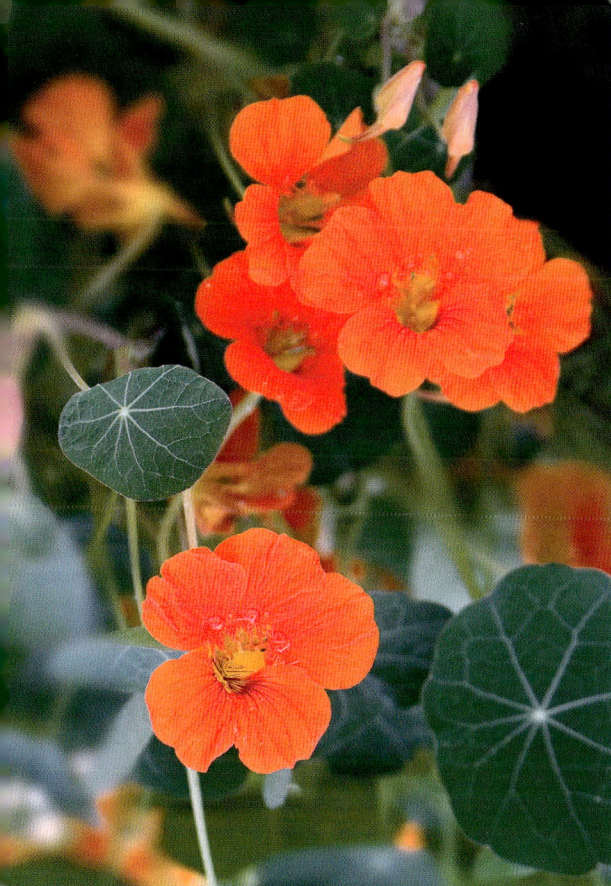

fektiv hemmen und damit speziell bei Menschen mit häufig wiederkehrenden Blasenentzündungen helfen. Kapuzinerkresse lässt sich zu diesem Zweck wunderbar mit anderen Superkräutern kombinieren, etwa mit Meerrettichwurzel oder den antioxidativ wirkenden Aroniabeeren (S. 42).

Bei einer Verschlimmerung der Krankheitssymptome nach der Einnahme des Superkrauts sollte aber immer ein Arzt konsultiert werden.

Kapuzinerkresse als Arzneimittel und als Lebensmittel

Eingesetzt werden kann die Kapuzinerkresse in Form von verschiedenen Lebensmittelzubereitungen sowie in Form von Fertigpräparaten. Kapuzinerkresse ist in Deutschland als pflanzliches Medikament und als Lebensmittel zugelassen. Um eine therapeutische Wirkung zu erzielen, wird empfohlen, täglich 40 g des Krauts zu verzehren, was in der Praxis nur schwer umsetzbar ist. Es wird daher der Einsatz eines Fertigarzneimittels empfohlen oder die Kombination des Kapuzinerkressenkrauts mit der Meerrettichwurzel.

Risiken und Nebenwirkungen

Die Senfölverbindungen können als Nebenwirkungen Haut- und Schleimhautreizungen, Magen-Darm-Beschwerden sowie Hautausschläge auslösen. Bei Überdosierungen kann es zu einer erhöhten Eiweißausscheidung über den Urin kommen. Menschen mit Magen-Darm-Geschwüren oder Nierenerkrankungen sollten sie nicht anwenden!

Säuglinge und Kleinkinder dürfen wegen der Senföle grundsätzlich nicht damit behandelt werden.

Anbau

Die würzige Kapuzinerkresse gedeiht problemlos in Garten und Balkon. Sie liebt es nicht zu heiß, aber sonnig.

eine bakterielle Infektion hinzu. Dann spricht man von einer Superinfektion. Das antibakterell wirkende Kapuzinerkressekraut ist generell zu unterstützenden Behandlung von entzündlichen Erkältungskrankheiten geeignet.

Speziell Menschen mit einem geschwächten Immunsystem sind häufig anfällig für nicht enden wollende Erkältungen. Hier ist das Superkraut besonders hilfreich, weil es sowohl bei bakteriellen Infektionen, Pilzerkrankungen als auch viralen Infekten unterstützend wirkt. Zusätzlich könnte die Anwendung eines Adaptogens (S. 26) wie Taigawurzel oder Rosenwurz dazu beitragen, dass ständige Erkältungen bald Geschichte sind.

Nachhaltig gesunde Harnwege

Bakterielle Infektionen der Harnwege sind nicht nur schmerzhaft, sondern oft auch schwierig dauerhaft zu behandeln. Das Superkraut kann das Bakterienwachstum in den Harnwegen ef-

Lavandula angustifolia

LAVENDEL

ARZNEILICH VERWENDETE PFLANZENTEILE: Blüten und Lavendelblütenöl
ESSBARE PFLANZENTEILE: Blüten
WICHTIGE INHALTSSTOFFE: ätherische Öle: Linalylacetat und Linalool
BEDEUTSAME WIRKUNGEN: beruhigend, krampflösend,
antimikrobiell, durchblutungsfördernd

Der Zauber der Provence war schon immer mit dem Aroma des Lavendels verbunden. Bis heute entzückt die blau blühende Duftpflanze Augen und Nase. Und sie hat eine Menge therapeutische Eigenschaften: Der echte Lavendel wird seit Jahrtausenden genutzt. Am bekanntesten ist seine beruhigende Wirkung.

Bis zum Beginn des 20. Jahrhunderts wurde der Lavendel aus den provenzalischen Bergen geerntet, denn der echte Lavendel wächst erst ab einer Höhe von 800 Metern. Irgendwann reichte die Menge wegen der hohen Nachfrage nicht mehr aus, weswegen robustere und leicht zu kultivierende Sorten gezüchtet wurden. So entstand das Lavandin als eine Kreuzung zwischen dem echten Lavendel und dem sogenannten Speick-Lavendel. Lavandin ist steril, wächst in tiefen Lagen und macht mittlerweile zwei Drittel der Gesamtanbaufläche aus.

BALANCE FÜR KÖRPER UND GEIST

Der echte Lavendel ist wegen seines erfrischend zarten und süßlichen Geruchs bei nahezu allen Menschen beliebt und birgt außerdem Heilkräfte für eine beeindruckende Beschwerdenpalette: Ob getrocknet, als Tee oder als ätherisches Blü-

tenöl, er beruhigt, entspannt und hilft bei Nervosität wie auch bei krampfartigen Magen-Darm-Beschwerden und pflegt die Haut. Zu medizinischen Zwecken wird vor allem das Öl eingesetzt.

Wohltat für die Haut

Das Lavendelöl ist eines der wenigen ätherischen Öle, die auch pur angewendet werden können, beispielsweise bei Insektenstichen. In diesem Fall sollten einige Tropfen sofort auf die Einstichstelle gegeben werden, um so eine allergische Reaktion zu vermeiden.

Bei Verbrennungen 1. Grades hilft das Lavendelblütenöl erstaunlich gut, um Schmerzen zu lindern und lässt die Wunde schneller verheilen. Es ist außerdem ein Desinfektionsmittel.

Bei Körpermassagen sollte das Lavendelblütenöl allerdings nicht pur verwendet werden, weil es hochkonzentriert ist und deshalb empfindliche Haut reizen könnte. Das gilt natürlich für alle ätherischen Öle. Nur einige Tropfen mit einem Massageöl mischen.

Blaues Gold für Entspannung und Wohlbefinden

Besonders empfehlenswert sind der Lavendel und sein Blütenöl für Menschen, die sich nervös, unruhig und angespannt fühlen. Die ätherischen Öle des Superkrauts können Schlafstörungen lin-

dern und bei nervösen Herz- und Kreislaufbe-
schwerden oder unangenehmem Herzklopfen
durch ihre regulierenden Wirkungen auf das
Zentralnervensystem (ZNS) entgegenwirken.

Duftendes für einen unruhigen Darm

Schwer verdauliche Lebensmittel, unregelmäßi-
ges Essen und Stress führen manchmal zu Gas-
ansammlungen im Bauchraum und können zu
schweren, krampfartigen Bauchschmerzen führen, die bis in die Herzgegend ausstrahlen können und so für Angst und Beklemmungsgefühle
sorgen. Diese Symptome werden als Roem-
held-Syndrom bezeichnet. Die ätherischen Öle
des Lavendels wirken diesen Symptomen des
»Reizmagens« wie auch nervösen Darmbeschwerden und Blähungen allgemein entgegen.
Erstens fördern sie die Durchblutung der Verdauungsorgane, was im Ergebnis zur Entspannung
der Muskulatur der Organe führt. Zweitens steigern die Inhaltsstoffe des Superkrauts die Produktion von Gallensäuren, sodass speziell fettreiche Lebensmittel besser vertragen werden. Dass
die im Lavendel enthaltenen Gerbstoffe leichtem
Durchfall entgegenwirken können, runden die
faszinierenden Wirkungen des Superkrauts ab.

Lavendel als Arzneimittel und als Lebensmittel

Eingesetzt werden können Lavendelblüten und
Lavendelblütenöl in Form von Tee, als Tinktur
und als Badezusatz. Sie können auch zu Laven-
delsäckchen weiterverarbeitet werden. Lavendelblütenöl eignet sich außerdem, in Form von
Massageölen, als Infus und in Form von Fertigpräparaten. Frische Lavendelblüten sind essbar
und eignen sich als wohlduftende Speisen-
dekoration zum Mitessen.
Lavendel ist in Deutschland als pflanzliches Arzneimittel zugelassen. Empfohlen wird, täglich
maximal 1 bis 2 g der Lavendelblüten in Form
von Kräutertees oder 1 bis 4 Tropfen (maximal

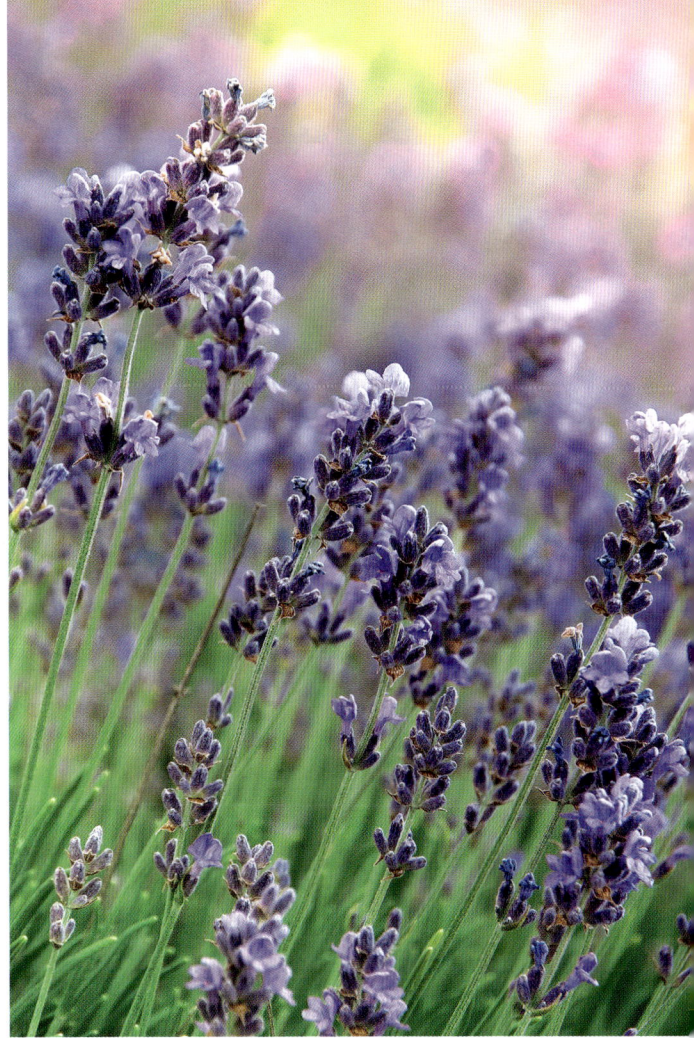

80 mg) als Lavendelblütenöl regelmäßig anzuwenden. Als Badezusatz sollten 20 bis 100 g der
getrockneten Lavendelblüten auf 20 l Wasser gegeben werden.

Risiken und Nebenwirkungen

Bislang wurden bei der bestimmungsgemäßen
Anwendung der Lavendelblüten und des Laven-
delblütenöls keine Risiken und Nebenwirkungen
berichtet. Pur auf die Haut aufgetragen, kann es
zu leichten Reizungen führen.

Anbau

Gedeiht problemlos im Garten oder auf dem
Balkon.

Linum usitatissium

LEIN

ARZNEILICH VERWENDETE PFLANZENTEILE: Samen
ESSBARE PFLANZENTEILE: Samen, Öl
WICHTIGE INHALTSSTOFFE: Ballaststoffe, Fettsäuren
BEDEUTSAME WIRKUNGEN: verdauungsregulierend bei Durchfall
und Verstopfung, oberflächenschützend, antientzündlich,
Darmkrebsvorbeugung

Das zarte Superkraut wurde bereits vor mehr als 2500 Jahren in der Medizin geschätzt, war ein wertvolles Nahrungsmittel und wurde zu Textilfasern verarbeitet: Leinen. Prägte der Lein noch im 18. Jahrhundert ganze Kulturlandschaften, wurde er im Zuge der Industrialisierung und Globalisierung verdrängt.

In der Naturheilkunde wurden Leinsamen lange auf ihre Wirkung als »Abführmittel« reduziert, was dem vielseitigen Superkraut in keinster Weise gerecht wird. Leinsamen bestehen etwa zu einem Fünftel aus Ballaststoffen, wovon wiederum die Hälfte sogenannte Schleimstoffe (wasserlösliche Ballaststoffe sind. Außerdem enthalten sie reichlich mehrfach ungesättigte Fettsäuren, insbesondere entzündungshemmende Omega-3-Fettsäuren.

KLEINE SUPER-SAMEN FÜR DEN DARM

Für die Darmgesundheit sorgen in erstere Linie die Ballaststoffe mit ihrem hohen Wasserbindungs- und Quellvermögen. In Flüssigkeiten wie Wasser oder im Verdauungstrakt quellen die Samen auf mehr als das 6-Fache auf, sodass sich das Stuhlvolumen vergrößert und Dehnungsrei-ze auf die Darmwand wirken. Das fördert die Eigenbewegung des Darms und damit die Verdauung. Diese Wirkung kann als abführend beschrieben werden, treffender bezeichnet sind Leinsamen allerdings als »Verdauungsregulatoren«: Sie können durch das Binden von Flüssigkeit auch bei übermäßiger Verdauung und Durchfall nützen. Leinsamen eignen sich daher hervorragend zur Daueranwendung beim Reizdarmsyndrom.

Die vielen Schleimstoffe legen sich außerdem wie ein schützendes Gel über entzündete oder gereizte Stellen der Darmschleimhaut und bilden eine Barriere gegen schädliche Mikroorganismen und reizende Stoffe. Gleichzeitig werden die Ballaststoffe von Darmbakterien zu kurzkettigen Fettsäuren abgebaut, die von der Darmschleimhaut aufgenommen werden und vor Entzündungen schützen. Empfehlenswert ist es etwa bei Magenschleimhautentzündungen und Divertikulitis (entzündliche Ausstülpungen der Darmschleimhaut). Leinsamen tragen außerdem als Präbiotikum (S. 38) zum Aufbau einer gesunden Darmflora bei.

Bei regelmäßigem Einsatz können sie einen durch Abführmittel geschädigten Dickdarm sanieren und wie alle Ballaststoffe einen gewissen Schutz vor Darmkrebs bieten.

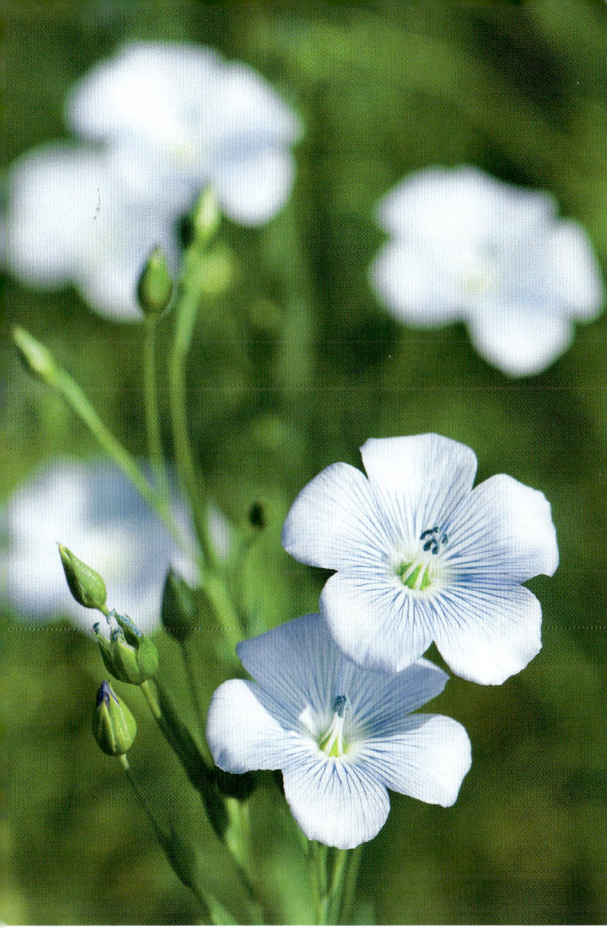

ne vor entzündlichen Prozessen. Die ungesättigten Fettsäuren halten außerdem die kleinsten Blutgefäße (Kapillaren) geschmeidig, rote Blutkörperchen können besser passieren. Sie verhindern außerdem, dass die Blutplättchen zu Gerinnseln verkleben, die zu einem Herzinfarkt oder Schlaganfall führen können.

Lein als Arzneimittel und als Lebensmittel

Leinsamen werden ganz, geschrotet, aufgebrochen oder gemahlen in Arzneimittelzubereitungen oder als Lebensmittel verwendet. Leinöl ist als Speiseöl erhältlich. Es ist nur für die Zubereitung kalter Speisen geeignet.

Leinsamen sind in Deutschland als pflanzliches Arzneimittel und als Lebensmittel zugelassen. Offizielle Empfehlungen zur Einnahme des Leinöls fehlen noch. Grundsätzlich empfehlenswert sind täglich maximal 45 g der Leinsamen, möglichst in wässrigen Flüssigkeiten eingenommen. Milch und Milchprodukte können das Quellvermögen hemmen. Der regelmäßige Verzehr von 5 bis 10 g Leinöl pro Tag ist aus ernährungsphysiologischer Sicht sinnvoll. Für Kompressen bei Hautentzündungen sollten 40 bis 50 g Leinsamenmehl pro Anwendung verwendet werden.

Risiken und Nebenwirkungen

Risiken sind bei bestimmungsgemäßen Dosen nicht bekannt. Nebenwirkungen sind bei Einnahme mit ausreichend Wasser nicht zu erwarten. Wenden Sie Leinsamen nicht an bei einem Darmverschluss, Verengungen der Speiseröhre und akut entzündlichen Magen-Darm-Erkrankungen. Leinsamen können die Wirkungen anderer Arzneimittel beeinträchtigen. Warten Sie deshalb nach der Einnahme 30 bis 60 Minuten.

Anbau

Leinanbau ist in unseren Breiten problemlos möglich und hat Tradition.

Wohltäter bei entzündeter Haut

Leinsamen wirken auch äußerlich: Ob bei Insektenstichen, Schürfwunden oder entzündeten und schlecht heilenden Wunden, als Breiumschlag legen sich die Schleimstoffe schützend über verwundete und gereizte Haut.

Leinöl – Schmiermittel für die Gesundheit

Aus den kalt gepressten Leinsamen gewinnt man ein wertvolles Öl, das hauptsächlich aus der antientzündlich wirksamen Omega-3-Fettsäure Alpha-Linolensäure (ALA), besteht. Mit einem Anteil von rund 60 g ALA pro 100 g ist das Leinöl zusammen mit Perillaöl Spitzenreiter. Bei regelmäßigem Verzehr kann dies zur Vorbeugung und unterstützenden Behandlung von entzündlichen Erkrankungen beitragen. Das ist nicht nur für Rheumatiker gut, sondern schützt alle Orga-

Silyburn marianum

MARIENDISTEL

ARZNEILICH VERWENDETE PFLANZENTEILE: Samen
ESSBARE PFLANZENTEILE: –
WICHTIGE INHALTSSTOFFE: Flavonoide
BEDEUTSAME WIRKUNGEN: leberregenerationsfördernd, leberentgiftend

Zur mitgliederstarken Pflanzenfamilie der Korbblütler, die auf der Erde mit rund 15.000 Arten vertreten ist, gehört auch die wunderschöne und heilkräftige Mariendistel. Ihre Heimat sind die südeuropäischen Länder, wo sie häufiger in Gruppen auf felsigen Hügeln, Schuttplätzen, an Wegrändern und auf Feldern gedeiht. In Mittel- und Nordeuropa trifft man die Mariendistel nur selten wildwachsend an. In botanischen Gärten oder als Zierpflanze ist sie jedoch – meistens – ein gern gesehener Gast.

Dass die Mariendistel bereits vor mehr als 2000 Jahren als Arzneimittel von Bedeutung war, ist nicht nur Aufzeichnungen aus dem alten Griechenland zu entnehmen. Der Legende nach sollen beim Stillen des Jesuskindes einige Tropfen Muttermilch Marias auf die Mariendistel getropft sein, weswegen man ihr wohl schon damals überragende Heilkräfte zugeordnet hat.

DAS SUPERKRAUT FÜR DIE LEBER

Während früher der milchige Saft im Stängel der Mariendistel medizinisch gebraucht wurde, kommen heute die reifen Samen zum Einsatz. Ihre wesentlichen Inhaltsstoffe befinden sich in der Eiweißschicht unter der Samenschale. Neben dem Wirkstoffkonzentrat Silymarin (einer komplexen Verbindung aus den Flavonolignanen: Silibinin, Isosilibinin, Silychristin und Silydianin) kommen in den Samen ätherische Öle, Flavonoide und Gerbstoffe vor.

Leberschutz

Wie bei vielen pflanzlichen Arzneimitteln beruhen die Einsatzbereiche zunächst auf Beobachtung und Erfahrung. Es wurde beobachtet, dass Tiere nach dem Verzehr des Knollenblätterpilzes, der eines der stärksten Lebergifte überhaupt, enthält, die Vergiftung nach dem Essen von Mariendistelsamen überlebten.

Heute ist wissenschaftlich belegt, dass das leberschützende Silymarin der Mariendistel das Eindringen von schädlichen Substanzen in die Leber reduziert oder verhindert. Natürlicherweise sind Leberzellen durch eine Fettzellenschicht geschützt, welche die Zellwände der Leberzellen umschließen und stabilisieren. Wird durch die Einnahme von schädlichen oder giftigen Stoffen wie beispielsweise zu viel Zucker, Medikamenten und Alkohol der Schutz durchbrochen, können die Leberzellen nicht nur verfetten, sondern langfristig geschädigt und zerstört werden. Mariendistelfrüchte schützen die Membran der Leberzellen effektiv vor dem Eindringen von leberschädlichen Substanzen.

Regeneration für Leber & Co.

Dabei regt das Silymarin zusätzlich die Leberzellen zur Regeneration und Neubildung durch verstärkte Teilung der Erbsubstanz (Zellteilung) an. Die Früchte der Mariendistel gelten somit als wirksame unterstützende Maßnahme bei entzündlichen Lebererkrankungen und auch bei der gefürchteten Leberzirrhose, bei der ja Leberzellen bereits unwiderruflich abgestorben sind. Die Mariendistel wirkt auch antioxidativ (S. 28). Sie neutralisiert dabei freie Sauerstoffradikale, die zellschädigend wirken. Damit gehen die Wirkungen auf die Zellgesundheit bei der Mariendistel über die der bloßen Lebergesundheit noch hinaus.

Beruhigend bei Magen-Darm-Beschwerden

Neben den leberschützenden Eigenschaften des Superkrauts tragen die Inhaltsstoffe in ihrem Zusammenwirken zu einer beruhigenden und schützenden Wirkung bei Magen- und Darmbeschwerden bei. Mariendistelfrüchte nützen daher auch bei Blähungen und Völlegefühl. Sie können die Magenschleimhaut schützen und tragen zu einer geregelten Verdauung bei.

Mariendistel als Arzneimittel

Eigesetzt werden können Mariendistelfrüchte bei leichten Blähungen in Form von Tee, bei Leberbeschwerden in Form höher dosierter Fertigpräparate.

Mariendistelfrüchte sind in Deutschland als pflanzliches Arzneimittel zugelassen. Empfohlen wird täglich maximal 12 bis 15 g der Früchte in Form von Tee einzunehmen. In Form von Fertigarzneimitteln sollten täglich 200 bis 400 mg des Silymarins eingenommen werden. Mariendistelpräparate sollten für 3 Monate oder länger und niemals ohne Rücksprache mit einem Arzt eingenommen werden.

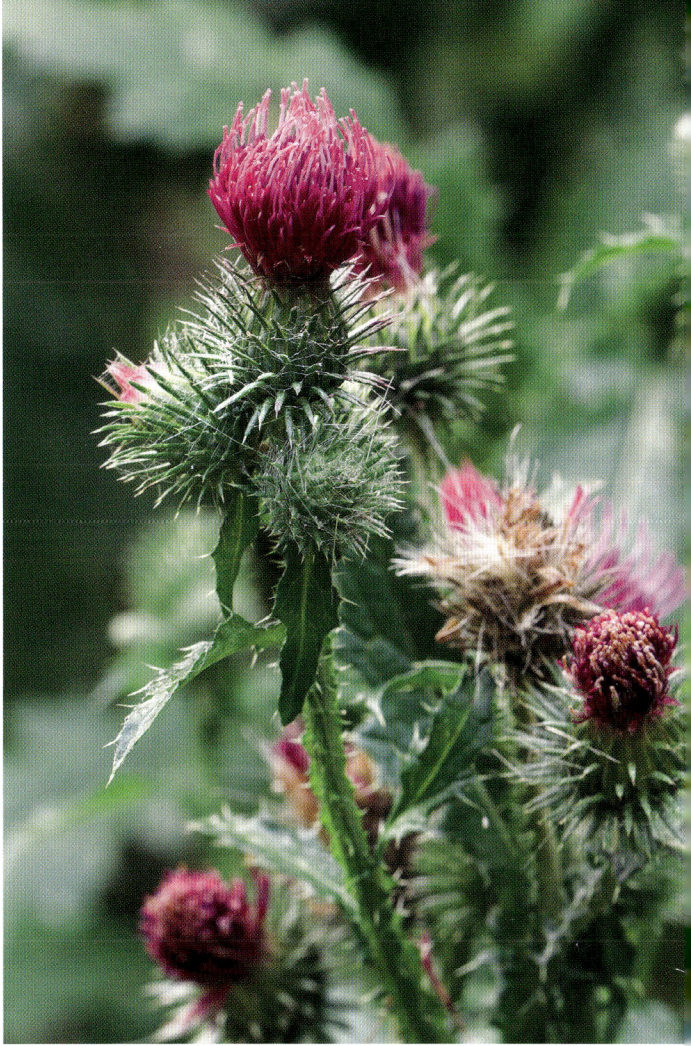

Risiken und Nebenwirkungen

In seltenen Fällen sind Durchfälle durch die leicht abführenden Eigenschaften möglich. Bei einer Allergie gegen Korbblütengewächse halten Sie bitte vor der Anwendung der Mariendistelfrüchte Rücksprache mit Ihrem Arzt. Kreuzallergien sind denkbar.

Anbau

Die Mariendistel kann auch im eigenen Garten angebaut werden. Sie wird unter anderem in Österreich und Deutschland großflächig wirtschaftlich kultiviert. Mit etwas Glück findet man wilde Exemplare an Wegrändern und auf steinigen Brachflächen.

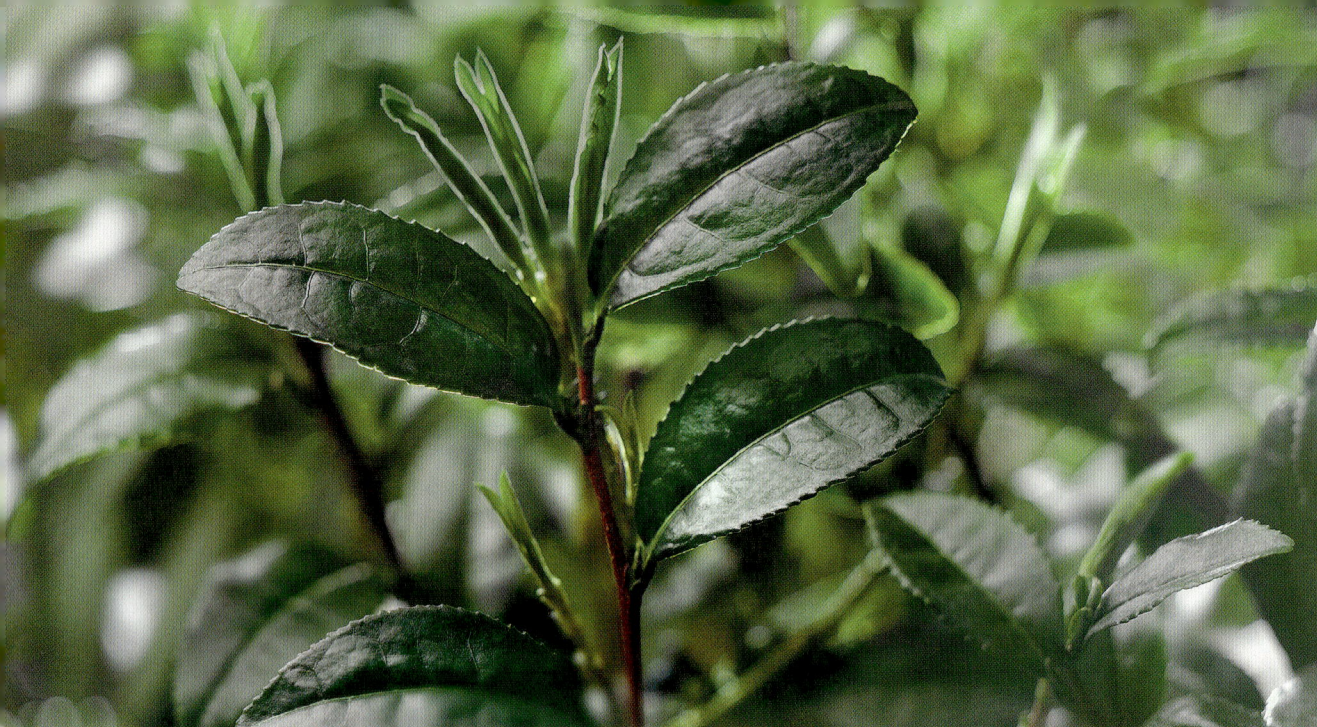

Camellia sinensis

MATCHA

ARZNEILICH VERWENDETE PFLANZENTEILE: Blattfleisch, gepulvert
ESSBARE PFLANZENTEILE: Blattfleisch, gepulvert
WICHTIGE INHALTSSTOFFE: sekundäre Pflanzenstoffe, Vitamine
BEDEUTSAME WIRKUNGEN: antioxidativ, adaptogen,
antiarteriosklerotisch

Über Jahrhunderte war Matcha ausschließlich Adeligen in Japan und China vorbehalten. Das edle Pulver wird aus dem Teestrauch *Camellia sinensis*, und zwar nur aus der Art *Tencha,* gewonnen. Um einen höchstmöglichen Gehalt an sekundären Pflanzenstoffen und Chlorophyll zu erzielen, werden die Pflanzen vor der Ernte bis zu 4 Wochen lang beschattet. Dann werden nicht die ganzen Blätter weiterverarbeitet: Die Blattadern werden entfernt und nur das Blattfleisch wird getrocknet und dann pulverisiert. Das Pulver wird mit Wasser verrührt und mit getrunken. Matcha wird zu Recht auch als Superfood bezeichnet und lässt es sich hervorragend in den Alltag integrieren.

JADEGRÜNES SUPER-ANTIOXIDANZ

Vor allem das Epigallocatechingallat (EGCG) im Matcha steht im Rampenlicht: EGCG ist ein Antioxidans (S. 28) und soll eine 20-fach höhere antioxidative Aktivität als Vitamin C haben, ist also der Superstar unter den Zellschützern.

Zwar ist schon lange bekannt, dass Menschen in Asien weniger an Herz-Kreislauf- und Gefäßkrankheiten leiden als Europäer, und man vermutete, dass der regelmäßige Teegenuss mit diesem Fakt in Verbindung stehen könnte. Relativ neu ist die Erkenntnis, dass EGCG die Funktion eines körpereigenen Eiweißes namens endotheliale Stickstoffmonoxid-Synthase (eNOS) verbessert. Dieses Eiweiß spielt bei der Steuerung des Blutdrucks und für die Funktion von Blutgefäßen eine Schlüsselrolle. Bei einem Mangel oder einer Fehlfunktion kann es zu vermehrtem oxidativem Stress kommen, Blutgefäße nehmen Schaden, Gefäßerkrankungen wie Arteriosklerose können entstehen. Der hohe Anteil an EGCG erklärt die Vorbeugung von Herz-Kreislauf-Erkrankungen, Schlaganfällen und Herzinfarkt durch regelmäßigem Genuss von Matcha plausibel.

Neue Chancen für die Demenzprävention

Vielversprechende Untersuchungen zeigen, dass EGCG auch die Ablagerungen von veränderten Eiweißbausteinen (Amyloidose) beispielsweise im Gehirn oder in Blutgefäßen verhindern kann, durch die es zu einer Einschränkung der Hirnfunktion kommen könnte. Man vermutet deshalb, dass das Grünteegetränk Demenzerkrankungen vorbeugen kann.

Präventive Superkraft

Amyloidose wird auch in Verbindung mit chronisch-entzündlichen Erkrankungen, einigen Krebserkrankungen und Diabetes mellitus Typ 2 (Altersdiabetes) gebracht. Auch Menschen mit chronisch-entzündlichen Darmerkrankungen, entzündlichem Rheuma, multipler Sklerose und Leukämie könnten durch regelmäßigen Matchagenuss einer typischen Amyloidose und somit einer Einschränkung von Organfunktionen vorbeugen. Prävention

ist die wahre und große Stärke des Superkrauts Matcha, als Heilmittel ist es eher weniger gut tauglich.

Superpulver mit großer Zukunft

Die Forschung zu EGCG ist im vollen Gang und die Ergebnisse sind vielversprechend: Durch die verbesserte Neubildung von Blutgefäßen und Tumor-Unterdrückungsproteinen könnte Matcha die Entstehung und das Wachstum von Tumoren hemmen. Das Superkraut unterstützt zudem das Immunsystem. EGCG bremst die Produktion und Freisetzung des körpereigenen Stresshormons Cortison, was nicht nur dem Herz-Kreislauf- und Gefäßsystem guttut, sondern auch bei stressbedingtem Übergewicht hilfreich sein könnte.

Matcha als Lebensmittel

Matchapulver ist in Deutschland als Lebensmittel zugelassen. Es eignet sich für die Zubereitung von Tee und für warme sowie kalte Speisen. Luftdicht verpackt im Kühlschrank hält es nach dem Öffnen bis zu 4 Wochen. Achten Sie beim Kauf wegen möglicher Pestizidrückstände auf ein Ökosiegel. Empfohlen wird, täglich 1 g oder mehr, möglichst in wässrigen Flüssigkeiten, zu genießen. Hochwertiger Matcha schmeckt mild, intensiv und frisch.

Risiken und Nebenwirkungen

Risiken und Nebenwirkungen sind bei richtiger Anwendung kaum zu erwarten.

Während der Schwangerschaft, bei Magen- und Nierenerkrankungen, Hämophilie (Bluterkrankheit) sowie der Einnahme von Arzneimitteln sollten Sie eventuelle Risiken mit Ihrem Arzt oder Heilpraktiker besprechen. Matcha kann, wie auch grüner und schwarzer Tee, Oxalsäure enthalten, die in großen Mengen die Aufnahme von Calcium, Magnesium und Eisen hemmt.

Anbau

Nicht für unser Klima geeignet.

Armoracia rusticana

MEERRETTICH

ARZNEILICH VERWENDETE PFLANZENTEILE: Wurzel
ESSBARE PFLANZENTEILE: Wurzel
WICHTIGE INHALTSSTOFFE: Senfölglykoside, Vitamin C
BEDEUTSAME WIRKUNGEN: antibiotisch, hautreizend

Spätestens seit dem 12. Jahrhundert wird der aus Südosteuropa und Westasien stammende Meerrettich auch in Mitteleuropa angebaut. Die Wurzeln wurden bereits damals frisch gerieben als herzhafte Beilage zu verschiedenen Speisen gereicht – und das mit gutem Grund. Schon die berühmte Äbtissin *Hildegard von Bingen* spricht 1170 ausführlich über die Heilkräfte des Superkrauts bei hartnäckigem Husten, Halsschmerzen und zahlreichen anderen Beschwerden.

Als frisch zubereitete Wurzel ist der Meerrettich vielseitig einsetzbar. Aber Vorsicht! Meerrettich wirkt um seine Inhaltsstoffe hautreizend! Beim Reiben der Meerrettichwurzel sollten Augen und Schleimhäute geschützt werden. Genau diese scharfen Stoffe machen allerdings die Superkraft des Meerrettichs aus: Er ist ein wunderbares natürliches Antibiotikum.

SCHARFE WAFFE GEGEN KRANKHEITSERREGER

Die frische, unbeschädigte Meerrettichwurzel enthält gebundene, noch unwirksame Senföle. Bei Verletzung der Wurzelzellen, beispielsweise durch Zerschneiden, kommt es zu Stoffwechselvorgängen, sodass die pharmakologisch wirksamen Stoffe Allylsenföl und Phenylethylen-Senföl aktiviert werden. Diese Substanzen verleihen

dem Meerrettich seinen typischen feurig-aromatischen Geschmack und sind hocheffektiv gegen Bakterien, die sie an der Vermehrung hindern. Nachgewiesen ist die Wirksamkeit des Superkrauts beispielsweise bei *Escherichia coli*-Bakterien und *Staphylococcus aureus*. Frisch ist es besonders wirksam, denn die Senföle verflüchtigen sich bei Lagerung und beim Trocknen. Außerdem enthält die Meerrettichwurzel noch reichlich Vitamin C und Kalium.

Natürliches Antibiotikum

Beim Verzehr gelangen die Senföle sehr schnell vom Darm, der die reizenden Öle schnell loszuwerden versucht, in den Körperkreislauf. Sie können den Körper nicht sofort verlassen und sammeln sich in Ausscheidungsorganen wie den Nieren und in den Atemwegen. Dieser Mechanismus ist segensreich, denn genau in diesen Organen entfalten die antibiotischen Inhaltsstoffe ihre Wirkung. Meerrettich ist daher besonders für Menschen geeignet, die an leichten Harnwegs- oder Atemwegsinfektionen leiden. Hierfür wird die Meerrettichwurzel offiziell von der Kommission empfohlen. Vor allem bei Frauen, die immer wieder an schmerzhaften, durch *Escherichia coli* ausgelösten Blasenentzündungen leiden, kann das Superkraut zur Ausmerzung des lästigen Bakteriums effektiv beitragen. Das Bakterium *Staphylococcus aureus* löst entzündli-

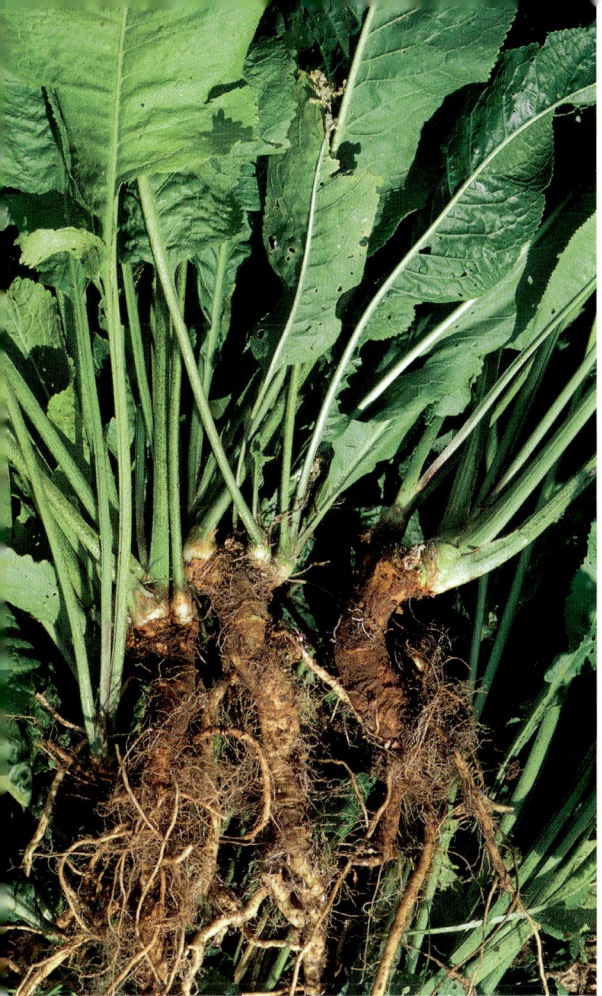

che Atemwegerkrankungen aus, zu denen auch die Lungenentzündung gehört, und wird mit bakteriell verursachten Hauterkrankungen in Verbindung gebracht. Auch hier wirkt Meerrettich.

Antibiotischer Wirkung ohne Darmschädigung

Ein hoher Einsatz von herkömmlichen Antibiotika kann unter anderem das Mikrobiom im Darm schädigen. Der Vorteil der Meerrettichwurzel liegt darin, dass die Senföle schon in den oberen Abschnitten des Darms in den Körperkreislauf gelangen und die nützlichen Bakterien im Dickdarm dadurch erhalten bleiben. Allerdings wirken die Inhaltsstoffe des Superkrauts reizend auf die Magenschleimhaut. Personen mit einem empfindlichen Magen sollten den Meerrettich

daher zur therapeutischen Anwendung am besten in Form von magensaftresistenten Fertigarzneimitteln verwenden.
Generell sollte bei einer Verschlimmerung der Krankheitssymptome immer ein Arzt konsultiert werden, das gilt insbesondere bei Schmerzen oder sichtbarem Blut im Urin.

Meerrettich als Arzneimittel und als Lebensmittel

Eigesetzt werden kann die Meerrettichwurzel in Form von verschiedenen Lebensmittelzubereitungen sowie in Form von Fertigpräparaten.
Sie ist in Deutschland als pflanzliches Medikament und als Lebensmittel zugelassen. Um eine therapeutische Wirkung durch den Verzehr zu erzielen, wird empfohlen, täglich 2 bis 10 g der frischen Wurzel einzunehmen. Die maximale Tagesdosis liegt bei 20 g. Wegen der reizenden Eigenschaften sollte die Meerrettichwurzel nicht länger als 6 Wochen am Stück in therapeutischer Dosis angewendet werden.

Risiken und Nebenwirkungen

Nebenwirkungen durch das enthaltene Senföl können in Form von Haut- und Schleimhautreizungen sowie Magen-Darm-Beschwerden auftreten. Bei Überdosierungen kann es zu einer erhöhten Eiweißausscheidung über den Urin kommen. Es wurden Hautauschläge beobachtet. Menschen mit Magen-Darm-Geschwüren oder Nierenerkrankungen, sollten den Wirkstoff nicht anwenden! Auch Säuglinge und Kleinkinder dürfen wegen der Senföle nicht behandelt werden.

Anbau

Meerrettichwurzeln gedeihen prächtig im eigenen Garten.

Echinaea purpurea L.

PURPURSONNENHUT

ARZNEILICH VERWENDETE PFLANZENTEILE: Kraut, (Wurzel)
ESSBARE PFLANZENTEILE: –
WICHTIGE INHALTSSTOFFE: Alkamide, Flavonoide, Polysaccharide
BEDEUTSAME WIRKUNGEN: steigert die Zahl der Abwehrzellen,
aktiviert die Leistung von Fresszellen, fiebererzeugend

Der Purpursonnenhut ist eine Pflanze aus der Gattung der Korbblütler, die in Nordamerika beheimatet ist. Schon die Indianer Nordamerikas sollen ihn als Heilmittel gegen Husten und Halsschmerzen genutzt haben. Die wissenschaftliche Erforschung des Superkrauts begann erst in den 1980er-Jahren, also vergleichsweise spät, dann aber gründlich, weswegen heute insgesamt gute Daten zu den Wirkungen des Purpursonnenhuts beim Menschen vorliegen. Neben dem Purpursonnenhut gibt es in Deutschland noch eine andere Sonnenhutart mit leicht abweichendem Superkrautpotenzial, die ebenfalls ein pflanzliches Arzneimittel ist: der Blassfarbene Sonnenhut (S. 84).
Während bisher nur die Alkamide des Purpursonnenhuts besonders gut untersucht sind, ist die Gesamtwirkung des Superkrauts wahrscheinlich auf das Zusammenwirken aller Inhaltsstoffe zurückzuführen.

SUPERKRAUT FÜR DAS IMMUNSYSTEM

Zahlreiche Untersuchungen am Menschen zeigen, dass die Extrakte aus dem Purpursonnenhutkraut das Abwehrsystem stimulieren (S. 32). Der Vorteil bei richtiger Dosierung ist, dass sie wenig Schaden anrichten können, denn sie wirken vornehmlich regulierend, nicht so sehr über die bloße Unterdrückung von Symptomen.

Infekte abwehren

Bei den Immunzellen handelt es sich um ganze »Familien« von Zellen, die sich untereinander verständigen und dadurch Informationen kommunizieren. Durch die Einnahme des Purpursonnenhutextrakts werden die T-Lymphozyten, Granuloyzten und Killerzellen sehr aktiv und zerstören unerwünschte Eindringlinge wie Viren, Bakterien oder Pilze vielfach schneller. Gleichzeitig funktioniert der Informationsaustausch zwischen den Immunzellen besonders schnell. Die Granuloyzten bieten eine schnelle Verteidigung gegen Eindringling, indem sie Schadstoffe und Erreger auffressen. In manchen Versuchen konnte gezeigt werden, dass die Aktivität der Granuloyzten durch den Einsatz des Purpursonnenhuts um mehr als 20 % gesteigert wurde. Der Mensch gesundet dadurch schneller.

Infekte vorbeugen

Bei drohenden Erkältungswellen eignet sich das Superkraut hervorragend zur Vorbeugung von Atemwegserkrankungen. Auch bei akuten Infekten ist der Sonnenhut therapeutisch wirksam. Er eignet sich zur unterstützenden Behandlung von Infekten wie Schnupfen, Husten sowie Kopf-

und Gliederschmerzen im Rahmen eines geschwächtes Immunsystems. Es tritt eine Besserung des Zustands beschleunigt ein.

Weniger bekannt ist es, dass die Extrakte aus dem Purpursonnenhut speziell zur Vorbeugung von Harnweginfekten und zu deren Behandlung geeignet sind. Dabei sind die Extrakte speziell für Menschen geeignet, die an akuten oder auch regelmäßig wiederkehrenden hartnäckigen Blasenentzündungen leiden.

Purpursonnenhut als Arzneimittel

Eingesetzt werden kann der Purpursonnenhut in Form von Tee, Presssaft, Tinkturen sowie als Fertigpräparat aus Kraut oder Wurzel.

Bei all den positiven Eigenschaften sollten Sie bedenken, dass es sich um ein pflanzliches Arzneimittel mit intensiver pharmakologischer Wirkung handelt. Daher sollte die Therapie wie bei allen Arzneimitteln gut abgewogen und durch medizinischen Rat vor der Anwendung abgesichert werden.

Der Purpursonnenhut ist in Deutschland als pflanzliches Medikament zugelassen. Empfohlen wird, einen standardisierten Extrakt nach Angaben des Herstellers zu verwenden oder täglich 6 ml Presssaft für maximal 8 Wochen einzunehmen. Danach sollte eine Einnahmepause von mindestens 2 Wochen erfolgen.

Risiken und Nebenwirkungen

Bei Allergien gegen den Purpursonnenhut darf das Superkraut nicht eingesetzt werden. Präparate speziell aus der Purpursonnenhutwurzel sollen nicht länger als 8 Wochen angewendet werden, da noch keine Langzeitstudienergebnisse vorliegen.

In seltenen Fällen wurden Überempfindlichkeitsreaktionen der Haut wie Juckreiz und Hautausschlag beobachtet. Sehr selten kommt es zu Gesichtsschwellungen, Atemnot, Schwindel und Blutdruckabfall.

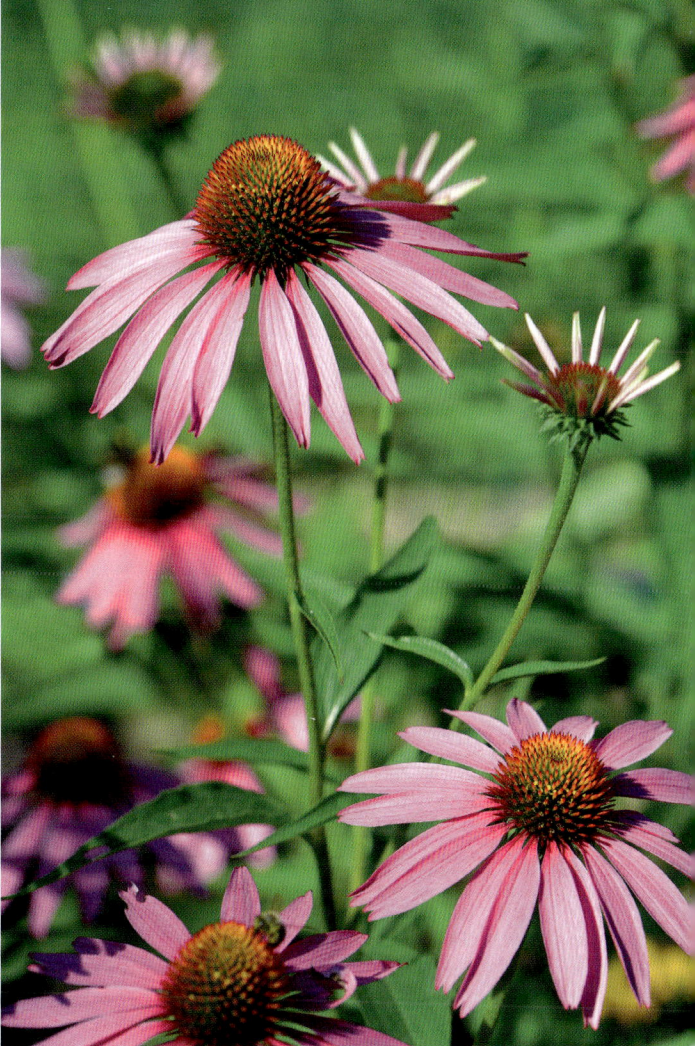

Bei Systemerkrankungen wie Tuberkulose, Leukosen, Kollagenosen, multipler Sklerose und bei weiteren Autoimmunerkrankungen wie AIDS und HIV-Infektion darf der Purpursonnenhut nicht angewendet werden. Während der Schwangerschaft und Stillzeit soll der Pupursonnenhut nicht zum Einsatz kommen, da Erkenntnisse zur Wirkung auf Ungeborene fehlen. Diabetiker sollten keine Purpursonnenhutpräparate einnehmen, da es zu Wechselwirkungen mit anderen Medikamenten kommen kann.

Anbau

Die schöne und anspruchslose Pflanze gedeiht problemlos im eigenen Garten.

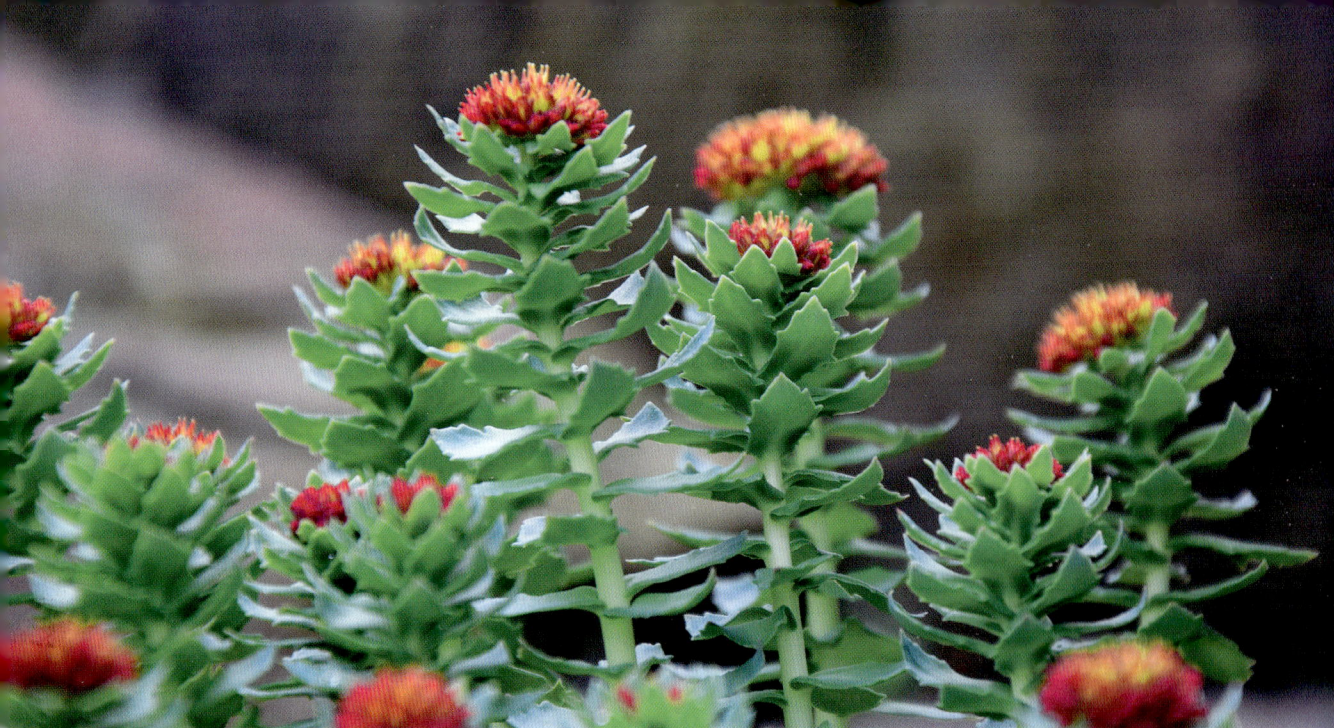

Rhodiola rosea L.

ROSENWURZ

ARZNEILICH VERWENDETE PFLANZENTEILE: Wurzel und Wurzelstock
ESSBARE PFLANZENTEILE: Blätter
WICHTIGE INHALTSSTOFFE: Zimtalkoholderivate Rosavin, Rosarin,
Rosin und das Phenylethanoid Salidrosid
BEDEUTSAME WIRKUNGEN: psychisch und physisch leistungssteigernd,
stimmungsaufhellend, beschleunigt die Erholung nach
körperlichen Anstrengungen

In China, Japan, Korea und Russland nutzen die Menschen bereits seit Jahrtausenden Rosenwurz in körperlich und mental herausfordernden Situationen. Umso erstaunlicher ist, dass das Superkraut mit den nach Rosen duftenden Wurzeln erst in den späten 1940er-Jahren mit modernen Methoden erforscht wurde.

Stressresistenz bei gleichzeitig hoher Leistungsfähigkeit ist eine Qualität, die uns unsere Gesellschaft in hohem Maße abfordert. Um dauerhaft gesund und leistungsstark zu bleiben, liefert die Rosenwurz tatkräftige Unterstützung. Sie schirmt uns vor Stress ab und beugt so stressbedingten Erkrankungen vor. Gleichzeitig werden Symptome wie Erschöpfung und Müdigkeit gelindert. Forschungsergebnisse lassen vermuten, dass sie mit ihren vielen Glykosiden, darunter Salidrosid (Rhodiolosid) und Rosavin, auf der Ebene der Neurotransmitter, also der biochemischen Botenstoffe zwischen den Nervenzellen, wirkt. Daneben enthält die Pflanze Flavonoide, Proanthocyanidine, organische Säuren und Terpenoide.

VIELSEITIGES ADAPTOGEN

Die Rosenwurz steigert die geistige Leistungs- und Konzentrationsfähigkeit durch die Unterstützung des Serotonin- und Dopaminhaushalts und fördert die emotionale und mentale Ausgeglichenheit, was auch für eine gesteigerte Entspannungsfähigkeit und Schlafqualität sorgt. Man wird leistungsstark und zugleich fähig, sich in kurzen Ruhephasen optimal zu erholen. Die Extrakte der Rosenwurz können ähnlich wie Kaffee über einige Stunden anregend wirken. Die beste Einnahmezeit ist der Vormittag, weil dann die Wirkung zu unserem natürlichen Rhythmus passt und sich optimal entfaltet.

Schutz vor Stressfolgen

Rosenwurz sorgt für eine geringere Ausschüttung von Stresshormonen und beugt somit vielen Folgeerkrankungen vor. Bei einer regelmäßigen Anwendung über mindestens 4 Wochen wurde beispielsweise ein Absinken des Kortison-Spiegels beobachtet. Ein dauerhaft erhöhter Spiegel kann Übergewicht und Adipositas begünstigen. Man hofft, mit der Rosenwurz einen Fortschritt in der Bekämpfung stressbedingter Adipositas zu schaffen. Durch weitere Inhaltsstoffe wie Antioxidanzien und Gerbstoffe werden unsere Zellen zusätzlich vor freien Radikalen geschützt, die uns in Stresszeiten verstärkt angreifen.

Ein Schatz für besondere Situationen

Einen dauerhaft ungesunden Lebensstil gleicht die Rosenwurz nicht aus. Ihr Potenzial entfaltet sie, wenn sie zur passenden Zeit eingesetzt wird. Vor einer anstrengenden Phase oder wenn Sie sich von einer starken Belastung oder Krankheit nur langsam erholen, ist die Rosenwurz genau das richtige Superkraut.

Berufsgruppen, die ein hohes Maß an Konzentration und Stressresistenz abliefern müssen, profitieren ebenso wie Schüler und Studenten, die sich optimal für Prüfungsphasen stärken möchten, denn neben der Stressresistenz werden Erinnerungs-, Aufnahme- und Konzentrationsvermögen unterstützt. Da die Rosenwurz auch körperlich stimulierend wirkt, ist sie für Sportler interessant zur Steigerung der Leistung, zum Überwinden von Plateaus oder für intensive Wettkampfphasen.

Rosenwurz als Arzneimittel und als Nahrungsergänzungsmittel

Eingesetzt werden kann Rosenwurz in Form von Tees und Tinkturen aus der Wurzel, Salat aus den Blättern sowie als Fertigpräparat. Sie ist in Deutschland als pflanzliches Medikament und als Nahrungsergänzungsmittel zugelassen. Empfohlen werden mindestens 200 mg eines standardisierten Extrakts über einen Zeitraum von 4 Monaten oder länger.

Risiken und Nebenwirkungen

Bislang wurden bei der bestimmungsgemäßen Anwendung keine Risiken und Nebenwirkungen beobachtet. Personen mit psychischen Erkrankungen sowie Leber- und Nierenerkrankungen sollten vor Anwendung mit dem Arzt sprechen. Über Risiken in der Schwangerschaft liegen noch keine Daten vor, deshalb in dieser Zeit und während des Stillens nicht einnehmen.

Anbau

Von der in den alpinen und arktischen Gebieten Europas und Asiens heimischen winterharten Pflanze wurde eine anbaufähige Sorte gezüchtet.

Withania somnifera

SCHLAFBEERE

ARZNEILICH VERWENDETE PFLANZENTEILE: Wurzeln
ESSBARE PFLANZENTEILE: Wurzeln
WICHTIGE INHALTSSTOFFE: Steroidlacton, Withaferin A, Alkaloide
BEDEUTSAME WIRKUNGEN: ausgleichend,
reaktionszeitverbessernd, tonisierend

Die Schlafbeere wird in der ayurvedischen Medizin schon seit 3000 Jahren eingesetzt und ist wegen ihrer Vielseitigkeit und Verträglichkeit in diesem System eine der beliebtesten Pflanzen. Traditionell wird die pulverisierte Schlafbeerenwurzel mit Milch aufgekocht und gesüßt verzehrt, um den etwas bitteren Geschmack zu überdecken. Ihre traditionellen Anwendungsbereiche reichen von der Leistungssteigerung über die Entspannungsförderung bis hin zu magenschützenden Zubereitungen.

BALANCE UND KRAFT AUF GANZER LINIE

Wie der Ginseng (S. 54) gilt die Schlafbeere als effektiv zum Bremsen typischer Alterserscheinungen. – Obwohl die Weltgesundheitsorganisation (WHO) das Adaptogen bereits 2009 bezüglich seiner Antistresswirkung positiv bewertet hat, ist das vielseitige Superkraut in Europa noch eher unbekannt.

Die Wurzel der auch unter dem Sanskritnamen *Ashwagandha*, was so viel bedeutet wie »Geruch des Pferdes«, bekannten Pflanze riecht tatsächlich intensiv pferdeartig und hat viele Inhaltsstoffe, denen adaptogene sowie mental ausgleichende, antioxidative und immunmodulierende Eigenschaften zugesprochen werden. Zu den heutigen Anwendungsgebieten gehören zudem Schlafstörungen, Unruhe und Angstzustände.

Antistresswirkung und Verbesserung der Reaktionszeit

Die Inhaltsstoffe wirken über das Zentralnervensystem (ZNS) stressreduzierend und verkürzen die Reaktionszeit. Das Superkraut ist also besonders für Sportler interessant, bei denen es auf eine schnelle Reaktionsfähigkeit ankommt, wie beispielsweise bei Kurzstreckenläufern oder Tennisspielern.

Um von der Antistresswirkung zu profitieren, empfiehlt die WHO täglich 3 bis maximal 6 g Zubereitungen aus der Wurzel einzunehmen, beispielsweise als Tee oder 2-mal täglich 250 mg der getrockneten und gemahlenen Wurzel.

Natürlicher Angstlöser und Schlafmittel

Richtig dosiert wirkt die Schlafbeere ausgleichend, angstlösend und fördert die Konzentrationsfähigkeit. Das macht die Pflanze ebenfalls interessant für Menschen, die zu Nervosität und Ängsten vor herausfordernden Situationen neigen, etwa vor Prüfungen.

Gleichzeitig soll sie zu einer verbesserten Schlafqualität betragen, was auf die ausgleichende, ad-

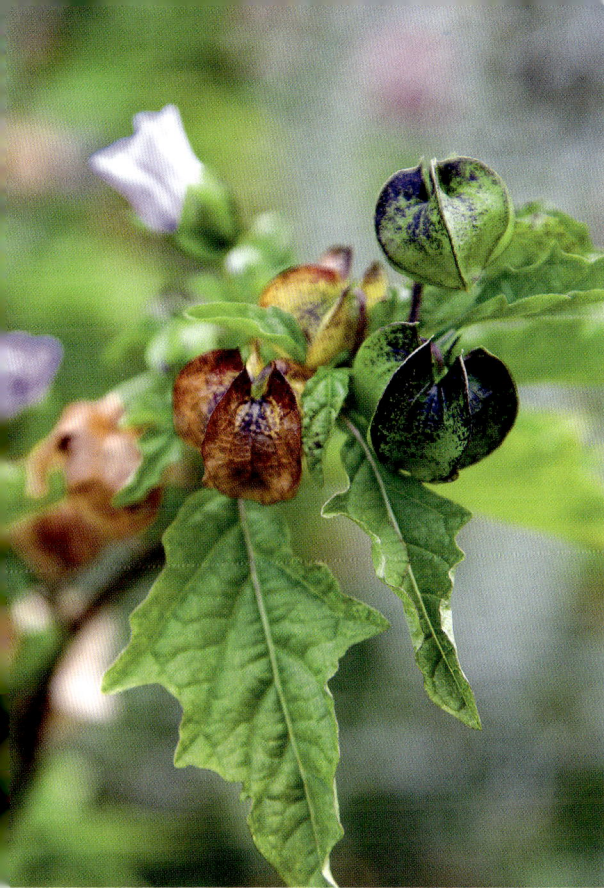

Im Visier der Forschung steht die Schlafbeere außerdem bei Parkinson, einer häufigen Nervenkrankheit. Es gibt Hinweise, dass das Superkraut über vorbeugende Effekte verfügt.

Immunstimulans für eine stabile Gesundheit

Zahlreiche Untersuchungen zeigen außerdem einen immunmodulierenden (S. 32) Effekt der Schlafbeere. Dadurch wird der menschliche Organismus widerstandsfähiger gegenüber schädigenden äußeren Einflüssen wie Viren und Bakterien.

Schlafbeere als Nahrungsergänzungsmittel

Eingesetzt werden kann die Schlafbeerenwurzel in Form von Extrakten, als Tee und als Tinktur. Sie ist in Deutschland nach dem Lebensmittelrecht als Nahrungsergänzungsmittel zugelassen. Empfohlen werden täglich maximal 3 bis 6 g der Schlafbeerenwurzel in Form von Kräutertees oder Tropfen oder 2-mal täglich 250 mg als getrocknete und gemahlene Wurzel.

Risiken und Nebenwirkungen

Bislang wurden bei der bestimmungsgemäßen Anwendung keine Risiken berichtet. Es kann in seltenen Einzelfällen zu Übelkeit, Erbrechen und Durchfall kommen. Schwangere und Stillende sollen sie nicht einnehmen, da abortive Wirkungen vermutet werden.
Da die Schlafbeerenwurzel wahrscheinlich auf das zentrale Nervensystem wirkt, sollte während der Anwendung vorsichtshalber auf Alkohol verzichtet werden. Sollten Sie angstlösende oder beruhigungsfördernde Medikamente einnehmen, sprechen Sie vor der Anwendung mit Ihrem Arzt. Unklar ist bislang, ob die Schlafbeere die Schilddrüsenfunktion beeinflusst.

Anbau

Kann als Zimmerpflanze gehalten werden.

aptogene und entspannungsförderne Wirkung des Superkrauts zurückgeht. Anders, als ihr Name vermuten lässt, macht sie dabei nicht müde, sondern hilft dem Körper, gesund, also zur richtigen Zeit, einzuschlafen. Im Unterschied zu konventionellen Schlafmitteln, die den Schlaf chemisch »erzwingen« und damit die Schlafarchitektur noch weiter stören, ist sie ein nachhaltiges »Schlafmittel«, das die Ursachen beheben kann.

Verbesserung der Zellgesundheit

Die Schlafbeere gilt als Verjüngungsmittel, was einerseits durch die mental ausgleichenden Eigenschaften zu begründen ist. Außerdem zeigen Untersuchungen, dass das Superkraut antioxidativ, also zellschützend wirkt, und wird deshalb allgemein zur Gesunderhaltung sowie zum Bremsen der (Zell-)Alterung empfohlen. Auch als Mittel zur Vorbeugung von Krebserkrankungen wird sie diskutiert.

Echinacea pallida

SONNENHUT, BLASSFARBENER

ARZNEILICH VERWENDETE PFLANZENTEILE: Wurzel
ESSBARE PFLANZENTEILE: —
WICHTIGE INHALTSSTOFFE: Zuckerverbindungen (Polysaccharide),
Kaffeesäurederivate, Alkamide, Echinacoside, ätherische Öle
BEDEUTSAME WIRKUNGEN: immunmodulierend, entzündungshemmend,
antibakteriell, wundheilungsfördernd

Lange bevor der Blassfarbene Sonnenhut seinen Siegeszug nach Europa antrat, wurde er von den Indianern Nordamerikas äußerlich bei entzündlichen Erkrankungen der Haut verwendet. Um sich vor Krankheiten zu schützen, tranken sie außerdem Aufgüsse aus der Wurzel der Heilpflanze. Heute sind die Wirkungsmechanismen aller traditionellen Anwendungsgebiete gut untersucht. Es gibt noch zwei weitere Sonnenhutarten: den Purpursonnenhut und den Schmalblättrigen Sonnenhut. Der Purpursonnenhut (S. 78) ist ebenfalls ein medizinisch anerkanntes Superkraut. Der Schmalblättrige Sonnenhut hingegen ist für den medizinischen Gebrauch umstritten und sollte daher nicht verwendet werden.

EIN SCHATZ FÜR DIE IMMUNABWEHR

Die Inhaltsstoffe der Wurzel stimulieren das Immunsystem (S. 32) und können so bakterielle und virale Infekte schneller überstehen lassen beziehungsweise schon bei der Vorbeugung von Erkältungskrankheiten, Atemwegsbeschwerden und Harnweginfekten unterstützen.

Verantwortlich für diese Wirkungen sind vor allem die Polysaccharide, Alkylamide und Echinacoside in der Wurzel. Sie regen die Bildung von Immunzellen an. Zu ihnen gehören die zum unspezifischen Immunsystem zählenden Granulozyten und die Makrophagen. Als »Fresszellen« umfließen sie unbekannte Erreger und vernichten sie. Die Makrophagen präsentieren zusätzlich Bruchstücke der »verdauten« Erreger auf ihrer Oberfläche, um so Immunzellen des spezifischen Abwehrsystems dazu anzuregen, daraus Antikörper zu produzieren und damit für eine Immunität zu sorgen. Der Blassfarbene Sonnenhut sorgt so für effektive Abwehr und schnelle Immunität zugleich.

Entzündungshemmer

Neben der Immunstimulierung wirkt die Wurzel mit »Superkräften« außerdem entzündungshemmend, antioxidativ und antiviral. Die entzündungshemmenden und antioxidativen Eigenschaften der Wurzelextrakte gehen auf die enthaltenen Polysaccharide und Alkylamide zurück. Sie hemmen körpereigene Enzyme, die im Ergebnis Entzündungen und Schmerzen auslösen können (S. 31). Daher eignet sich das Superkraut hervorragend zur vorbeugenden Behandlung von wiederkehrenden Atemwegs- und Harnwegsinfekten oder bei entzündeter, schlecht heilender Haut.

Dass die Inhaltsstoffe des Blassfarbenen Sonnenhuts außerdem sogar das Eindringen von Viren in die Zellen bremsen können, macht die Pflanze einmal mehr zu einem Superkraut erster Klasse.

Blassfarbiger Sonnenhut als Arzneimittel

Eigesetzt werden kann die Wurzel in Form von Tee, als Tinktur und in Form von Fertigpräparaten. Sie ist in Deutschland als Arzneimittel erhältlich. Empfohlen wird, einen standardisierten Extrakt nach Angaben des Herstellers zu verwenden oder tägliche Zubereitungen mit maximal 3 g des frischen oder getrockneten Superkrauts bei einer akuten Erkältung.

Zur Vorbeugung von Infekten sollten es weniger als 0,9 g pro Tag sein. Bei der geringen Dosis werden verstärkt T-Lymphozyten und Zytokine gebildet. Während die T-Lymphozyten bereits bekannte Krankheitserreger abwehren, weisen Zytokine Zellen an, Eiweiße zu bilden, die den Körper widerstandsfähiger gegen virale Infektionen macht.

In hohen Dosierungen, bis zu 0,9 g pro Tag, wird der Blassfarbene Sonnenhut zur unterstützenden Behandlung von grippalen Infekten eingesetzt. Die Krankheitsdauer kann sich dadurch verkürzen. Allerdings wird das Immunsystem bei einer hohen Dosis stark angeregt, sodass es zu einem Anstieg der Körpertemperatur kommen kann.

Risiken und Nebenwirkungen

Bis zu einer Tagesdosis von maximal 0,9 g Wurzel über 2 Wochen am Stück werden keine Risiken beschrieben. Der Blassfarbene Sonnenhut darf nicht länger als 2 Wochen am Stück eingesetzt werden, da dann die Stärkung des Immunsystems in eine Hemmung, also eine im-

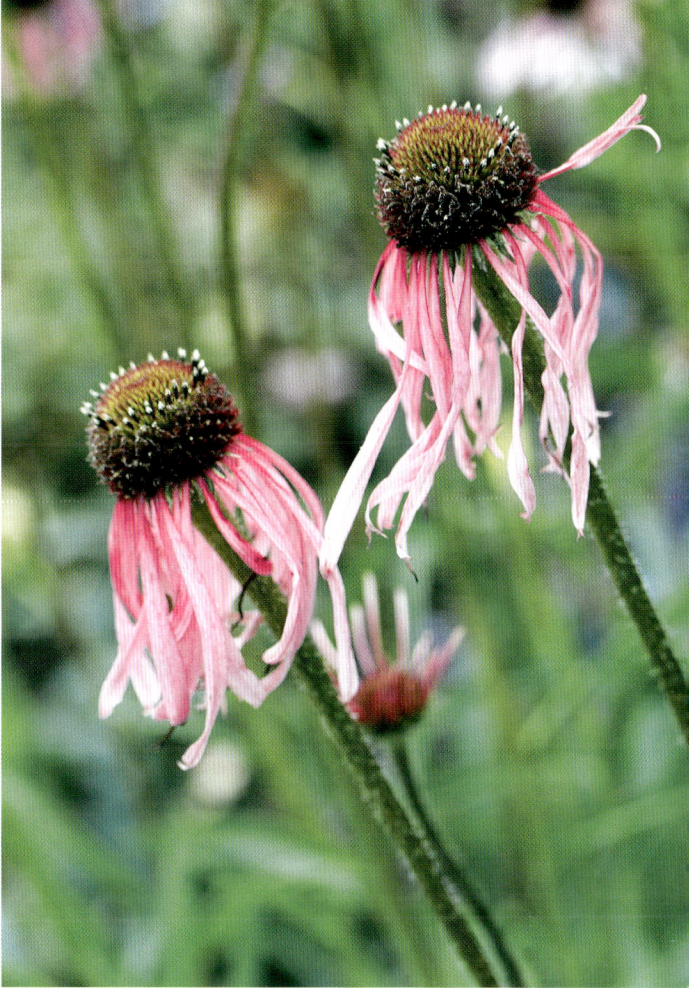

munsuppressive Wirkung, umschlagen kann. Nach einer Einnahmepause von 2 Wochen kann allerdings wieder mit einer erneuten 2-wöchigen Kur begonnen werden.

Menschen mit fortlaufenden Systemerkrankungen wie Leukosen, Kollagenosen, multiple Sklerose und Tuberkulose, sowie Immunerkrankungen wie AIDS und HIV-Infektion dürfen das Superkraut nicht anwenden.

Bei Allergien gegenüber Korbblütlern und während der Schwangerschaft sollte auf die Anwendung der Blassfarbenen Sonnenhutwurzel verzichtet werden.

Anbau

Die schöne, anspruchslose Pflanze lässt sich problemlos im heimischen Garten anbauen.

Melilotus officinalis

STEINKLEE

ARZNEILICH VERWENDETE PFLANZENTEILE: Kraut
ESSBARE PFLANZENTEILE: —
WICHTIGE INHALTSSTOFFE: Cumarine, Flavonoide, Saponine
BEDEUTSAME WIRKUNGEN: gegen Wassereinlagerungen, festigt kleine
Blutgefäße, senkt Durchlässigkeit von kleinen Blutgefäßen,
erhöht Wiederstandfähigkeit der Blutgefäße

Der anpassungsfähige Steinklee ist ein wahrer Kosmopolit. Er ist in ganz Europa und Asien an Waldrändern und auf Schutthalden anzutreffen. Schon im Altertum um 450 vor Christus war der bis zu 150 cm hoch wachsende Schmetterlingsblütler ein geschätztes Heilmittel bei Venenerkrankungen, Prellungen und Verstauchungen. Trotzdem kennt die Pflanze heute kaum noch jemand.

Dabei hat der Steinklee zahlreiche herausragende Eigenschaften auf die Blutgefäße, die Venengesundheit und das Lymphsystem. Sein an Waldmeister erinnernder Geruch verrät schon einen wichtigen Wirkstoff, das Cumarin. Zwischen 0,1 und 0,3 % der wirksamen Inhaltsstoffe im Kraut des Steinklees sind Cumarin-Verbindungen, sogenannte Cumaringlykoside. Weitere mit wirkende Inhaltsstoffe sind vermutlich die enthaltenen Saponine und Flavonoide.

KOSTBARKEIT FÜR DIE GEFÄSSE

Die entzündungshemmenden, blutgefäßstärkenden und antiödematösen (gegen Wassereinlagerung, s. S. 34) Wirkungen des Superkrauts gelten als wissenschaftlich belegt.

Extrakte aus dem Steinkleekraut wirken stärkend auf die Blutgefäße und Lymphbahnen. Dadurch lindert das Superkraut Krampfadern, ist bei chronischer Venenschwäche (chronisch venöser Insuffizienz) geeignet, bei oberflächlich entzündeten Venen (Thrombophlebitis) und zur Unterstützung bei Spätfolgen einer chronischen Venenschwäche (postthrombotischem Syndrom). Das Superkraut nützt aber auch bei Hämorrhoiden und Lymphstauungen. Mittels einer äußeren Anwendung können Verletzungen des Bewegungsapparates wie beispielsweise Prellungen, Verstauchungen und leichte Blutergüsse behandelt werden.

Ursächliche Superkraft gegen Venenschäden

Bei Venenerkrankungen treten spezielle Eiweißmoleküle gesteigert im Blut auf. Sie können die Wände von kleinen Blutgefäßen von innen heraus schädigen, indem sie wichtige Kollagenstrukturen (Fasern) in den Blutgefäßen angreifen und zerstören. Da die Kollagene für die Biegsamkeit der Gefäße zuständig sind, werden diese mit zunehmender Schädigung der Kollagenfasern porös und damit durchlässiger für flüssige Blutbestandteile, das sogenannte Blutplasma, sowie für Blutzellen. Sind die Blutgefäße schwer ge-

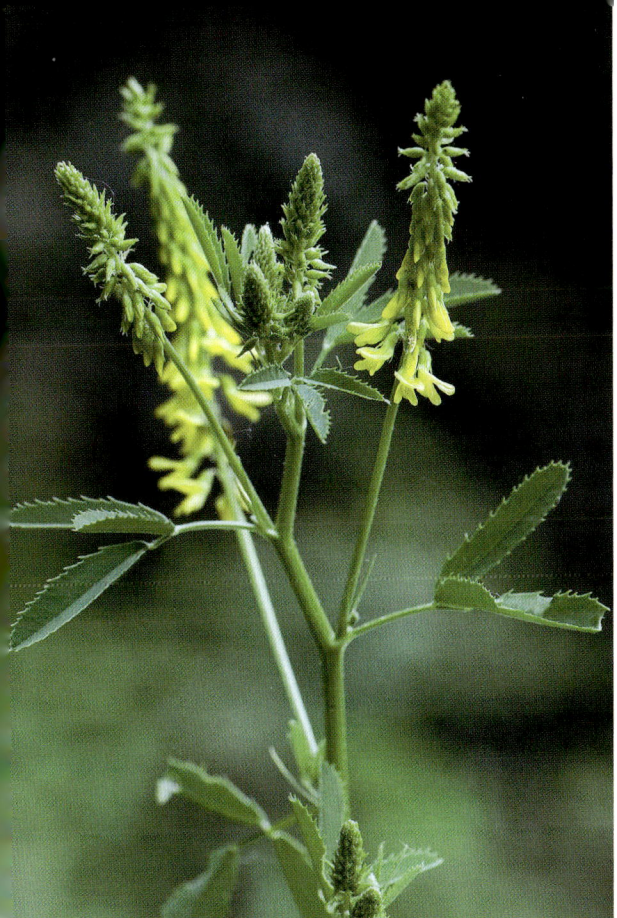

Ein Verbandskasten für Blutgefäße

Steinkleekraut dichtet aber auch schon angegriffene Blutgefäße von innen heraus ab. Dabei stärken die Cumarine, Flavonoide und Saponine die Innenseiten der Blutgefäße (Endothel). Das hat zur Folge, das Krampfadern, Schmerzen und Schweregefühl in den Beinen, Juckreiz und nächtliche Wadenkrämpfe, aber auch Hämorrhoiden nachlassen. Auch Wassereinlagerungen und -ansammlungen werden reduziert.

Steinklee als Arzneimittel

Eingesetzt werden kann das Steinkleekraut als Tee, Tinktur, Ölumschlag und in Form von Fertigpräparaten. Es ist in Deutschland als Arzneimittel erhältlich. Empfohlen wird, einen standardisierten Extrakt nach Angaben des Herstellers zu verwenden oder täglich Zubereitungen mit 3 bis maximal 30 mg Cumarin, was 3 bis 6 Teelöffel des getrockneten und klein geschnittenen Steinkleekrauts entspricht.

Risiken und Nebenwirkungen

Bei der Einnahme von Steinkleekraut wurden in seltenen Fällen Kopfschmerzen beobachtet. Bei sehr hohen Dosierungen von Cumarin (87 bis 125 mg/kg Tier) wurde an Ratten festgestellt, dass Auszüge aus dem Steinkleekraut Nieren- und Leberkrebs auslösen können. Lassen Sie sich aber nicht irritieren: Der menschliche Körper verwertet Cumarine erwiesenermaßen anders als Ratten und andere Nagetiere. Für Menschen besteht daher keine Gefahr, Steinkleekrautextrakte in Tagesdosen bis zu 30 mg innerlich anzuwenden und so die Heilkraft zu nutzen.

Anbau

Die anspruchslose zweijährige Pflanze ist auch eine beliebte Bienenweide und lässt sich problemlos im eigenen Garten aussäen oder an Wegrändern und Schutthalden sammeln.

schädigt, kann sich die entsprechende Hautstelle sogar gelb-bräunlich verfärben. Außerdem treten Wassereinlagerungen, sogenannte Ödeme, auf, denn die gewebsschädigenden Eiweißmoleküle verfügen über ein Wasserbindungsvermögen. Gleichzeitig befördert das Lymphsystem das Wasser verlangsamt in den Blutkreislauf zurück.

Die Extrakte aus dem Steinkleekraut bewirken eine Aktivierung des körpereigenen Immunsystems, sodass im roten Knochenmark vermehrt Makrophagen gebildet und freigesetzt werden, wodurch die gefäßschädigenden und wasserbindenden Eiweißbausteine effektiver abgebaut werden können. Im Ergebnis sind die Blutgefäße von innen heraus besser vor Schäden geschützt und Wassereinlagerungen in den Beinen und Armen lassen nach oder treten im Idealfall gar nicht erst auf.

Eleutherococcus senticosus

TAIGAWURZEL

ARZNEILICH VERWENDETE PFLANZENTEILE: Wurzel
ESSBARE PFLANZENTEILE: –
WICHTIGE INHALTSSTOFFE: Eleutheroside, Lignane,
Kaffeesäurederivate, Polysaccharide
BEDEUTSAME WIRKUNGEN: adaptogen, immunmodulierend,
Vorbeugung von viralen Infekten

Die Taigawurzel ist ein Superkraut, das sich perfekt an die extremen Wetterbedingungen in seiner Heimat in Sibirien, Nordchina und in Korea angepasst hat. Bekannt wurde es tragischerweise nach der Reaktorkatastrophe von Tschernobyl. Die immunmodulierenden (S. 32) und adaptogenen (S. 26) Eigenschaften der Heilpflanze sollen den Menschen damals geholfen haben, die tödliche Katastrophe zu überleben, und sind mittlerweile wissenschaftlich gut untersucht. Sie gehen auf eine Gruppe von Inhaltsstoffen zurück, die zusammenfassend Eleutheroside genannt werden.

FÜR EIN ROBUSTES IMMUNSYSTEM

Die Taigawurzel eignet sich hervorragend für Menschen, die ihr Immunsystem stärken wollen, um beispielsweise gut auf die nächste Erkältungswelle vorbereitet zu sein. Zum einen stärken die Inhaltsstoffe der Taigawurzel das spezifische Immunsystem, indem sie die Zellen dazu anregen, vermehrt B- und T-Lymphozyten zu bilden. Beide Immunzellarten sind darauf spezialisiert, Erreger abzuwehren und abnorme Zellen, wie beispielsweise Tumorzellen, zu bekämpfen. Die B-Lymphozyten können außerdem dazu beitragen, dass

es zur Bildung von Antikörpern und damit zu einer Immunität gegen bekannte Erreger kommt. Außerdem stimuliert das Superkraut leicht die unspezifischen Abwehrkräfte, also die Bildung von Granulozyten, deren Aufgabe es ist, bakterielle Erreger »einzukreisen« und zu zerstören, sowie die Monozyten, die Krankheitserreger ebenfalls zerstören und zusätzlich Bruchstücke der Erreger auf ihrer Oberfläche tragen, damit wiederum die spezifischen Immunzellen Antikörper gegen diese Erreger bilden können.

Ein Schutz vor viralen Infekten

Die Taigawurzel gehört zu den wenigen Heilpflanzen, die neben den immunmodulierenden Eigenschaften zusätzlich antivirale Wirkungen (S. 36) haben. Extrakte aus dem Superkraut können erfolgreich zur Vorbeugung und zur Behandlung von grippalen Infekten eingesetzt werden, denn die Inhaltsstoffe verhindern anscheinend die Kopie der Erbsubstanz von Viren.

Ein Adaptogen für geistige und körperliche Leistungsfähigkeit

Menschen mit mental anstrengenden Berufen, die über lange Phasen höchst konzentriert sein müssen wie beispielsweise Fernkraftfahrer, Pädagogen und medizinisches Fachpersonal, aber auch Breiten- und Leistungssportler genießen durch die Taigawurzel eine körperliche und geistige Leistungssteigerung, denn die Taigawurzel beeinflusst das Hormonsystem als natürliches Adaptogen. Durch bestimmte Inhaltsstoffe wird insbesondere das Stresshormon Adrenalin in seiner Bildung und Ausschüttung gehemmt, weswegen man sich gelassener fühlt. Gleichzeitig bewirken die Eleutheroside der Wurzel eine erhöhte körperliche und geistige Belastbarkeit. Eine perfekte Kombination.

Die Taigawurzel wirkt außerdem noch antioxidativ (S. 28), also schützend auf die Erbsubstanz der Zellen, gegen freie Radikale, die uns in Stressphasen noch stärker als sonst bestürmen.

Taigawurzel als Arzneimittel

Eingesetzt werden kann die Wurzel in Form von Tee, Wurzelpulver, Tinkturen sowie als Fertigpräparat. Sie ist in Deutschland als pflanzliches Medikament zugelassen.

Empfohlen wird, einen standardisierten Extrakt nach Angaben des Herstellers zu verwenden oder tägliche Zubereitungen mit 2 bis 3 g des Superkrauts für maximal 3 Monate einzunehmen. Danach sollte zur Sicherheit eine Einnahmepause von mindestens 2 Monaten erfolgen, weil Langzeitstudien noch fehlen.

Risiken und Nebenwirkungen

Die Taigawurzel darf aufgrund fehlender Sicherheits- und Unbedenklichkeitsuntersuchungen nicht während Schwangerschaft und Stillzeit oder an Kindern unter 12 Jahren angewendet werden. Bei Fieber, Bluthochdruck, nach Herzinfarkt oder anderen Herzerkrankungen sollte ebenfalls verzichtet werden, da nicht auszuschließen ist, dass eine Anwendung diese Krankheitsbilder verschlechtern könnte.

Bei folgenden Erkrankungen sollte die Taigawurzel nur auf ärztlichen Rat hin angewendet werden: Diabetes (1 + 2), bei hormonabhängigen Tumo-

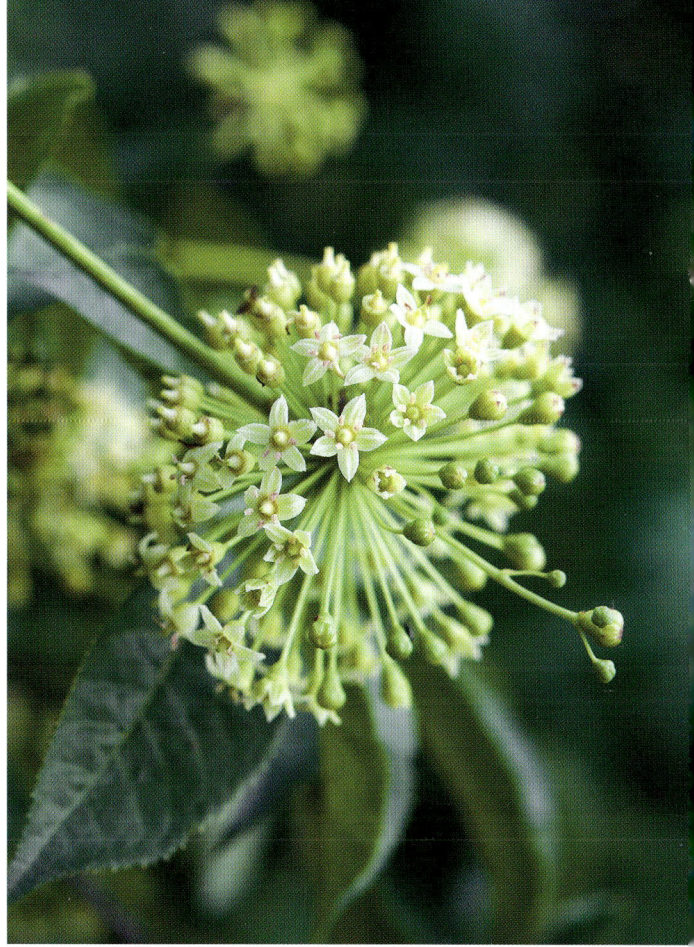

ren (z. B. Brustkrebs), Störungen des Zentralnervensystems, auch leichterer Art wie beispielsweise Nervosität oder Schlafstörungen. Während der Anwendung sollten alkoholische und koffeinhaltige Getränke vermieden werden.

Die Taigawurzel darf in keinem Fall gleichzeitig mit herzwirksamen Glykosiden angewendet werden. Unerwünschte Wechselwirkungen sind nicht auszuschließen bei gleichzeitiger Einnahme von blutzuckersenkenden oder blutgerinnungshemmenden Medikamenten sowie Psychopharmaka jeder Art.

Anbau

Das robuste, winterharte Gehölz gedeiht auch in unseren Breiten. Es kann ganzjährig ausgesät werden, braucht als Frostkeimer allerdings Minustemperaturen, um im Frühjahr zu wachsen.

Ocimum sanctum

TULSI

ARZNEILICH VERWENDETE PFLANZENTEILE: Blätter
ESSBARE PFLANZENTEILE: Blätter
WICHTIGE INHALTSSTOFFE: ätherische Öle, Gerbstoffe, Flavonoide
BEDEUTSAME WIRKUNGEN: wahrscheinlich antidiabetisch und antiasthmatisch;
antientzündlich, antibakteriell, antioxidativ

In Indien ist Tulsi eine heilige Pflanze. Sie repräsentiert den Hindugott Vishnu und seine Inkarnation Krishna und steht daher in Indien für Schutz, aber auch für Reinheit. Es ist also nicht verwunderlich, dass man das Superkraut vor zahllosen Hauseingängen und auf Höfen findet. Botanisch betrachtet gehört Tulsi zur Familie der Lippenblütler, auch Lamiaceae genannt, und ist mit dem in Europa bekannten Basilikum (*Ocimum basilicum*) verwandt. Anders als das bei uns bekannte Basilikum ist Tulsi ein Strauch mit verholzten Stängeln.

In der Ayurveda-Heilkunde hat Tulsi wegen seiner zahlreichen Heilwirkungen eine lange Tradition. Und tatsächlich scheint die Pflanze für uns so manche Überraschung wie beispielsweise antidiabetische und antiasthmatische Wirkungen zu bergen. Aber auch Menschen mit entzündlichen rheumatischen Erkrankungen könnte das Superkraut Linderung verschaffen.

GESUNDHEIT AUF GANZER LINIE

Tulsi wirkt stark durch ätherische Öle. Zerreibt man frische Blätter, so wird ein intensiver, nelkenartiger Duft freigesetzt, denn dort sind verschiedene ätherische Öle wie beispielsweise Eugenol und α- und β-Caryophyllen gespeichert. Alle ätherischen Öle haben desinfizierende Wirkungen und können dadurch entzündungshemmend wirken. Tulsiblätter enthalten außerdem Gerbstoffe und Flavonoide, die ebenfalls antientzündliche Eigenschaften besitzen. Dieser Cocktail aus wirksamen Substanzen macht das Superkraut so einmalig.

Superkraut für den Blutzucker

Im wissenschaftlichen Rampenlicht steht Tulsi vor allem wegen seiner antidiabetischen Wirkung, die als recht gut belegt gilt. Davon können nicht insulinpflichtige Diabetiker profitieren, also Personen, die zwar am Typ-2-Diabetes erkrankt sind, aber (noch) kein Insulin spritzen müssen. Zahlreiche Studien konnten zeigen, dass der Blutzucker nach dem Essen von Tulsi zwischen 7 bis 18 % niedriger war als zuvor. Wichtig für den antidiabetischen Effekt sind die regelmäßige Anwendung von Tulsi und eine ausreichend hohe Wirkstoffmenge: Eine 70 kg schwere Person muss täglich mindestens 3,5 g Blätter des Superkrauts verzehren.

Eine Waffe gegen Bakterien und Pilze

In Zeiten von immer häufiger auftretenden Antibiotikaresistenzen suchen Forscher unter Hochdruck nach Alternativen zu herkömmlichen

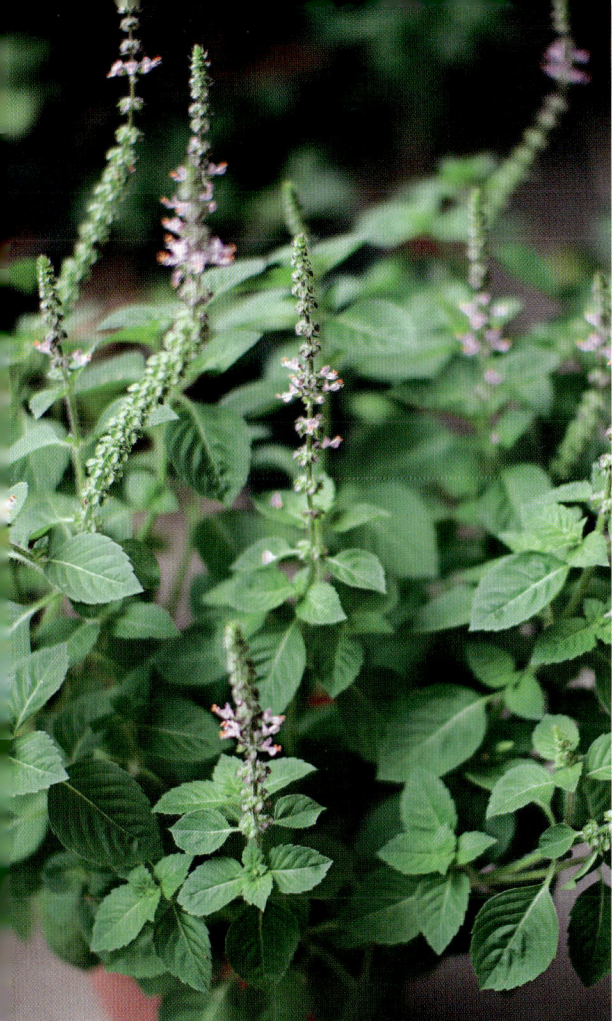

Antibiotika. Speziell gegen das Bakterium *Staphylococcus aureus*, das beispielsweise Haut-, Lungen- und Muskelentzündungen auslösen kann, scheint Tulsi besonders wirkungsvoll zu sein. Das Wunderkraut kann aber auch das Wachstum und die Vermehrung von Pilzen hemmen. Diese Wirkung ist besonders für Menschen interessant, die an Haut- oder Nagelpilz leiden.

Eine schützende Wohltat für den Körper

Das ayurvedische Superkraut verfügt außerdem über sehr gute antioxidative Eigenschaften (S. 28). Damit ist es nicht nur für gesunde und geschützte Zellen eine Kostbarkeit. Menschen mit einer Magenschleimhautentzündung und ei-

nem erhöhten Cholesterinspiegel werden von den auch antientzündlichen Eigenschaften des Tulsikrauts ebenfalls profitieren.

Gleichzeitig zeigen die Inhaltsstoffe immunmodulierende Eigenschaften (S. 32), schmerzlindernde, krampflösende und antientzündliche (S. 31) Effekte. Daraus könnten Menschen mit chronisch-entzündlichen Erkrankungen etwa entzündlichem Rheuma, Nutzen ziehen.

Zu guter Letzt könnte Tulsi auch Asthmatikern eine Hilfe sein. In Studien am Menschen konnte vereinzelt gezeigt werden, dass die Einnahme von Auszügen aus den Blättern des Superkrauts sowohl die Vitalkapazität, also die Luftmenge, die maximal ein- und ausgeatmet werden kann, erhöht als auch das mühsame Atmen erleichtert.

Tulsi als Arzneimittel und als Lebensmittel

Eigesetzt werden können Tulsiblätter in Form von Tee, pulverisierten und getrockneten Blättern, als Tinktur, als heilsames Lebensmittel sowie in Form von Fertigpräparaten.

Tulsi ist in Deutschland als homöopathisches Arzneimittel und als Lebensmittel erhältlich. Empfohlen wird, einen standardisierten Extrakt nach Angaben des Herstellers zu verwenden oder tägliche Zubereitungen mit 6 bis 12 g des Superkrauts.

Risiken und Nebenwirkungen

Hohe Dosierungen von Tulsiextrakten zeigten in Tierversuchen eine spermienhemmende Wirkung. Die Einnahme von 5 bis 7 g Tulsiblattpulver pro Tag über 3 Monate führte bei wenigen Menschen zu Verstopfung. Aufgrund der möglichen abtreibenden Wirkung sollte Tulsi nicht während einer Schwangerschaft eingenommen werden.

Anbau

Das aromatische Kraut kann auch in unseren Breiten drinnen und draußen kultiviert werden.

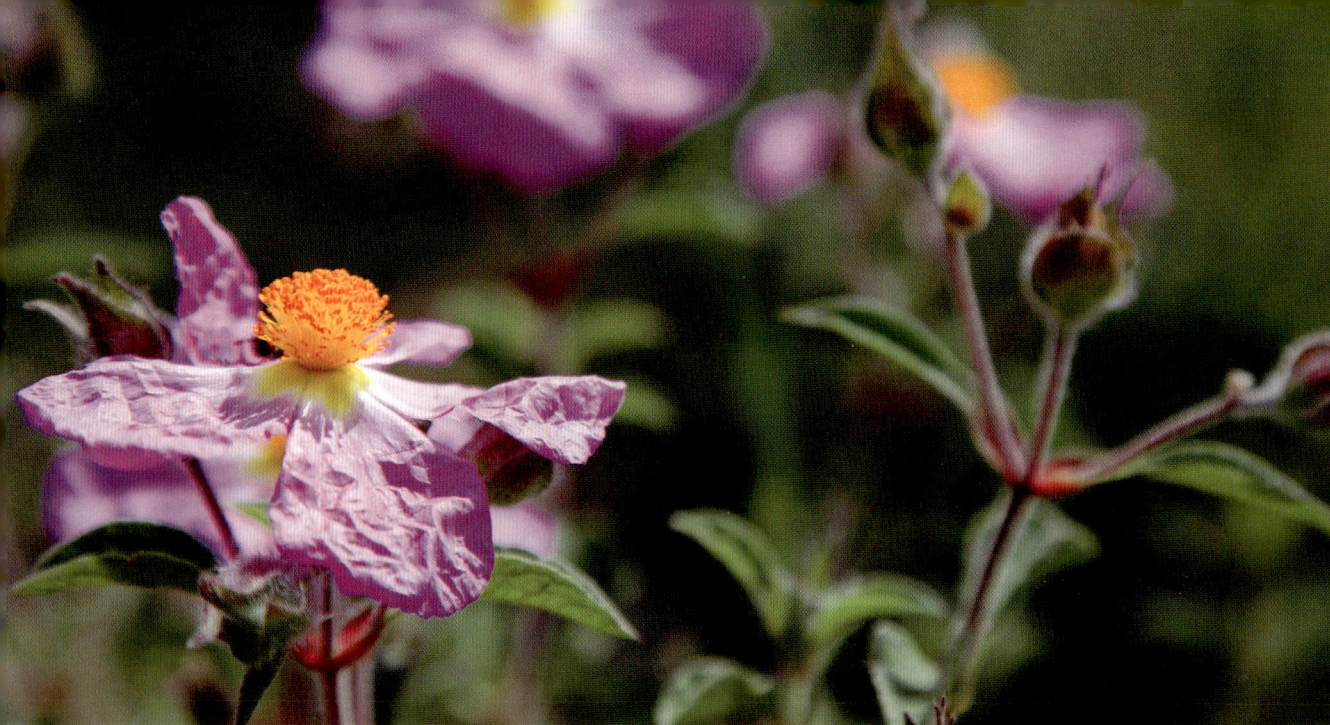

Cistus incanus

ZISTROSE

ARZNEILICH VERWENDETE PFLANZENTEILE: Kraut
ESSBARE PFLANZENTEILE: –
WICHTIGE INHALTSSTOFFE: Polyphenole (Flavonoide),
ätherische Öle, Gerbstoffe, Glykoside
BEDEUTSAME WIRKUNGEN: entzündungshemmend, vorbeugend und
therapeutisch bei Grippe- und Erkältungsviren, antibakteriell,
antimykotisch, antioxidativ, wundheilungsfördernd,
juckreizlindernd, oberflächenverdichtend, schwermetallausleitend

Die Zistrose gehört zu den Superkräutern, über deren Wirkungen man leicht ganze Bücher mit Inhalten füllen könnte. Die im Mittelmeerraum beheimatete, vom Aussehen her an eine Wildrose erinnernde Pflanze gilt als Jungbrunnen und beschenkt uns dank einer ganzen Palette von Wirkungen mit andauernder Gesundheit. Sie bekleidet sogar eine eigene Pflanzenfamilie, die der Zistrosen-Gewächse (Cistaceae). Während das Superkraut in den Ländern rund um das Mittelmeer bereits in der Antike als wichtige Heilpflanze bei Erkältungen, bakteriellen Infekten, Entzündungen der Haut und der Schleimhäute geschätzt wurde, zieht das Superkraut erst seit einigen Jahren in die Hausapotheken Nordeuropas ein. – Mit besten Aussichten!

ALLROUNDTALENT FÜR EIN GESUNDES LEBEN

Die Pflanze des Jahres 1999 gehört zu den polyphenolreichsten Pflanzen der Welt. Ihr durchschnittlicher Gehalt liegt bei 26 % (3-mal mehr als Rotwein!). Daneben enthält das Zistrosenkraut noch Harze und ätherische Öle.

Dieses Zusammenspiel von Inhaltsstoffen wirkt vorbeugend und therapeutisch bei der Abwehr von Grippe- und Erkältungsviren. Die Zistrose hat antibakterielle Eigenschaften und kann durch ihre antimykotische Wirkung Pilzerkrankungen bremsen. Da Polyphenole antioxidative Eigenschaften besitzen (S. 28), wirkt das Superkraut als zellschützender und Krebserkrankungen vorbeugender Radikalfänger. Auch anderen Folgen von oxidativem Stress wie Arteriosklerose, Morbus Alzheimer und Alterungsprozessen soll die Zistrose vorbeugen.

Innerlich wie äußerlich angewendet, verfügt das Zistrosenkraut über wundheilungsfördernde, adstringierende sowie juckreizlindernden und entzündungshemmenden Effekte.

Traditionelle Anwendungsbereiche der Zistrose sind grippale Infekte und Grippe, Entzündungen des Mund- und Rachenraumes sowie auch verschiedene Hauterkrankungen.

Einkehrverbot für Viren

Untersuchungen konnten zeigen, dass Auszüge aus dem Zistrosenkraut das Anhaften von Influenzaviren an den Schleimhautzellen im Atemtrakt erschweren, indem die Polyphenole die Viren »umlagern« und so daran hindern, an den Zellen anzudocken und in sie einzudringen. Die Zistrose mit ihren auf diese Weise universell antiviral agierenden Polyphenolen könnte daher bei den laufend mutierenden und zunehmend resistenten Grippe- und Influenzaviren eine unterstützende Behandlungsoption sein. Man darf gespannt sein auf weitere Forschungsergebnisse.

Ein Hoffnungsschimmer für schwermetallbelastete Menschen

Polyphenole sind wahrscheinlich in der Lage, in den Magen-Darm-Trakt eindringende Schwermetalle wie Cadmium zu »erkennen«. Dabei umschließen sie diese ähnlich, wie das bei Viren beobachtet werden konnte, und sorgen so dafür, dass die schädlichen Stoffe nicht in den Blutkreislauf und damit in andere Organe gelangen. Sie werden ausgeschieden. Mineralische Verbindungen wie Eisen oder Magnesium werden allerdings nicht von den Polyphenolen gebunden und deaktiviert. Sie sind an Nahrungsmittel gebunden und werden anders verstoffwechselt.

Eine Wohltat für entzündete Haut

Wegen seiner oberflächenverdichtenden, antibakteriellen und antimykotischen Eigenschaften eignet sich das Zistrosenkraut bei äußerer Anwendung hervorragend zur Behandlung von Neurodermitis, Akne, Mund- und Rachenentzündungen, Wundliegen und Geschwürbildung der Haut durch Druckeinwirkung (Dekubitus) und bei Hämorrhoiden.

Zistrose als Medizinprodukt

Eingesetzt werden kann das Kraut in Form von Tee, Tinkturen, Sitzbad, Auflage, Breiumschlag, Creme sowie in Form von Fertigpräparaten. Zistrosenkraut ist in Deutschland als Medizinprodukt und als homöopathisches Arzneimittel erhältlich. Empfohlen wird, einen standardisierten Extrakt nach Angaben des Herstellers zu verwenden oder tägliche Zubereitungen mit 3 bis 6 g des Superkrauts.

Risiken und Nebenwirkungen

Bislang nichts bekannt.

Anbau

Die prächtig blühende mehrjährige strauchige Pflanze gedeiht problemlos in unseren Breiten.

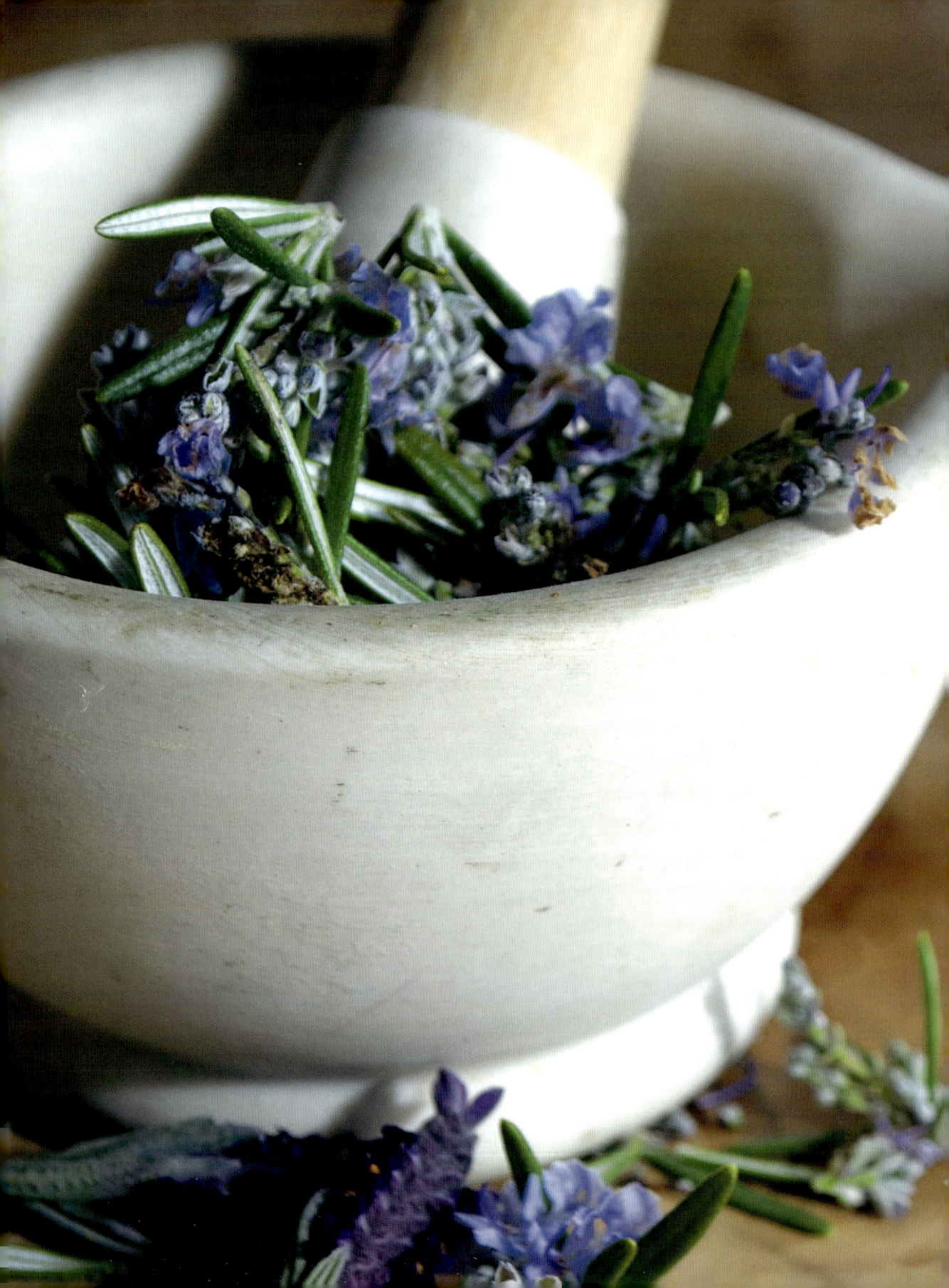

REZEPTE MIT SUPERKRÄUTERN

Superkräuter entwickeln bei richtiger Verarbeitung vielfältige erstaunliche Eigenschaften für unsere Gesundheit. Grundrezepte sowie schmackhafte und heilsame Zubereitungen für einen gesunden Darm, Körperkraft, Stressresistenz, leistungsfähige Abwehrkräfte, Zellgesundheit, Entspannung, effektive Abwehr von Bakterien und vieles mehr finden Sie in diesem Kapitel.

GRUNDREZEPTE

Je nach Eigenschaften der Pflanzen, den verwendeten Pflanzenteilen oder ihren Einsatzgebieten eignen sich verschiedene Zubereitungsweisen. Einleitend finden Sie hier die wichtigsten Grundzubereitungsarten.

Superkräuter können vielfältig eingesetzt und beispielsweise als Zubereitung aus einer frischen Pflanze, als ganze Pflanze mit allen Bestandteilen oder nur in Teilen angewendet werden. Meistens werden Superkräuter in Form von Zubereitungen wie Tees, Abkochungen, Kaltwasserauszügen oder Tinkturen aus frischen oder getrockneten Pflanzenteilen angewendet. Auch die Pulverisierung und die Herstellung von Trockenauszügen sind möglich.

Die wichtigsten Zubereitungsarten und ihre Eignung für bestimmte Pflanzenteile möchte ich Ihnen einleitend vorstellen:

Presssäfte

Saftige Beeren, Blüten und Blätter eignen sich hervorragend zur Herstellung von Presssäften: Die frischen Pflanzenteile werden von Hand oder mit einer Küchenmaschine zerkleinert und durch ein sauberes Tuch gepresst. Die Rückstände sollten erneut mit etwas Wasser angefeuchtet und nochmals ausgedrückt werden.

Presssäfte haben einen sehr hohen Wirkstoff- und Nährstoffgehalt, sind aber nicht haltbar und sollten am besten sofort verbraucht werden.

Auszugsöle

Frische wie auch getrocknete Superkräuter geben ihre fettlöslichen Inhaltsstoffe an Öle frei. Lavendelblüten oder Tulsi verleihen Speiseölen wie Raps- oder Olivenöl einen gesundheitlichen Mehrwert. Für zur äußeren Anwendung gedachte Ölauszüge sind pflegendes Mandel- oder Aprikosenkernöl gut geeignet.

Zur Herstellung eines Ölauszuges gibt man je nach Rezeptur ganze oder zerkleinerte Pflanzen in ein Gefäß und füllt es mit Öl auf, sodass alle Pflanzenteile bedeckt sind. Es sollte gut verschlossen, beschriftet und bei Zimmertemperatur aufbewahrt werden. Zwischendurch bewegen beziehungsweise schütteln, sodass alle Pflanzenteile gut gesättigt sind und nicht etwa zu schimmeln anfangen. Nach der vorgegebenen Zeit wird meist durch ein feines Sieb abgeseiht. Auszugsöle halten bis zu 12 Monate, je nach Ölsorte. Das Haltbarkeitsdatum des verwendeten Öles kann auf das Auszugsöl übertragen werden. Niemals ranzig riechendes Öl verwenden, es kann Verdauungsbeschwerden und Hautreizungen verursachen!

Abkochungen

Harte Pflanzenteile wie Wurzeln, Rinden und Holz geben ihre Wirkstoffe nur schwer ab. Daher eignet sich hier besonders die Herstellung einer Abkochungen, auch Dekokt genannt. Hierfür werden die zerkleinerten Pflanzenteile mit kaltem Wasser angesetzt. Manchmal lässt man diesen Ansatz einige Stunden ziehen. Dann wird die Mischung bis zum Siedepunkt erhitzt, kurz gekocht und nach einer Ziehphase abgeseiht. Abkochungen eignen sich zum sofortigen Verzehr.

Sie haben den Vorteil, dass sie außerdem wieder aufgewärmt und so mit wenig Aufwand über den Tag verteilt eingenommen werden können.

Teeaufgüsse

Dieser Klassiker der Heilpflanzenkunde eignet sich für einzelne Pflanzenteile und Kombinationen und wird meist aus getrockneten Pflanzendrogen, manchmal aber auch aus frischen Zutaten zubereitet.

Die Pflanzenteile (Faustregel 1 TL auf 150 ml) werden mit kochendem Wasser übergossen und nach einer durchschnittlichen Ziehzeit 5–10 Minuten abgeseiht. Ein Teeaufguss wird üblicherweise sofort getrunken, weil mit dieser Zubereitungsart oftmals ätherische Öle freigesetzt werden, die sich mit der Zeit verflüchtigen. Deshalb auch immer abgedeckt ziehen lassen.

Wickel, Bäder & Co.

Ein Teeaufguss in etwas stärkerer Dosierung eignet sich oft auch für Wickel, Teil- oder Vollbäder: Hier können Sie als Faustregel eine Mischung von 1:10 veranschlagen, zum Beispiel 10 g Lavendelblüten auf 100 ml Wasser.

Inhalationen

Superkräuter, die reich an ätherischen Ölen sind, eignen sich zur Inhalation. In einer flachen Schüssel werden 4–6 EL der frischen oder getrockneten Pflanzenteile mit 1 l kochendem Wasser übergossen. Die aufsteigenden Dämpfe werden eingeatmet, indem man sich tief über die Schüssel beugt und den Kopf mit einem Handtuch bedeckt, damit die Dämpfe nicht entweichen. Inhalieren, bis das Wasser erkaltet ist.

Kaltwasserauszüge

Ein Kaltwasserauszug (Mazerat) eignet sich immer dann, wenn sich Wirkstoffe langsam und bei Zimmertemperatur aus dem Pflanzenteil lösen oder auch bei höheren Temperaturen leiden. Indische Flohsamenschalen und Leinsamen werden wegen ihres hohen Gehalts an Schleim- und Ballaststoffen besonders gerne als Kaltwasserauszug zubereitet. Dazu wird die frische oder getrocknete Pflanzendroge mit zimmerwarmem Wasser übergossen und unter gelegentlichem Umrühren etwa 30 Minuten lang bei Raumtemperatur stehen gelassen. Manche Pflanzen werden auch für 6–10 Stunden angesetzt. Je nach Wirkstoff wird danach abgeseiht, der Auszug wird kalt oder aufgewärmt genossen.

Milchabkochungen

Superkräuter wie die Schlafbeere werden traditionell als Milchabkochung angewendet. Diese Zubereitungen sind besonders nahrhaft. Zusammen mit Milch, Wasser und den Pflanzenteilen wird die Mischung so lange gekocht, bis etwa die Hälfte der Flüssigkeit verdampft ist. Dadurch soll die Milch die Wirkstoffe der Pflanze optimal aufnehmen.

Anschließend wird die Milchabkochung heiß und bei Bedarf gesüßt getrunken.

Tinkturen

Praktisch alle Superkräuter können als Tinktur, das heißt als Pflanzenauszug in Alkohol, zubereitet werden. In der Regel werden frische oder getrocknete Heilpflanzenteile mit geschmacksneutralem, 50–70-prozentigem Alkohol (Wodka oder Korn) angesetzt und bei Zimmertemperatur und vor direktem Sonnenlicht geschützt stehen gelassen. Meist mischt man Pflanzenteile im Verhältnis 1:5 oder 1:10. Die Mischung sollte täglich mehrmals geschüttelt werden. Nach 10–14 Tagen können die Zutaten durch ein Sieb abgefiltert werden.

Um die Tinktur vor UV-Strahlung zu schützen, sollte sie in einem Braunglasgefäß mit Schraubverschluss und mit Namen und Herstellungsdatum beschriftet aufbewahrt werden.

Tinkturen halten im Schnitt 6–12 Monate.

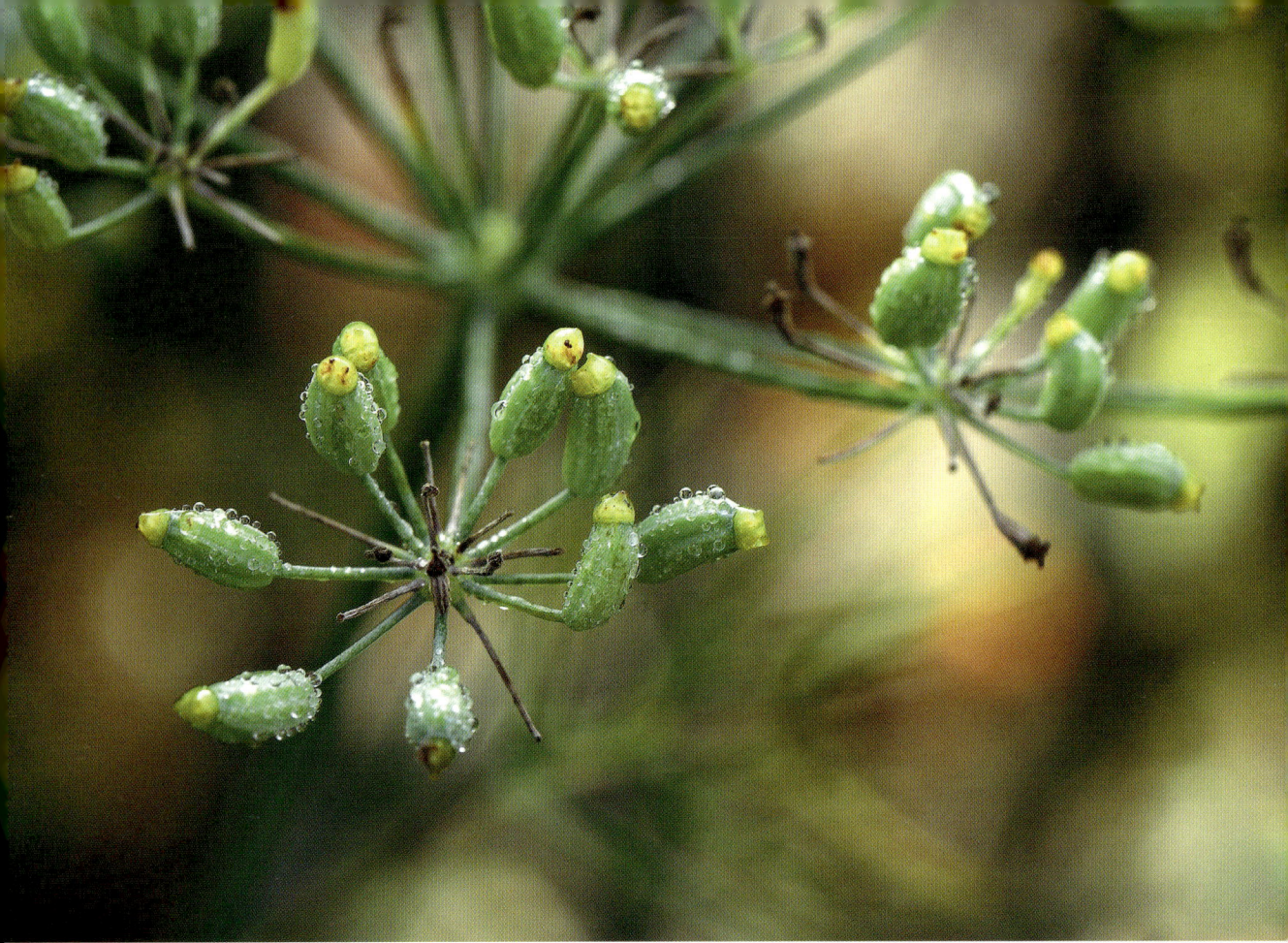

SCHMEICHELHAFTER BAUCH

Superkräuter helfen nicht nur bei verbreiteten Beschwerden,
sie regulieren die Darmfunktion, wirken sanierend oder vorbeugend.
Beste Voraussetzungen für einen ganzheitlich gesunden Körper.

Es geht nicht nur darum, häufige und lästige Beschwerden wie Blähungen, Bauchschmerzen, unregelmäßige Verdauung & Co. zu bekämpfen. Mit einer stabilen Darmgesundheit beugen wir vielen schwerwiegenden Erkrankungen wie Diabetes oder Krebs vor und erhalten die Basis für einen ganzheitlich gesunden Körper. Die Gruppe der Heilpflanzen, darunter zahlreiche Superkräuter, die auf unsere Verdauungsorgane wirken, ist so groß wie bei keinem anderen Anwendungsgebiet. Superkräuter wirken dabei vielfältig auf unsere Verdauung: Fenchelfrüchte, Ingwer oder Gelb-

wurz mit ihren wertvollen ätherischen Ölen entspannen Magen und den Darm und lindern Blähungen. Viele Pflanzen aus diesem Kapitel regen die Verdauung an und verbessern den Appetit, ohne aber »unbändige« Hungergefühle auszulösen. Andere, etwa Indische Flohsamenschalen, regulieren die Verdauung mithilfe von Ballaststoffen sowohl bei Durchfall als auch bei Verstopfung. Außerdem fördern und verlängern sie das Sättigungsgefühl. Wieder andere Pflanzen, etwa die Haronga, kurbeln die Bildung von Enzymen an, die bei schwacher Verdauung eine bessere Nährstoffaufnahme bewirken können.
In diesem Abschnitt finden Sie außerdem viele Anwendungen für den Dauereinsatz.

FITNESSFRÜHSTÜCK FÜR DEN DARM

mit Leinsamen und Flohsamenschalen

• 200 ml Wasser • 50 g feine Haferflocken •
1 Banane • 150 g Joghurt • 10 g Leinsamen •
5 g Flohsamenschalen

1. Für 1 Portion in einem kleinen Topf das Wasser zusammen mit den Haferflocken zum Kochen bringen. Die Mischung vom Herd nehmen und 2–3 Minuten quellen lassen.

2. In der Zwischenzeit die Banane in einem tiefen Teller mit einer Gabel zerdrücken und mit Joghurt verrühren. Gekochte Haferflocken, Leinsamen und Flohsamenschalen dazugeben und alles vermischen.

Am besten sofort und täglich gerne mit wechselndem Obst genießen.

DINKELMUS FÜR MEHR SCHWUNG IM DARM

mit Ingwer und Flohsamen

• 500 g Dinkelschrot oder Dinkelgrütze •
1200 ml Wasser • 2 Äpfel • 1 TL Ingwerwurzelpulver • 1 TL getrocknete Pomeranzenschalen •
1½ TL Zimt • 2 TL Honig oder Agavendicksaft •
2 TL Mandeln, gehackt • 2 TL Flohsamen

1. Für 4 Portionen den Dinkel in einem Topf mit dem Wasser unter ständigem Rühren in 10–20 Minuten weich kochen.

2. Inzwischen die Äpfel schälen, entkernen, würfeln und mit den Gewürzen zum Dinkel geben. Bei schwacher Hitze mitköcheln lassen, bis sie weich sind.

3. Das Mus mit Honig oder Dicksaft süßen, in Schälchen füllen und mit gehackten Mandeln und Flohsamen betreuen.

Das Mus können Sie kalt oder heiß genießen. Gerne im Wechsel mit dem Fitnessfrühstück.

Die stark quellenden Samen mobilisieren den Darm perfekt: schonend und regulierend.

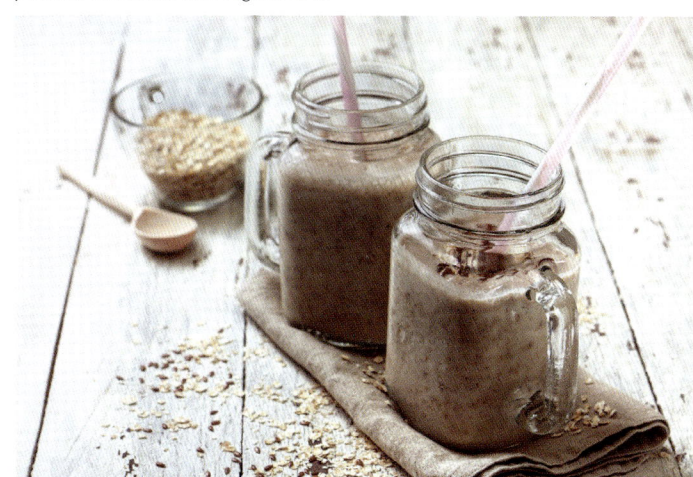

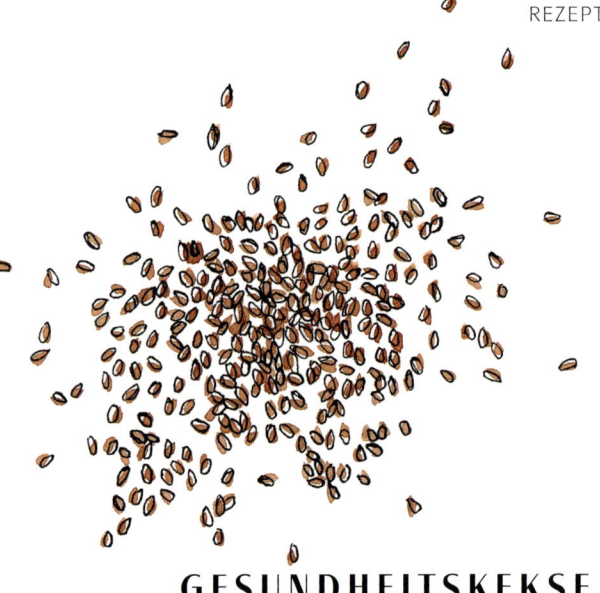

GESUNDHEITSKEKSE

mit Flohsamenschalen

• 150 g Haferflocken • 100 g Weizen- oder Dinkelvollkornmehl • 1 TL Backpulver • 2 TL Flohsamenschalen, gemahlen • 150 g Zucker • 150 g Margarine • etwas Wasser • Backblech mit Backpapier

1. Den Backofen auf 200 ° C Ober-/Unterhitze vorheizen. Haferflocken, Mehl, Backpulver, Flohsamenschalen und Zucker in einer Schüssel gut mischen, dann mit der Margarine zu einem glatten Mürbeteig verkneten. Bei Bedarf etwas Wasser hinzugeben.

2. Mit einem TL kleine Häufchen abstechen, diese mit Abstand auf einem Backblech mit Backpapier verteilen und leicht platt drücken. In 10–13 Minuten goldbraun backen. 2 Minuten auf dem Backblech anziehen lassen, dann auf einem Gitter abkühlen lassen.

In einer Dose bleibt der darmgesunde Snack für zwischendurch lange mürbe.

BITTERER SALAT FÜR EINEN FLACHEN BAUCH

mit Chicorée und Leinsamen

• 300–400 g Chicorée • 4 Scheiben magerer, roher Schinken (á 30 g) • 10–12 EL fettarmer Joghurt • 2 EL fettarme Milch • Zitronensaft • Jodsalz • frisch gemahlener schwarzer Pfeffer • 4 TL Leinsamen

1. Für 4 Portionen den Chicorée waschen, putzen, harte Stängel entfernen und in Streifen schneiden. Den Schinken ebenfalls in Streifen schneiden.

2. Aus Joghurt, Milch, Zitronensaft, Salz und Pfeffer ein Dressing zubereiten, mit Chicoreé, Schinkenstreifen und Leinsamen mischen.

Der Salat sorgt mit den schleimstoffreichen Leinsamen für schnelle Sättigung und wirkt probiotisch für eine gute Darmflora.

TIPP FÜR SIE

Flohsamenschalen, Leinsamen und Haferflocken sind reich an wasserlöslichen Ballaststoffen, die in Wasser zu einer Art Gel werden. Sie haben den Vorteil, dass sie deutlich weniger Blähungen verursachen als wasserunlösliche Ballaststoffe, die bevorzugt in Vollkornbrot oder Kleie enthalten sind.
Flohsamenschalen und Leinsamen quellen weniger gut in Milch und Milchprodukten. Wenn Ihr Darm zu Trägheit neigt, sollten Sie das Frühstücksmüsli von Seite 99 mit Wasser oder pflanzlichem Milchersatz zubereiten.

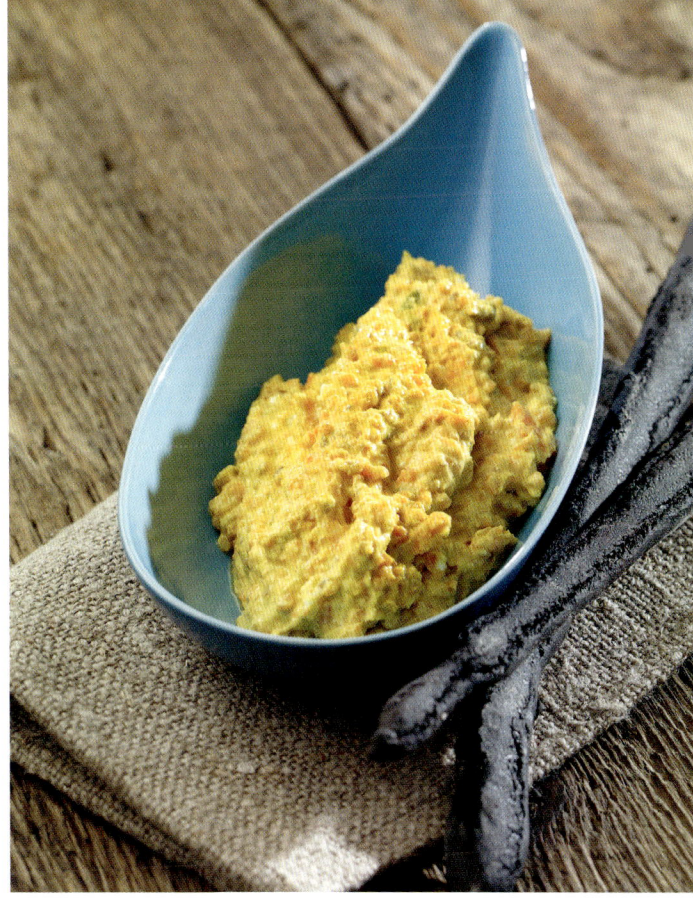

Würziger Dip mit gesunden »Nebenwirkungen«

DUFTENDER BAUCHWOHLREIS

mit Gelbwurz

- 200–300 g Basmati- oder Jasminreis • 500–750 ml Wasser • 1 TL Salz • 1 Lorbeerblatt • ¾ TL Gelbwurzpulver • frisch gemahlener schwarzer Pfeffer • 2 EL Rapsöl

1. Für 4 Portionen den Reis in einem feinen Sieb mit kaltem Wasser waschen. Dann in einem Topf mit Wasser (1 : 2,5), Salz und dem Lorbeerblatt abgedeckt kochen lassen, bis alle Flüssigkeit aufgesogen ist. Vom Herd nehmen und noch 10 Minuten ausquellen lassen.

2. Das Lorbeerblatt entfernen und den Reis mit Gelbwurz, Pfeffer und Rapsöl mischen.

Diese Beilage sorgt für eine gute Verdauung. Sie dürfen sie so oft wie möglich auf den Tisch bringen. Passt zum Wokgemüse von Seite 123.

KRÄUTERDIP

mit Gelbwurz und Koriander

- 50 g Tomatenmark • 150 g Joghurt (1,5 % Fett) • ½ TL Gelbwurzpulver • ½ TL gemahlener Koriandersamen • ¼ TL Salz • ¼ TL frisch gemahlener schwarzer Pfeffer

1. Für 4 Portionen alle Zutaten zu einer cremigen Soße verrühren.

Genießen Sie den verdauungsfördernden Dip nach Belieben zu kalten und warmen Gerichten.

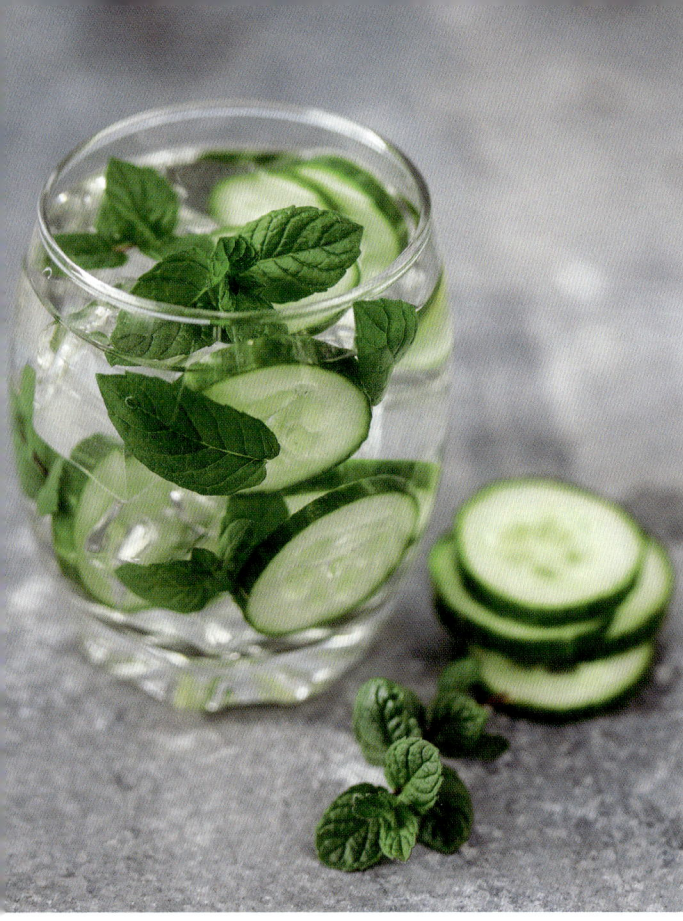

Mehr als bloß Wasser: Mit wenigen Superkräutern wird die tägliche Wasserdosis zur Gesundheitskur.

BAUCHWOHLWASSER
mit Gurke, Ingwer und Pfefferminze

• 150 g Biogurke mit Schale • 10 g frische Ingwerwurzel • 3 Stängel Pfefferminze • 1500 ml Mineralwasser (still oder medium)

1. Die Gurke waschen und etwa 2 cm groß würfeln. Die Ingwerwurzel ungeschält in 2 mm dicke Scheiben schneiden. Die Pfefferminze leicht andrücken, die Blätter am Stiel lassen.

2. Alle Zutaten in eine Karaffe geben und mit dem Wasser übergießen.

Trinken Sie täglich Bauchwohlwasser nach Belieben. Gurke, Ingwer und Pfefferminze fördern die Verdauung. Außerdem wirken Ingwer und Pfefferminze entzündungshemmend, entblähend und krampflösenden.

ENTBLÄHENDER GEWÜRZTEE
mit Fenchel und Kardamom

• 20 g Fenchelfrüchte • 20 g Kardamomkapseln

1. Die Fenchelfrüchte mit den Kardamomfrüchten vermischen und in einem Mörser grob zerstoßen.
Den Vorrat für 20 Portionen in einem dunklen, beschrifteten Gefäß aufbewahren.

2. Für 1 Portion 1 TL der Mischung mit 250 ml kochend heißem Wasser überbrühen. 10 Minuten zugedeckt ziehen lassen, dann abseihen und heiß genießen.

Bei Blähungen und Völlegefühl trinken Sie 2–3 Tassen täglich vor oder zu den Mahlzeiten.

NATÜRLICHE HILFE BEI VERSTOPFUNG

durch Leinsamen

• 10 g Leinsamen • 300 ml Wasser

1. Den Leinsamen in 150 ml Wasser einrühren und sofort trinken.

2. Weitere 150 ml Wasser nachtrinken.

Bei Verstopfung können Sie bis zu 3-mal täglich jeweils 10 g Leinsamen einnehmen. Danach Wasser nachtrinken, damit die Leinsamen die Speiseröhre vollständig passieren können.

VERDAUUNGSTINKTUR

mit Haronga

• 5 g Harongarinde • 100 ml hochprozentiger Alkohol (mind. 50 %)

1. Die zerkleinerte Harongarinde in eine Braunglasflasche geben und mit Alkohol auffüllen. Den Ansatz gut verschlossen 2 Wochen lang ausziehen lassen, dabei täglich schütteln.

2. Die Tinktur durch ein feines Sieb abseihen, erneut in eine Braunglasflasche abfüllen und beschriften.

Verbessert die Fettverdauung und löst Blähungen. Im Beschwerdefall nehmen Sie 2–3-mal täglich 1 TL zu den Mahlzeiten ein.

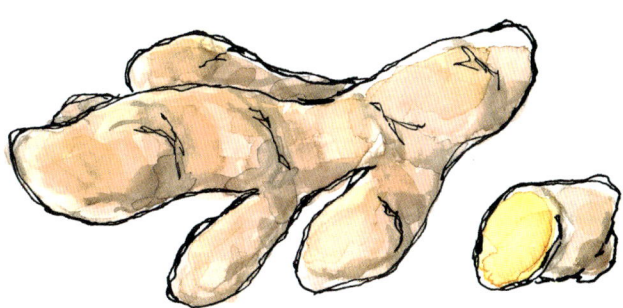

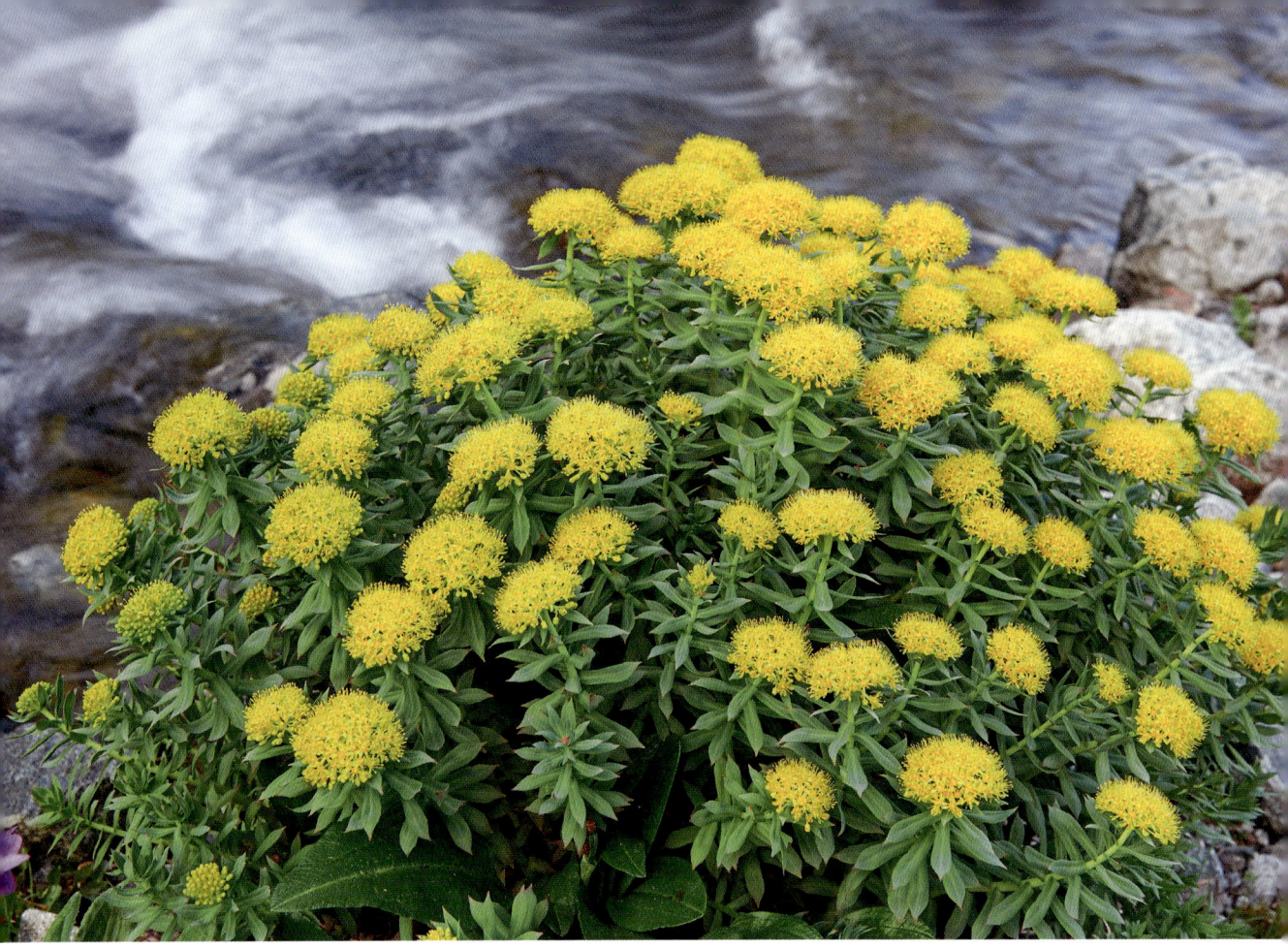

KRAFTVOLLER GEIST UND KÖRPER

Adaptogene Superkräuter helfen uns, chemische, physikalische, biologische und psychische Stressoren besser abzuwehren und Belastungssituationen leichter zu bewältigen. Ein Segen zur Stärkung von Geist und Körper.

Die pharmakologischen Eigenschaften von adaptogen wirkenden Superkräutern klingen zu schön, um wahr zu sein: Stressreaktionen und Erschöpfungsphasen werden verzögert oder treten gar nicht ein, der Körper passt sich besser an das Wetter an und das Immunsystem wird gestärkt. Sportler profitieren von einer verbesserten körperlichen Leistungsfähigkeit. Da muss es doch irgendwo einen Haken geben. Was sind das für Pflanzen? Handelt es sich gar um Doping und schaden wir uns damit, machen uns gar abhängig? – Nein. Adaptogene wie Jiaogulan, Rosenwurz, Schlafbeere, Tulsi und Co. definieren sich unter anderem gerade auch dadurch, dass sie auch bei längerer Einnahme und in hohen Dosen erwiesenermaßen ungiftig sind. Adaptogene wirken nicht spezifisch, sondern stärken unsere Selbstregulationskraft, sodass unser Organismus widerstandsfähiger und belastbarer wird und sich auch bei Belastungsschäden (Stress, Krankheiten etc.) schneller regeneriert.

SCHNELLER MUNTER-MACHERTEE

mit Rosenwurz und Guarana

• 30 g getrocknete Rosenwurzwurzel • 20 g Guaranasamen

1. Die Rosenwurzwurzel bei Bedarf noch weiter zerkleinern, die Guaranasamen grob hacken oder in einem Mörser zertrümmern. Alles gut vermischen und den Vorrat für 15 Portionen in einem dunklen Gefäß aufbewahren.

2. Für 1 Portion 1 TL der Mischung mit 250 ml Wasser in einen Topf geben und zum Kochen bringen, anschließend abseihen.

Trinken Sie bei Müdigkeit oder körperlicher Erschöpfung 1–2 Tassen täglich.

SPORTLERINFO

Um die Regenerationszeit nach dem Sport zu verkürzen, gehört die Rosenwurz zu den Wirkstoffen erster Wahl. Der Körper erholt sich schneller. Das Coffein aus Guarana gibt beim Training einen zusätzlichen Leistungs-Kick.

POWERTEE FÜR AUSDAUERSPORTLER

mit Taigawurzel, Tulsi und Heidelbeeren

• 30 g getrocknete Taigawurzel • 25 g getrocknete Tulsiblätter • 50 g getrocknete Heidelbeerfrüchte

1. Die Taigawurzel bei Bedarf noch weiter zerkleinern. Alle Zutaten vermischen und den Vorrat für 30 Portionen in einem dunklen, beschrifteten Gefäß aufbewahren.

2. Für 1 Portion 1 TL der Mischung mit 250 ml kochendem Wasser überbrühen. 15 Minuten zugedeckt ziehen lassen, dann abseihen.

Zur körperlichen und mentalen Leistungssteigerung sowie zur Reduktion von Stress durch freie Radikale trinken Sie kurmäßig über 3 Monate täglich 1–2 Tassen. Danach sollte eine Anwendungspause von 2–3 Monaten erfolgen.

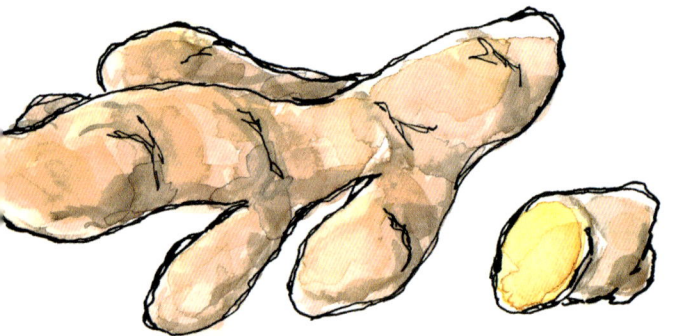

TEE FÜR KÖRPER, GEIST UND IMMUNSYSTEM

mit Tulsi, Ginkgo und Lavendel

• 30 g getrocknete Tulsiblätter • 30 g getrocknete Ginkgoblätter • 20 g getrocknete Lavendelblüten

1. Alle Zutaten vermischen und den Vorrat für 30–40 Portionen in einem dunklen, beschrifteten Gefäß aufbewahren.

2. Für 1 Portion 1 leicht gehäuften TL der Mischung mit 150 ml kochend heißem Wasser überbrühen. 5 Minuten zugedeckt ziehen lassen, dann abseihen.

Zur Stärkung von Körper und Geist trinken Sie täglich 1–3 Tassen über einen Zeitraum von mindestens 4 Wochen.

GUTE-LAUNE-TEE

mit Ginseng, Tulsi und Ingwer

• 25 g getrocknete Ginsengwurzel • 25 g getrocknete Tulsiblätter • 25 g getrocknete Ingwerwurzel

1. Die Zutaten bei Bedarf noch etwas zerkleinern, vermischen und den Vorrat für 25–30 Portionen in einem dunklen, beschrifteten Gefäß aufbewahren.

2. Für 1 Portion 1 gestrichenen TL der Mischung mit 200 ml kochend heißem Wasser überbrühen. 10 Minuten zugedeckt ziehen lassen, dann abseihen.

Für mentale und körperliche Kraft und ein starkes Immunsystem trinken Sie über einen Zeitraum von 4–8 Wochen regelmäßig 1–2 Tassen täglich.

INNERE-KRAFT-TEE

mit Ginseng

• 3 g Ginsengwurzel

1. Für 1 Portion die Ginsengwurzel mit 150 ml kochendem Wasser überbrühen. 5–10 Minuten zugedeckt ziehen lassen, dann abseihen.

Fördert die geistige und auch körperliche Leistungsfähigkeit oder stellt sie bei Erschöpfung wieder her. Trinken Sie über einen Zeitraum von maximal 4 Wochen regelmäßig über den Tag verteilt 3–4 Tassen.

VITALTEE

aus Jiaogulan

• 1 g getrocknete oder 0,5 g frische Jiaogulanblätter

1. Für 1 Portion die Jiaogulanblätter mit 250 ml kochendem Wasser überbrühen. 5 Minuten zugedeckt ziehen lassen, dann abseihen.

Trinken Sie für mehr Vitalität täglich 1 Tasse heiß oder kalt. – In China trinken die Menschen Tee mit Jiaogulanblätter täglich. In Deutschland fehlen Langzeituntersuchungen zur Wirksamkeit und zu möglichen unerwünschten Wirkungen. Daher sollte er maximal 12 Wochen am Stück angewendet werden. Danach den Wirkstoff wechseln.

DREI-KRÄFTE-TEE

mit Jiaogulan, Damiana und Tulsi

• 25 g getrocknete Jiaogulanblätter • 25 g getrocknete Damianablätter • 30 g getrocknete Tulsiblätter

1. Alle Zutaten vermischen und den Vorrat für 40–50 Portionen in einer beschrifteten Dose oder einem Braunglasgefäß aufbewahren.

2. Für 1 Portion 1 leicht gehäuften TL der Mischung mit 250 ml kochend heißem Wasser überbrühen. 5 Minuten zugedeckt ziehen lassen, dann abseihen.

Verbessert die Durchblutung, kräftigt den Körper und schützt vor freien Radikalen. Trinken Sie über einen Zeitraum von mindestens 6 Wochen täglich 1–3 Tassen.

KONZENTRATIONSTEE

mit Taigawurzel

• 2 g getrocknete Taigawurzel

1. Für 1 Portion die Taigawurzel bei Bedarf noch etwas zerkleinern und in einem Topf mit 250 ml kaltem Wasser übergießen.
2. Die Mischung kurz aufkochen lassen, dann die Wärme reduzieren. Den Sud 15 Minuten zugedeckt bei mäßiger Hitze ziehen lassen, dann abseihen.

Trinken Sie bei Konzentrationsbeschwerden, anhaltender Müdigkeit, Schwächegefühl und zur Leistungssteigerung täglich 1 Tasse heiß oder kalt. Der Tee sollte über einen Zeitraum von 4 bis maximal 12 Wochen regelmäßig angewendet werden. Danach sollte eine Anwendungspause von 12 Wochen erfolgen. Alternativ kann der Wirkstoff gewechselt und kann Jiaogulan, Rosenwurz oder Ginseng eingesetzt werden.

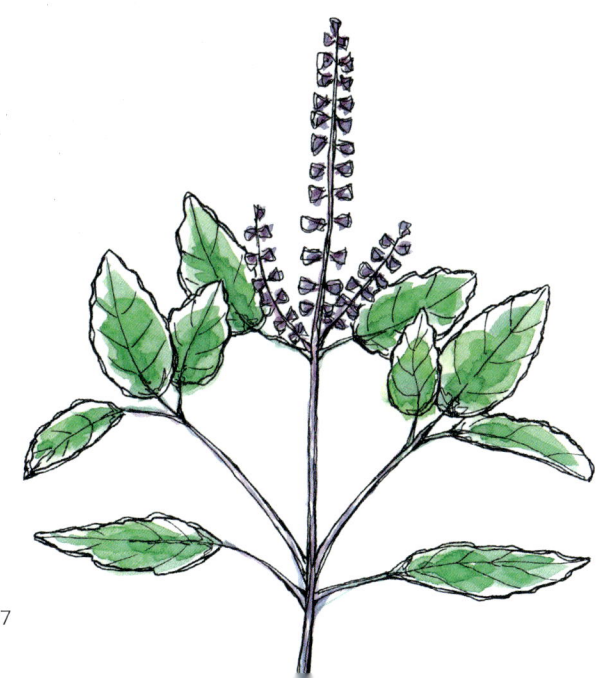

INTENSIVER REGENERATIONSTEE

mit Schlafbeere

• 2 g Schlafbeerenwurzelpulver

1. Für 1 Portion Schafbeerenwurzelpulver in einen Topf geben und mit 250 ml kaltem Wasser übergießen.

2. Die Mischung zum Kochen bringen. Dann die Hitze drosseln, bis der Tee nicht mehr kocht. Auf dieser Stufe 15 Minuten zugedeckt ziehen lassen. Die Wurzel kann abgefiltert oder mitgetrunken werden.

Für mehr Energie, Lebensfreude und eine bessere Schlafqualität trinken Sie täglich 3 Tassen des Tees kalt oder warm.

GEDÄCHTNISKRAFT-TINKTUR

mit Ginkgo

• 20 g frische junge Ginkgoblätter • 100 ml hochprozentiger Alkohol (mind. 50 %)

1. Die Ginkgoblätter zerschneiden und in eine Braunglasflasche geben. Mit Alkohol auffüllen und den Ansatz gut verschlossen 6 Wochen lang ausziehen lassen, dabei täglich schütteln.

2. Die Tinktur durch ein feines Sieb abseihen, in eine Braunglasflasche abfüllen und beschriften. Maximal 12 Monate aufbewahren.

Verbessert die Gedächtnisleistung und die Durchblutung. Nehmen Sie 3-mal täglich 1 TL ein. Die Tinktur sollte regelmäßig für 6–12 Monate angewendet werden. Nach diesem Zeitraum kann die Wirkung nachlassen.

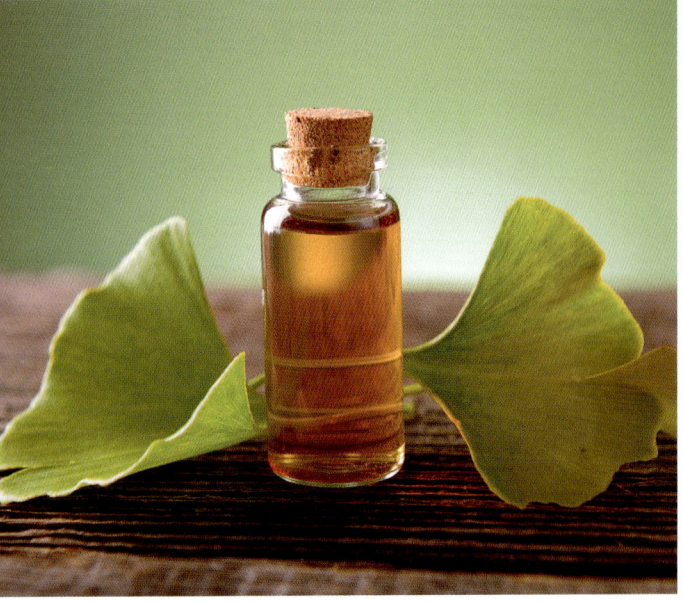

Ginkgotinktur sorgt mit Flavonoiden für ein leistungsstarkes und gut versorgtes Gehirn.

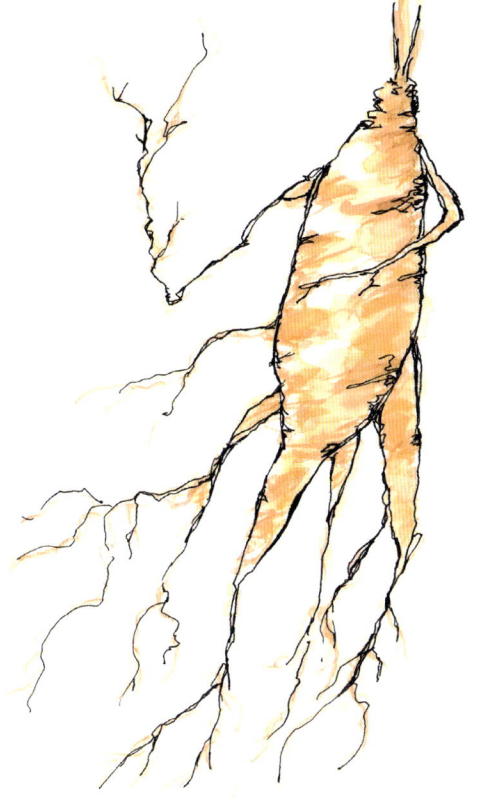

KRAFTTINKTUR FÜR KÖRPER UND GEIST

mit Ginseng

• 10 g Ginsengwurzel • 100 ml hochprozentiger Alkohol (mind. 50 %)

1. Die Ginsengwurzel bei Bedarf noch etwas zerkleinern und in eine Braunglasflasche geben. Mit Alkohol auffüllen und den Ansatz gut verschlossen 4 Wochen lang ausziehen lassen. Täglich schütteln.

2. Die Tinktur durch ein feines Sieb abseihen, in eine Braunglasflasche abfüllen und beschriften. Maximal 12 Monate aufbewahren.

Kann die Gedächtnisleistung und den Körper stärken. Nehmen Sie 2-mal täglich 1 TL ein. Die Tinktur sollte regelmäßig für 3 Monate angewendet werden. Danach eine Anwendungspause über 2–3 Monate einlegen.

KRAFT- & ABWEHR-TINKTUR

mit Taigawurzel

• 10 g getrocknete Taigawurzel • 100 ml hochprozentiger Alkohol (mind. 50 %)

1. Die Taigawurzel bei Bedarf noch etwas zerkleinern und in eine Braunglasflasche geben. Mit Alkohol auffüllen und den Ansatz gut verschlossen 4 Wochen lang ausziehen lassen. Täglich schütteln.

2. Die Tinktur durch ein feines Sieb filtern, in eine Braunglasflasche abfüllen und beschriften. Maximal 12 Monate aufbewahren.

Wirkt mental ausgleichend, immunmodulierend und fördert die körperliche Leistungsfähigkeit. Nehmen Sie regelmäßig über 3 Monate 2-mal täglich 1 TL ein. Danach eine Anwendungspause von 2–3 Monaten einlegen.

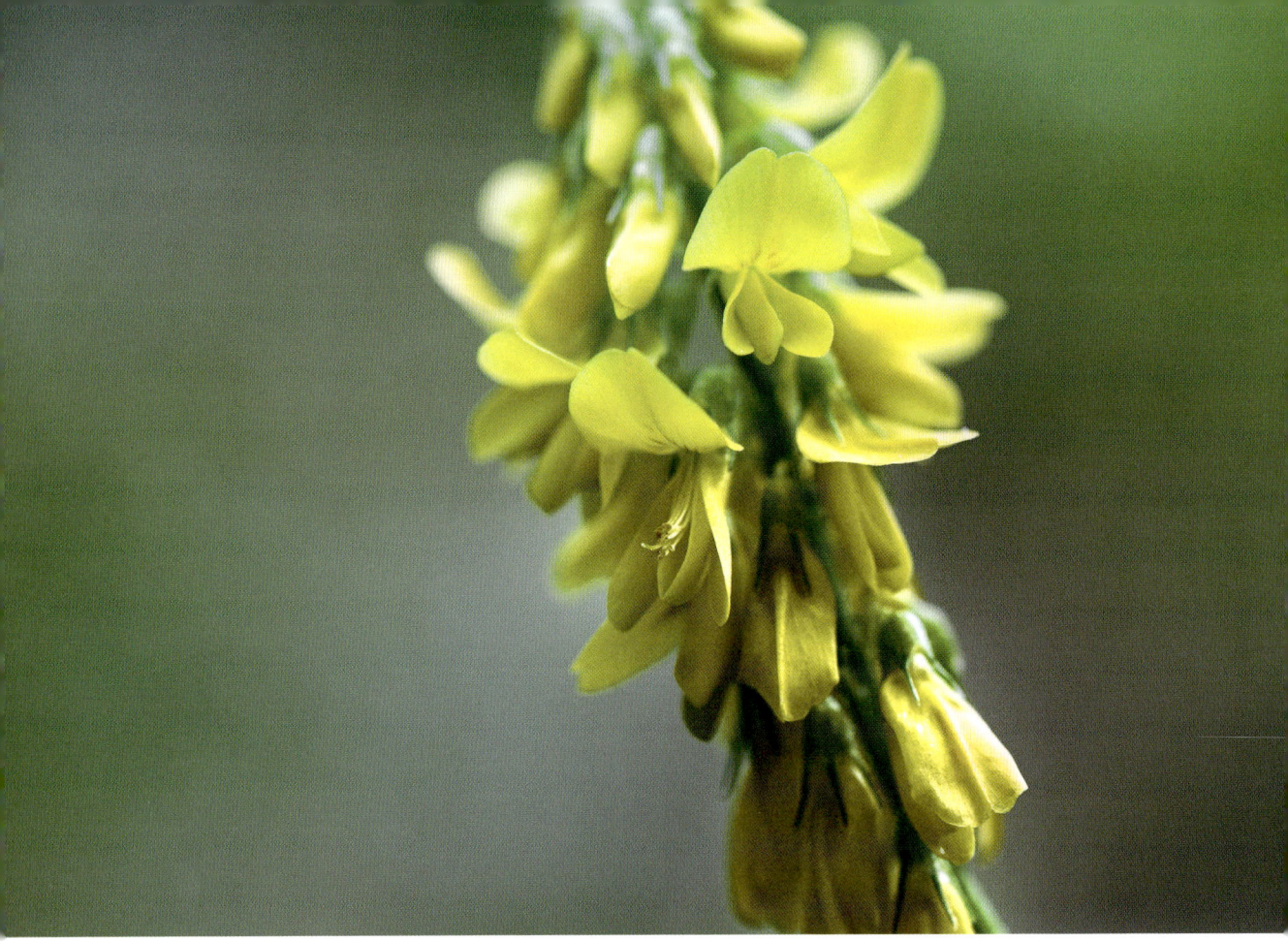

STARK FÜR HERZ UND GEFÄSSE

Um die Blutgefäße und das Herz-Kreislauf-System gesund zu erhalten,
können Superkräuter helfen, gefährlicher Plaque aus Cholesterin und Kalk
vorzubeugen und die Gesundheit aller Körperzellen zu verbessern.

Viele Superkräuter können zusammen mit einer guten Ernährung, ausgeglichener Lebensweise und körperlicher Bewegung effektiv helfen, die Herz-Kreislauf- und Gefäßgesundheit auf natürliche Weise zu erhalten und zu verbessern und so schwerwiegenden Erkrankungen vorzubeugen.

Erkrankungen, die in den Blutgefäßen ihren Anfang nehmen, äußern sich zunächst fast immer ganz leise. Deswegen werden Bluthochdruck, erhöhte Blutfettwerte und Arteriosklerose von vielen Menschen gar nicht wahrgenommen. Erst wenn schwere Erkrankungen wie Herzinfarkt oder Schlaganfall bereits entstanden sind, werden sich Betroffene ihrer Krankheit bewusst. Antioxidativ wirksame und entzündungshemmende Superkräuter wie Aronia, Gelbwurz, Ingwer und Tulsi helfen uns, die Blutgefäße geschmeidig und gesund zu halten. Sie sind unglaublich reich an Antioxidanzien, ätherischen Ölen, Gerbstoffen oder Flavonoiden und können dadurch sogar kleine Schäden reparieren.

GEFÄSSSCHUTZ-PESTO

mit Tulsi und Knoblauch

• 60 g Pinienkerne • 100 g frische Tulsiblätter •
1 Knoblauchzehe - Salz nach Geschmack •
150 g Parmesankäse - 200 g Raps- oder
Olivenöl

1. Für 4 Portionen die Pinienkerne in einer Pfanne ohne Fett goldgelb anrösten, dann abkühlen lassen.

2. Tulsiblätter, Pinienkerne und die Knoblauchzehe grob hacken und mit Salz in einem Mörser oder mit dem Mixer fein zerkleinern.

3. Den Parmesan unter die Kräuterpaste mischen, dann langsam das Öl unter Rühren einlaufen lassen, bis ein cremiges Pesto entsteht. Sofort verzehren oder im beschrifteten Schraubglas maximal 3 Tage im Kühlschrank aufbewahren.

Tulsi wirkt tonisierend und, wie auch Knoblauch, antioxidativ und antientzündlich. Die Pesto passt hervorragend zu Pasta und auf Brot, vor allem auf geröstetem.

GEFÄSSSCHMEICHLER-APFELSTREICH

mit Flohsamenschalen und Leinöl

• 100 g Magerquark • 30 ml Milch • 5 g Flohsamenschalen • 10 g Leinöl • 10 g Zucker • 50 g fein geriebener Apfel • etwas Zitronensaft • gemahlener Zimt nach Geschmack

1. Für 6 Portionen den Quark mit Milch, Flohsamenschalen, Leinöl und Zucker glatt rühren.

2. Den geriebenen Apfel unter die Quarkmasse mischen und den Aufstrich mit Zitronensaft und Zimt abschmecken.

Flohsamenschalen und Leinöl schützen die Blutgefäße vor Arteriosklerose.
Der süße Quarkaufstrich schmeckt köstlich auf Brot, Knäckebrot oder pur.

TIPP FÜR SIE

Traditionell wird für die Pesto Olivenöl verwendet. Persönlich bevorzuge ich für die Herstellung warmer Gerichte Rapsöl, weil es erhitzbar und reich an Omega-3-Fettsäuren ist. Für kalte Speisen nutze ich Leinöl. Man sollte es nicht erhitzen, aber es ist durch seine Fettsäurezusammensetzung und den außerordentlichen Gehalt an Omega-3-Fettsäuren noch besser. Weitere gesunde Fettquellen zur Herstellung von Pesto und für herzgesunde Omega-3-Fettsäuren sind Walnüsse und Leinsamen.

GEFÄSSPOWER-SHAKE

mit Aroniabeeren

• 100 g frische oder tiefgefrorene Aroniabeeren oder 40 ml Presssaft • 250 ml Milch oder Mandel- bzw. Reisdrink • Zucker oder Honig nach Geschmack

1. Für 1 Shake, wenn Sie keinen Presssaft verwenden, die Aroniabeeren gründlich reinigen und zu einem feinen Mus pürieren.

2. Das Püree oder den Presssaft mit Milch oder Pflanzendrink mithilfe eines Handrührgeräts schaumig rühren und den Shake nach Belieben leicht gesüßt genießen.

TIPP FÜR SIE

Aroniafrüchte sind besonders reich an antioxidativ wirkenden Anthocyanen und können bei regelmäßigem Genuss vor Herz-Kreislauf- und Gefäßschäden schützen.

Wem die Aroniafrüchte zu herb schmecken, – das kommt von den astringierend, also zusammenziehend wirkenden Gerbstoffen –, kann einen Teil, etwa die Hälfte, prima durch frische Heidelbeeren, Himbeeren oder Johannisbeeren ersetzen: Diese enthalten ebenfalls reichlich wertvolle Anthocyane.

KRAFTTEE FÜR STARKE BLUTGEFÄSSE

mit Steinklee

• 1 g getrocknetes Steinkleekraut

1. Für 1 Portion das Steinkleekraut mit 250 ml kochendem Wasser überbrühen. Zugedeckt 5 Minuten ziehen lassen, dann abseihen.

Stärkt die Innenseiten der Blutgefäße und reduziert Wassereinlagerungen.
Trinken Sie 2-mal täglich 1 Tasse.

Steinkleetee für die Herzgesundheit verbessert die Durchblutung und den Lymphfluss.

HEILSAMES MASSAGEÖL
mit Steinklee

• 50 g getrocknete Steinkleekraut • 200 g Mandelöl

1. Das Steinkleekraut klein schneiden, in eine Braunglasflasche füllen und mit Öl auffüllen. Den Ansatz gut verschlossen 4–6 Wochen an einem dunklen, kühlen Ort ausziehen lassen. Täglich 2-mal schütteln.

2. Den Ölauszug durch ein feines Sieb abfiltern, in eine Braunglasflasche füllen und beschriften. Maximal 2 Monate aufbewahren.

Das Öl können Sie bei Krampfadern, stumpfen Verletzungen, Prellungen und Wassereinlagerungen sowie Juckreiz täglich 1–2-mal anwenden. Dazu etwas davon auf die Handinnenflächen beziehungsweise ein kleines Baumwoll- oder Leinenhandtuch auftragen und betroffene Stellen vorsichtig mit Öl massieren.

GEFÄSSGESUNDER »WUNDERGRASTEE«
mit Jiaogulan

• 1 g getrocknete Jiaogulanblätter

1. Für 1 Portion das Kraut mit 250 ml kochendem Wasser übergießen. 10 Minuten zugedeckt ziehen lassen, dann abseihen.

Stärkt das Herz-Kreislauf- und Gefäßsystem, wirkt adaptogen und immunmodulierend. Trinken Sie 2–3 mal täglich 1 Tasse.

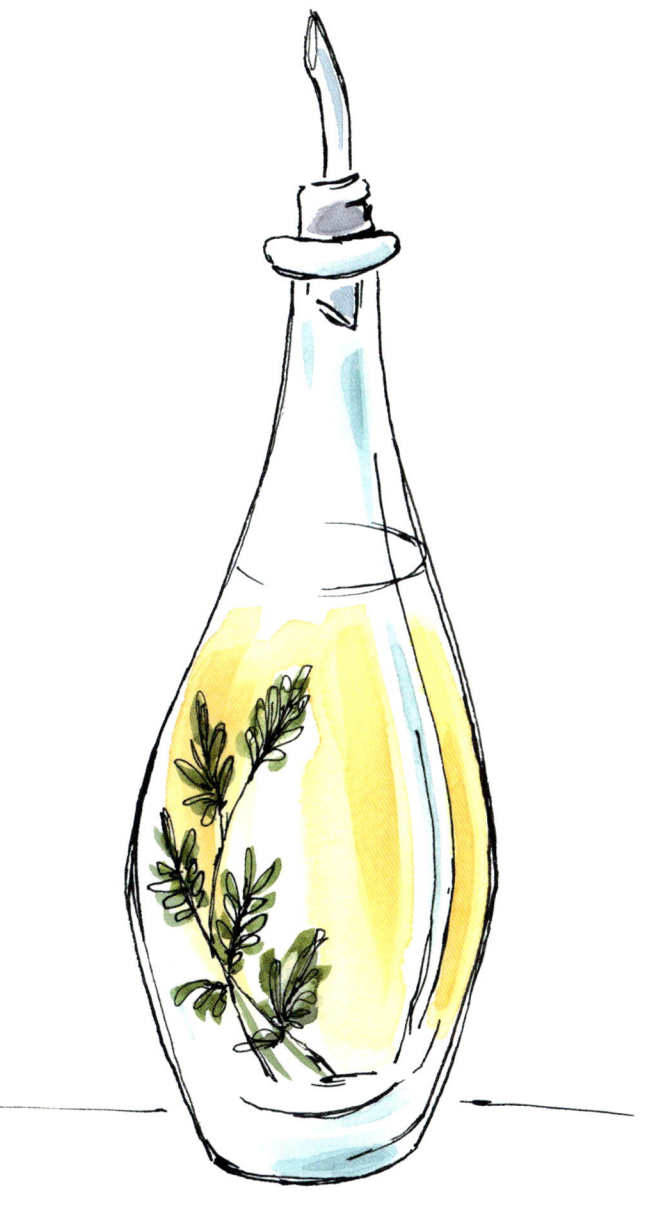

HERZWOHLTEE

mit Ginkgo, Jiaogulan und Heidelbeeren

• 30 g getrocknete Ginkgoblätter • 30 g getrocknete Jiaogulanblätter • 30 g getrocknete Heidelbeerfrüchte

1. Blätter und Früchte vermischen und den Vorrat für 40–45 Portionen in eine beschriftete Dose oder in ein Braunglasgefäß geben.

2. Für 1 Portion 1 TL der Mischung mit 250 ml kochend heißem Wasser überbrühen. 10 Minuten zugedeckt ziehen lassen, dann abseihen und heiß genießen.

Fördert die Durchblutung bis in die kleinsten Blutgefäße und schützt die Zellen vor oxidativem Stress. Trinken Sie täglich und über den Tag verteilt 3 Tassen. Der Tee sollte regelmäßig über einen Zeitraum von mindestens 4 Wochen getrunken werden.

REGULIERENDER BLUTDRUCKTEE

mit Lavendel, Jiaogulan und Weißdorn

• 30 g getrocknete Lavendelblüten • 30 g getrocknete Jiaogulanblätter • 30 g getrocknete Weißdornblätter und -blüten

1. Blüten, Blätter und Früchte vermischen und den Vorrat für 60 Portionen in einer beschrifteten Dose oder einem Braunglasgefäß aufbewahren.

2. Für 1 Portion 1 TL des Tees mit 250 ml kochend heißem Wasser überbrühen. 10 Minuten zugedeckt ziehen lassen, dann abseihen.

Wirkt ausgleichend und regulierend auf den Blutdruck und hilft beim Stressabbau. Trinken Sie täglich und über den Tag verteilt 3 Tassen. Der Tee sollte regelmäßig über einen Zeitraum von mindestens 4 Wochen getrunken werden.

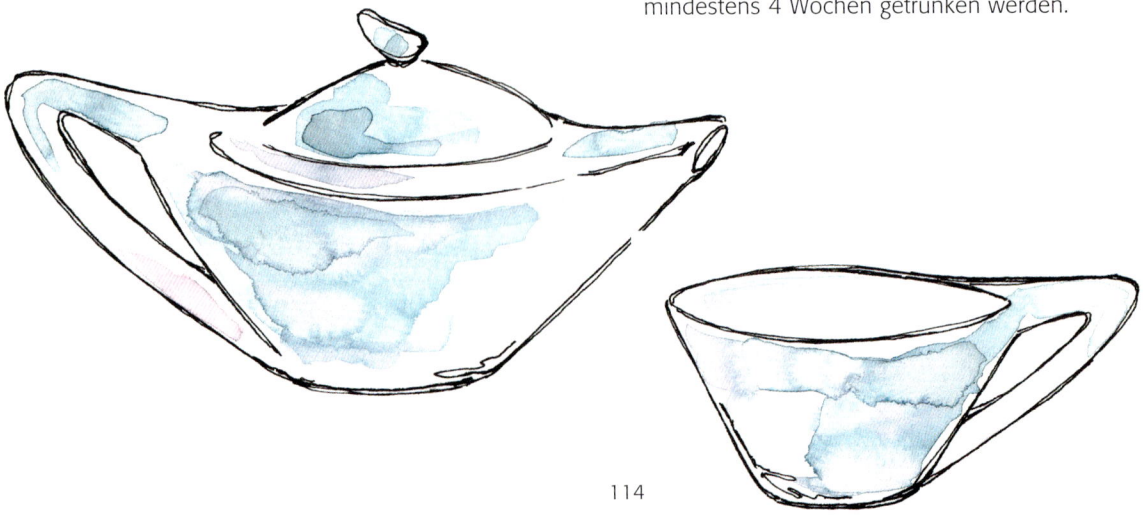

GEFÄSSKRAFT-MILCHSHAKE

mit Matcha und Banane

• 1 Banane • 150 ml Milch oder Pflanzendrink •
1 g Matchapulver

1. Für 1 Shake die Banane schälen und in kleine
Stücke schneiden.

2. Milch oder Pflanzendrink gründlich mit
Matchapulver mischen. Die Banane hinzufü-
gen und alles mit den Pürierstab oder einem
Mixer zu einem sämigen Getränk verarbeiten.

Schützt die Blutgefäße von innen heraus. Den
Milchshake dürfen Sie gerne täglich kalt genießen. Die Banane lässt sich beliebig durch 100–
150 g anderes Obst und Gemüse austauschen,
wie zum Beispiel Himbeeren, Johannisbeeren,
Aroniabeeren, Heidelbeeren, Karotten, Spinat
und Kohlrabi.

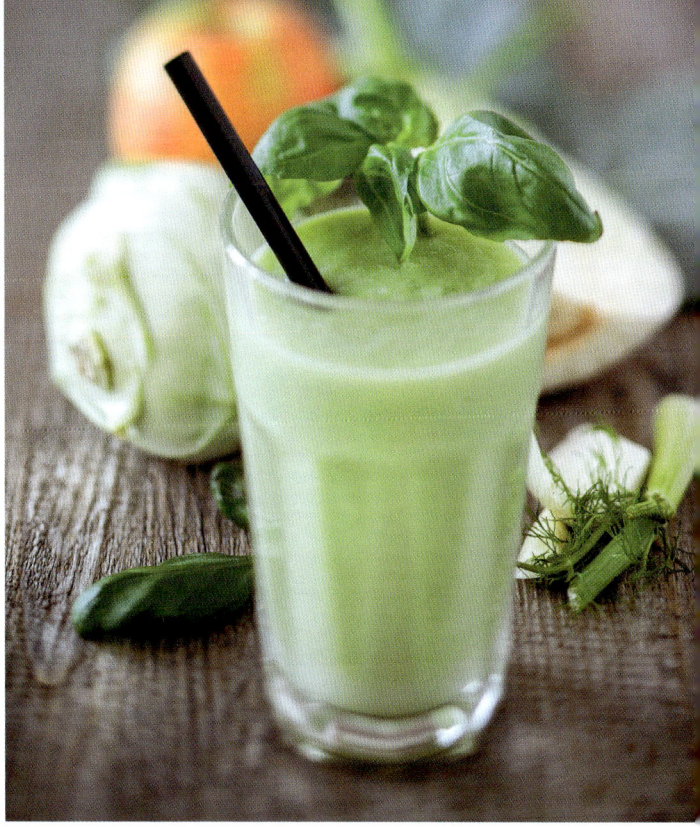

Der Superherbs-Smoothie liefert zusätzlich reichlich
Calcium.

GEFÄSSKRAFT-SMOOTHIE

mit Tulsi

• 3,5 g frische Tulsiblätter • 150 g Kohlrabi bzw.
Kohlrabigrün • 1 Birne • 150 ml Wasser • nach
Geschmack 1 TL Leinöl

1. Für 1 Smoothie die Tulsiblätter fein hacken.
Den Kohlrabi oder das Grün putzen, schälen
und klein würfeln. Die Birne vom Kerngehäu-
se befreien und ebenfalls klein schneiden.

2. Die Zutaten zusammen mit dem Wasser pür-
rieren oder mixen. Wer möchte, gibt 1 TL
Leinöl dazu.

Tulsiblätter schützen die Blutgefäße vor Entzündungen. Am besten täglich genießen.

TIPP FÜR SIE

Das saftige Grün von frischem Kohlrabi eignet
sich hervorragend zur Zubereitung von grünen
Smoothies. Und das ist nicht nur im Sinne der
restlosen Verarbeitung unserer Lebensmittel
sinnvoll: Es enthält deutlich mehr Calcium als
die Kohlrabiknolle selbst. Auch lecker: Brennnesselblätter: Unter den Wildpflanzen ist die
Pflanze Spitzenreiter in Sachen Calcium. Frische Brennnesselblätter enthalten im Schnitt
mehr als 600 mg Calcium pro 100 g. Zum Vergleich: 100 ml Kuhmilch liefert 120 mg Kalzium.

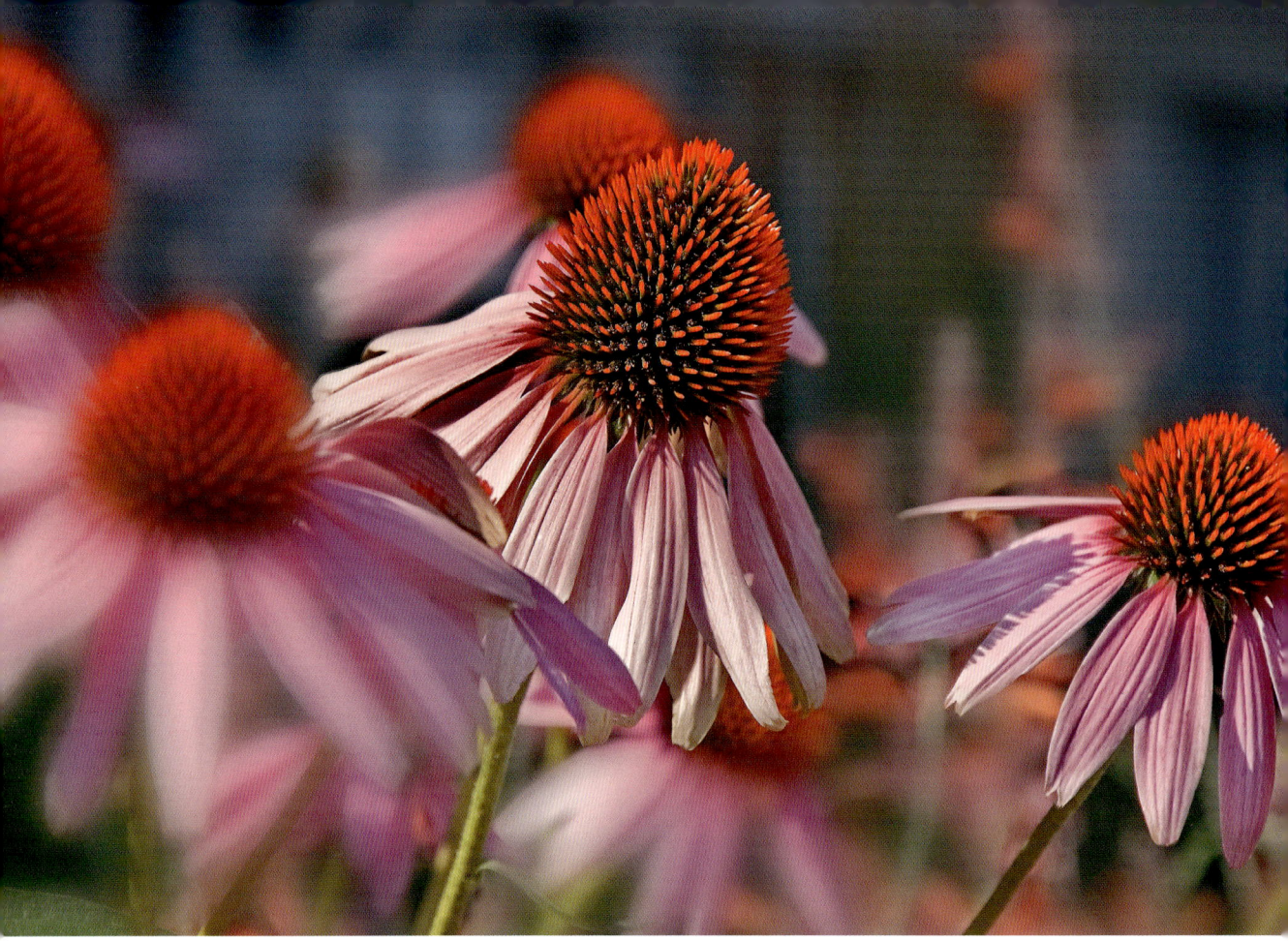

MUNTERE ABWEHRKRÄFTE

Vorsorge ist die beste Medizin. Zahlreiche Superkräuter helfen uns ausgezeichnet dabei, Wetterumstellungen zu trotzen oder die Genesung bei Erkältungen und chronischen Entzündungen zu beschleunigen.

Superkräuter wie der Purpursonnenhut, der Blassfarbene Sonnenhut, die Taigawurzel oder der Ingwer »trainieren« das Immunsystem und geben den Abwehrzellen und dem Stoffwechsel Arbeit. Dabei kommt es aber auch auf das rechte Maß an, denn viel hilft für muntere Abwehr-

kräfte nicht viel. In der richtigen Dosierung können Superkräuter das Immunsystem anregen und je nach Pflanze bei akuten Atemwegs- oder Harnwegsinfekten sowie bei chronischen Entzündungen unterstützend heilen oder lindern. Meist wirken sie auch allgemein stärkend auf den gesamten Körper. Außerdem können viele Superkräuter zusammen mit einer guten Lebensweise die Gesundheit der Atemwege auf natürliche Weise erhalten oder zurück in die Balance bringen. Erkältungsbeschwerden und Asthma lassen sich so lindern. Antientzündlich wirksame Substanzen, die krampflösend, hustenreizlindernd oder schleimlösend wirken oder die Aufnahme der Atemluft verbessern können, sind in Fenchel, Tulsi oder Kapuzinerkresse enthalten. Sie spenden uns außerdem reichlich ätherische Ölen, Scharfstoffe oder Flavonoide und sorgen so für einen frischen Atem.

WÜRZIGE ERKÄLTUNGS-PROPHYLAXE

mit Ingwer

• 50 g frische Ingwerwurzel • 100 ml Wasser • ¼ TL Gelbwurzpulver • 10 g Agavendicksaft

1. Für 1 Portion die Ingwerwurzel schälen, sehr klein schneiden und mit 1–2 EL des Wassers in einem Mixer fein pürieren.

2. Das Gelbwurzpulver, das restliche Wasser und den Agavendicksaft zur Ingwerpaste geben und alles gut verrühren. Die Mischung in eine beschriftete Flasche füllen, im Kühlschrank aufbewahren und innerhalb von 7 Tagen verbrauchen.

Für starke Abwehrkräfte täglich 2 EL des Gewürzfrischsaftes einnehmen.

SCHARFE IMMUNPOWERSUPPE

mit Ingwer

• 60 g frische Ingwerwurzel • 400 g Möhren • 40 g Butter oder Kokosfett • 1 EL Zucker • 600 ml Wasser oder 150 ml Kokosmilch • Salz • frisch gemahlener schwarzer Pfeffer

1. Für 4 Portionen die Ingwerwurzel schälen und sehr fein würfeln. Die Möhren schälen und in dünne Scheiben schneiden.

2. Möhren und Ingwer in einem Topf in Butter oder Kokosfett anschwitzen, dann den Zucker darüberstreuen und das Gemüse leicht karamellisieren lassen. Mit Wasser und Kokosmilch ablöschen und aufkochen lassen.

3. Die Suppe bei mittlerer Hitze etwa 20 Minuten köcheln lassen, dann fein pürieren. Mit Salz und Pfeffer abschmecken.

Genießen Sie die Suppe, besonders in der Erkältungszeit, sooft Sie mögen.

TIPP FÜR SIE

Frische Ingwerwurzel ist oftmals sehr faserreich. Durch das sehr feine Würfeln der scharfen Knolle sind nach dem Pürieren keine den Genuss trübende harte Pflanzenteile mehr zu verspüren. Dadurch wird sie außerdem noch besser verträglich. Danach sollte die Ingwerwurzel sofort zubereitet werden. So bleiben die wirksamen Inhaltsstoffe in großer Menge erhalten. Lässt man sie an der Luft stehen, verflüchtigen sich die ätherischen Öle.

AROMATISCHER HUSTENSAFT

mit Fenchel und Honig

• 1 Orange • 15 g Fenchelfrüchte • 50 g Honig • 150 ml Wasser

1. Die Orange schälen, dabei möglichst viel von der weißen, bitter schmeckenden Schicht entfernen und das Fruchtfleisch klein schneiden.

2. Die Orange mit den Fenchelfrüchten, Honig und Wasser in einem Topf langsam bis zum Kochen erhitzen. Im offenen Topf etwa bis auf die Hälfte sprudeln einkochen lassen, bis die Mischung deutlich eindickt.

3. Den Hustensaft sehr heiß durch ein Sieb geben, um die Orangenhäute zu entfernen, und in eine beschriftete, verschließbare Flasche füllen. Den Deckel sofort aufschrauben. Kühl gelagert hält der Sirup 2 Wochen.

Bei Husten und Erkältungsbeschwerden können Sie täglich bis zu 5 EL Hustensaft mit Fenchel einnehmen.

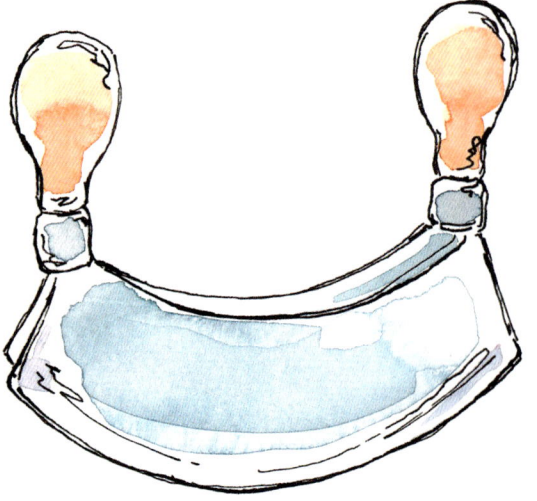

ASTHMA- & HUSTEN-KRÄUTERSAFT

mit Tulsi und Jiaogulan

• 4 g frische Tulsiblätter • 2 g frische Jiaogulan-blätter • 50 ml warmes Wasser

1. Für 1 Tagesdosis die frischen Kräuter grob zerkleinern und mithilfe eines Pürierstabs oder im Mixer zusammen mit dem warmen Wasser fein pürieren.

Nehmen Sie bei Asthma, Husten und körperlichem Schwächegefühl täglich 1-mal den Kräutersaft ein. Immer frisch zubereiten!

TEE FÜR FREIE ATEMWEGE

mit Zistrose

• 3 g getrocknetes Zistrosenkraut

1. Für 1 Portion 1 gehäuften TL getrocknetes Zistrosenkraut in einen Topf mit 250 ml Wasser geben und die Mischung zum Kochen bringen. 5 Minuten zugedeckt köcheln lassen, dann abseihen.

Trinken Sie bei beginnenden oder akuten Erkältungskrankheiten täglich 2 Tassen, bis sich die Beschwerden deutlich bessern.

WÄRMENDER GEWÜRZTEE

mit Gelbwurz und Ingwer

• 1–2 g frische Gelbwurzwurzel • 1–2 g frische Ingwerwurzel • 1 Prise frisch gemahlener schwarzer Pfeffer

1. Für 1 Portion die Gelbwurzwurzel und den Ingwer schälen und sehr klein schneiden. Mit dem Pfeffer in eine große Tasse geben.

2. Die Mischung mit 250 ml kochend heißem Wasser überbrühen, gut umrühren. 10 Minuten zugedeckt ziehen lassen, dann abseihen.

Vertreibt Kältegefühle, stärkt das Immunsystem und schützt die Körperzellen vor freien Radikalen. Genießen Sie 2–3-mal täglich über den Tag verteilt jeweils 1 Tasse. Der Tee sollte in der Erkältungssaison über einen Zeitraum von mindestens 2 Wochen getrunken werden.

SCHNELLER ERKÄLTUNGSTEE

mit Blassfarbenem Sonnenhut

• 1 g gemahlene oder geschnittene getrocknete Blassfarbene Sonnenhutwurzel

1. Für 1 Portion die Blassfarbene Sonnenhutwurzel mit 150 ml kochend heißen Wasser übergießen. 10 Minuten zugedeckt ziehen lassen, abseihen.

Trinken Sie bei akuter Erkältung oder bei Blasenentzündung 1–3 Tassen täglich. Nach 2 Wochen eine zweiwöchige Anwendungspause durchführen. Danach die Kur bei Bedarf wiederholen.

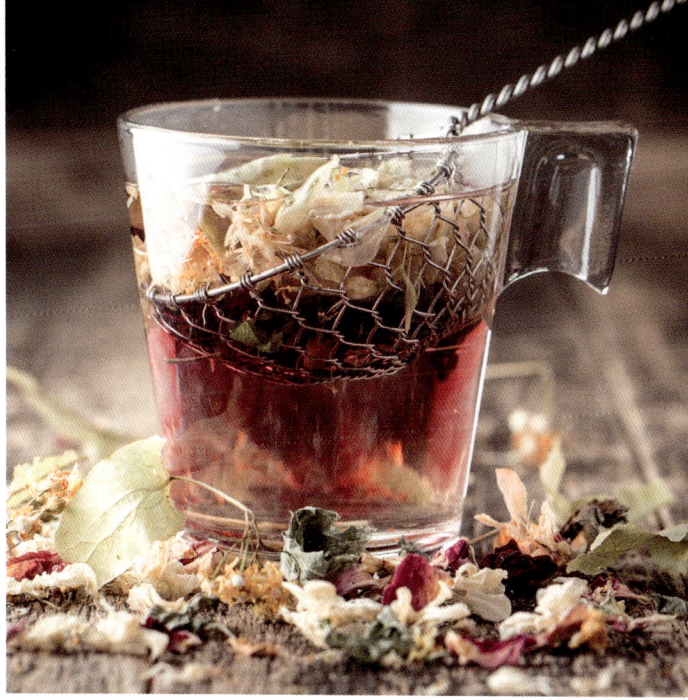

Sonnenhut ist das Immun-Superkraut schlechthin.

INTENSIVER ABWEHRTEE

mit Purpursonnenhut, Jiaogulan und Gelbwurz

• 30 g getrocknetes Purpursonnenhutkraut • 30 g getrocknete Jiaogulanblätter • 20 g Gelbwurzpulver

1. Alle Zutaten vermischen und den Vorrat für 30 Portionen in einer beschrifteten Dose oder einem Braunglasgefäß aufbewahren.

2. Für 1 Portion 1 leicht gehäuften TL mit 250 ml kochend heißem Wasser überbrühen. 10 Minuten zugedeckt ziehen lassen, dann abseihen.

Regt die spezifische und unspezifische Immunabwehr an. Trinken Sie über einen Zeitraum von mindestens 4, aber maximal 8 Wochen 3-mal täglich 1 Tasse. Vorsicht, nach 8 Wochen wirkt der Sonnenhut immununterdrückend! Also gezielt in der Erkältungssaison anwenden.

STÄRKENDE TINKTUR FÜRS IMMUNSYSTEM

mit Purpursonnenhut und Jiaogulan

• 10 g frisches oder getrocknetes Purpursonnenhutkraut • 10 g frische oder getrocknete Jiaogulanblätter • 100 ml hochprozentiger Alkohol (mind. 50 %)

1. Die Pflanzenteile in eine Braunglasflasche geben und mit Alkohol auffüllen. Den Ansatz gut verschlossen 4 Wochen lang ausziehen lassen. Täglich schütteln.

2. Die Tinktur abseihen, in eine Braunglasflasche abfüllen und beschriften. Maximal 12 Monate aufbewahren.

Stärkt das Immunsystem. Nehmen Sie zur Vorbeugung oder unterstützenden Behandlung von Erkältungserkrankungen 2-mal täglich 1 TL ein. Die Tinktur sollte nicht länger als 3 Monate am Stück angewendet werden. Danach eine Anwendungspause über 2–3 Monate einlegen.

VORBEUGENDE ERKÄLTUNGSTINKTUR

mit Blassfarbenem Sonnenhut

• 20 g Blassfarbene Sonnenhutwurzel, geschnitten oder gepulvert • 100 ml geschmacksneutraler Alkohol (mind. 50 %)

1. Die klein geschnittene oder gemahlene Wurzel mit Alkohol in eine Braunglasflasche geben und den Ansatz gut verschlossen mindestens 10 Tage lang ausziehen lassen. Immer wieder leicht durchschütteln.

2. Die Tinktur durch einen Kaffee- oder Teefilter abseihen, in eine Braunglasflasche abfüllen. Maximal 12 Monate aufbewahren.

Die Tinktur eignet sich zur Vorbeugung und unterstützenden Behandlung von Erkältungskrankheiten, Infekten der Atem- und Harnwege. Nehmen Sie bei akuten Infekten 3-mal täglich 40 Tropfen über den Tag verteilt ein, zur Vorbeugung 2–3-mal täglich 20 Tropfen. Vorsorglich nicht länger als 2 Wochen am Stück anwenden. Danach mindestens 2 Wochen pausieren.

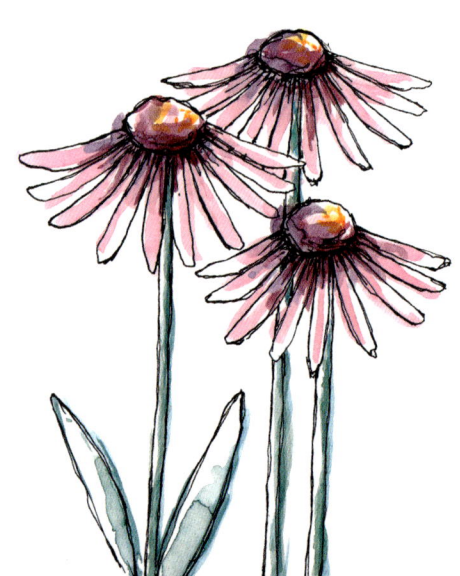

KRAFTTINKTUR

mit Taigawurzel und Rosenwurz

• 10 g getrocknete Taigawurzel • 10 g getrocknete Rosenwurzwurzel • 100 ml hochprozentiger Alkohol (mind. 50 %)

1. Die Wurzeln bei Bedarf noch etwas kleiner schneiden, in einer Braunglasflasche mit Alkohol auffüllen. Den Ansatz gut verschlossen 6 Wochen ausziehen lassen. Täglich schütteln.

2. Die Tinktur durch ein feines Sieb filtern, in eine Braunglasflasche abfüllen und beschriften. Maximal 12 Monate aufbewahren.

Stärkt die Abwehrkräfte und steigert die mentale und körperliche Leistungsfähigkeit. Nehmen Sie über 3 Monate täglich 1–2-mal je 1 TL ein. Anschließend 2–3 Monate pausieren.

ATEMFREI-DAMPFBAD

mit Fenchel

• 5 Tropfen Fenchelöl • 500 ml Wasser

1. In eine große, breite Schale 500 ml heißes, aber nicht mehr kochendes Wasser füllen und 5 Tropfen Fenchelöl hinzugeben.

2. Den Kopf über die Schale halten und mit einem Handtuch abdecken. Tief durch Nase und Mund einatmen, bis das Wasser erkaltet ist.

Fenchelöl wirkt nachweislich schleimlösend und entkrampfend. Inhalieren Sie bei Erkältungskrankheiten und asthmatischen Beschwerden 2–3-mal täglich.

ISS-DICH-GESUND-ÖL

mit Tusli und Kapuzinerkresse

• 5 g frische Tulsiblätter • 5 g frische Kapzinerkresseblätter • 2 frische Kapuzinerkresseblüten • 250 ml Leinöl

1. Die Blätter klein schneiden und zusammen mit den Blüten in eine verschließbare Flasche geben. Mit dem Öl auffüllen, sodass alles gut bedeckt sind.

2. Für 4 Wochen bei Zimmertemperatur an einem dunkeln Ort ziehen lassen. Täglich 2–3-mal schütteln. Dann hat das Öl das Aroma angenommen. Die Pflanzenteile können als Deko im Öl bleiben.

Lindert Entzündungen von innen und eignet sich hervorragend für kalte Speisen. Leinöl ist zum Erhitzen ungeeignet.

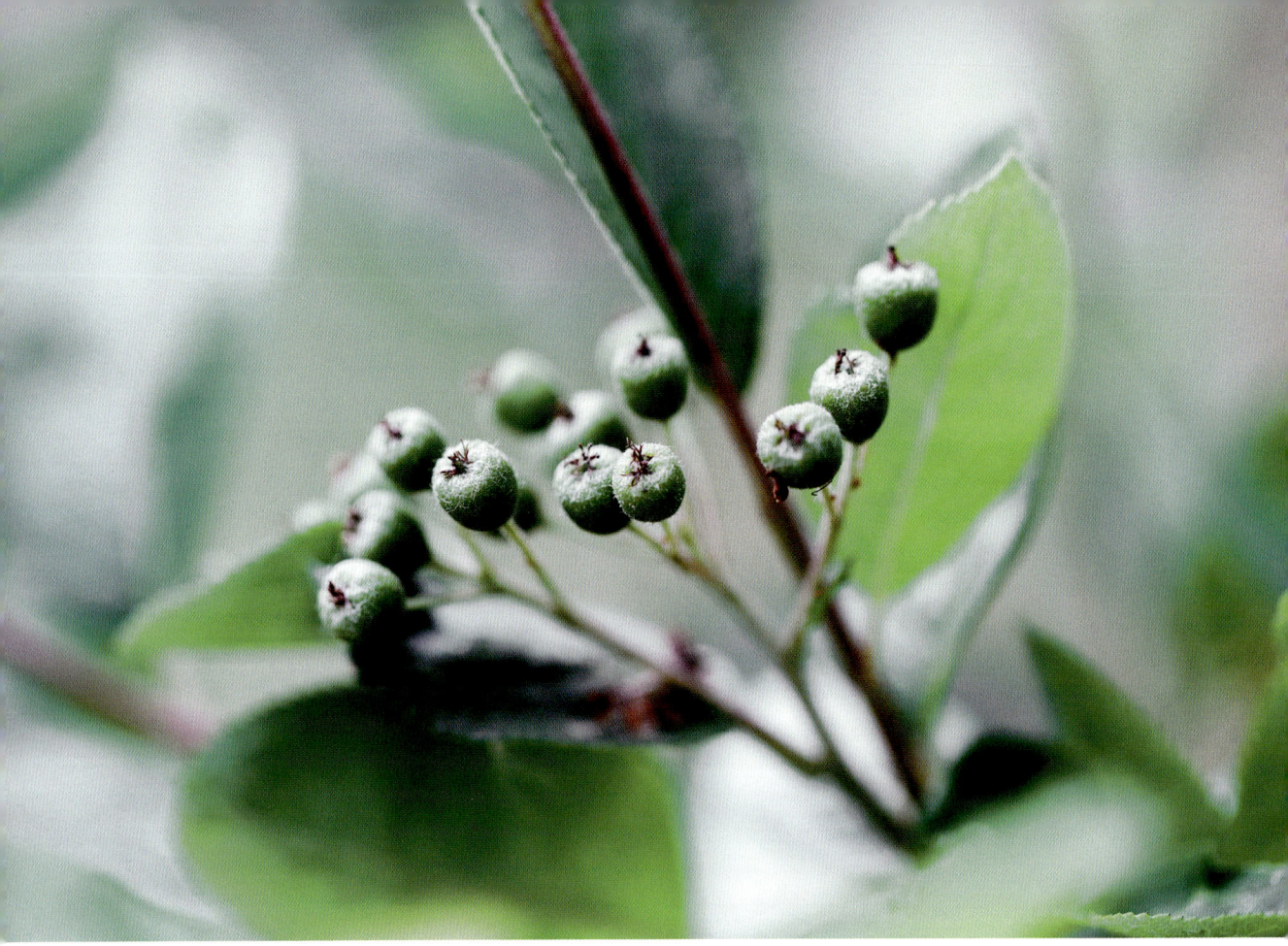

STRAHLENDE ZELLGESUNDHEIT

Um unsere Zellen fit und aktiv zu erhalten, braucht es Schutz für deren Erbsubstanz. Viele Superkräuter sind ausgezeichnete Anti-Aging-Pflanzen. Das sorgt für ein strahlendes Äußeres, und noch besser: Gesundheit bis ins hohe Alter.

Stress und damit auch oxidativer Stress gehören zu den aggressivsten Feinden unserer Körperzellen. Zwar kann man Stress nicht immer abstellen oder umgehen. Innere Balance und positive Gedanken, das Zusammensein mit Menschen, die einem guttun, gesunder Schlaf, körperliche Bewegung und eine gute Ernährung sind aber Einflussfaktoren, die Stress abmildern – oder erst gar nicht auftreten lassen. Und im Reich der Superkräuter wartet umfassende Hilfe: Fast alle Superkräuter wie Matcha, Aronia, Heidelbeeren und Gelbwurz haben antioxidative Eigenschaften und schützen damit die Körperzellen vor Schädigungen durch freie Radikale. Das wird nicht nur durch ein entlastetes und somit starkes, geschütztes Immunsystem spürbar, sondern kann auch zur Gesundheit der inneren und äußeren Organe beitragen. Im Zusammenspiel mit anderen Einflussfaktoren sorgen Superkräuter als Schutzschild gegen oxidativen Stress, für gesunde Körperzellen, strahlend schöne Haut und eine verbesserte Stressresistenz.

REGENERATIONSTEE
mit Gelbwurz und Pfeffer

• 2 g gemahlene oder klein geschnittene getrocknete Gelbwurzwurzel • 0,1 g frisch gemahlener schwarzer Pfeffer

1. Für 1 Portion Gelbwurz und Pfeffer in einer Tasse mit 250 ml kochendem Wasser überbrühen. Abgedeckt 5 Minuten ziehen lassen, dann abseihen.

Fördert die Regeneration der Körperzellen und schützt sie vor oxidativem Stress. Pfeffer soll die Wirkung verstärken. Trinken Sie 3-mal täglich vor den Mahlzeiten 1 Tasse.

ANTIOXIDANZIEN AUS DEM WOK
mit Gelbwurz, Fenchel und Ingwer

• 300 g rote Paprikaschote • 200 g Möhre • 1 walnussgroßes Stück frische Ingwerwurzel • 3 EL Rapsöl • 500 g Kichererbsen (Abtropfgewicht aus der Dose/nach dem Einweichen) • 1 EL Zucker • Salz nach Geschmack • 1 gehäufter TL Gelbwurzpulver • 1¼ TL ganze Fenchelfrüchte • 500 ml Kokosmilch • Saft von 1 Limette • 1 TL Sambal Oelek

1. Für 4 Portionen die Paprikaschoten putzen und fein würfeln, die Möhren schälen und in feine Streifen schneiden. Den Ingwer schälen und sehr klein schneiden.

2. In einem Wok das Öl erhitzen, zuerst die Kichererbsen scharf anbraten, dann Paprika und Karotten kurz mitbraten. Anschließend den Ingwer, den Zucker und die Gewürze unter Rühren 2 Minuten dünsten.

3. Das Gemüse mit Kokosmilch aufgießen und aufkochen lassen. Denn Deckel auflegen und bei mittlerer Hitze die Kichererbsen in 10 Minuten weich garen, dabei gelegentlich rühren. Vor dem Servieren mit Limettensaft und Sambal Oelek abschmecken.

Mit Reis, Hirse oder Quinoa servieren.

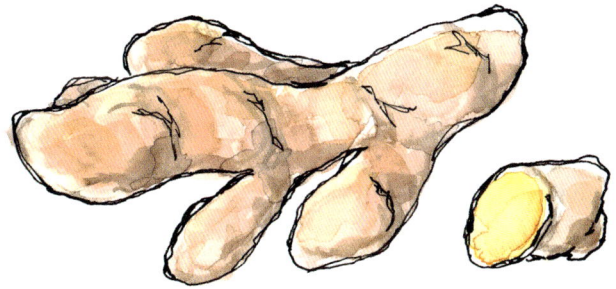

ZELLBOOSTERTEE

mit Fenchel, Jiaogulan, Rosenwurz und Zistrose

• 25 g Fenchelfrüchte • 25 g getrocknete Jiaogulanblätter • 25 g getrocknete Rosenwurzwurzel • 25 g getrocknetes Zistrosenkraut

1. Die Zutaten bei Bedarf noch etwas zerkleinern, gut vermischen und den Vorrat für 40 Portionen in einem dunklen, beschrifteten Gefäß aufbewahren.

2. Für 1 Portion 1 gestrichenen TL der Mischung mit 250 ml kochend heißem Wasser überbrühen. 10 Minuten abgedeckt ziehen lassen, dann abseihen.

Schützt die Körperzellen, wirkt antibakteriell und trägt zur Ausleitung von Schwermetallen bei. Trinken Sie über einen Zeitraum von 8 Wochen täglich 2–3 Tassen.

STOFFWECHSELPOWER-REGNERATIONSTEE

mit Ingwer, Gelbwurz und Mariendistel

• 25 g getrocknete Ingwerwurzel • 25 g getrocknete Gelbwurzwurzel • 25 g Mariendistelfrüchte

1. Die Wurzeln bei Bedarf noch etwas zerkleinern, alle Zutaten mischen und den Vorrat für 25 Portionen in einer beschrifteten Dose oder einem Braunglasgefäß aufbewahren.

2. Für 1 Portion 1 leicht gehäuften TL mit 250 ml kochend heißem Wasser überbrühen. 5 Minuten abgedeckt ziehen lassen, dann abseihen und genießen.

Verbessert die Zellregeneration und wirkt antioxidativ. Trinken Sie über einen Zeitraum von 3 Monaten täglich 2–3 Tassen über den Tag verteilt.

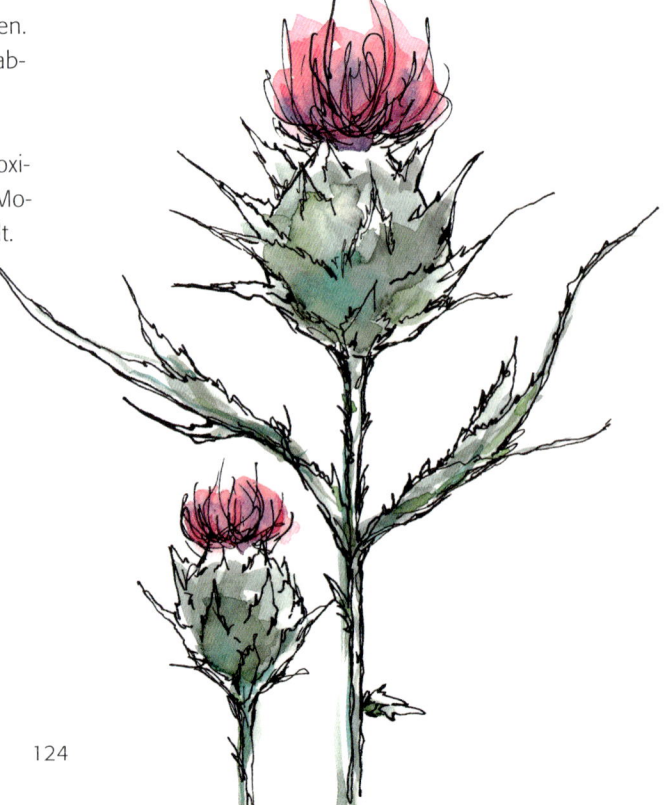

Die volle Heilkraft außerhalb der Saison nutzen: Die zellschützenden Blaubeeren gibt es auch als Pulver.

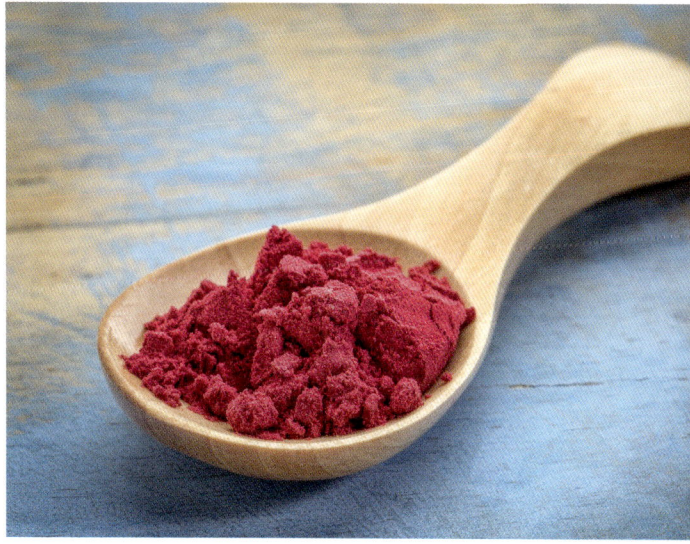

MATCHATEE FÜR JEDEN TAG

aus Matcha

• 1 g (½ TL) Matchapulver

1. Für 1 Portion 60–80 ml frisches, möglichst weiches Wasser kochen. Das Wasser auf etwa 80 °C abkühlen lassen, dazu abgekochtes Wasser 10 Minuten offen stehen lassen.

2. Das Matchapulver in einer Teeschale mit dem temperierten Wasser aufgießen. Nach Geschmack mit einem Bambusbesen 10–15 Sekunden schaumig schlagen oder einfach nur umrühren.

Genießen Sie für ein gesundes Herz-Kreislaufsystem und umfassende Zellgesundheit bewusst 1 Tasse täglich.

FRISCHSAFT FÜR STRAHLENDE HAUT

mit Aronia- und Heidelbeeren

• 50 g frische Aroniabeeren • 50 g frische Heidelbeeren

1. Die Früchte zur Saftgewinnung etwas anquetschen und über einer Schüssel durch ein engmaschiges Sieb streichen oder in einen Entsafter geben. Den Saft kühl lagern und am besten noch am gleichen Tag verbrauchen.

Enthält reichlich zellschützende Anthocyane. Nehmen Sie über einen Zeitraum von 4–6 Wochen kurmäßig täglich 3 EL über den Tag verteilt ein. Danach eine Anwendungspause von 6 Wochen einlegen.

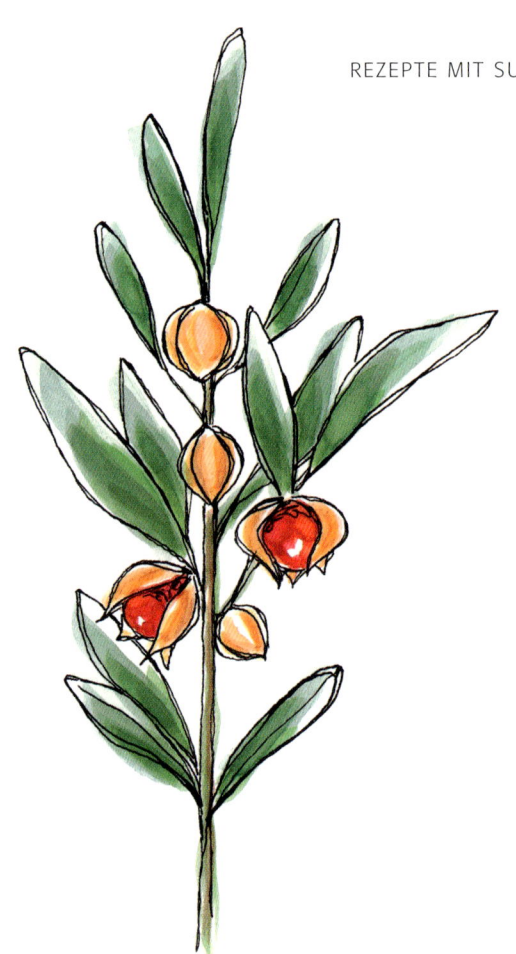

HAUTBERUHIGENDER KALTWASSERAUSZUG

mit Purpursonnenhut

• 5 g getrocknetes oder 10 g frisches Purpursonnenhutkraut • 250 ml demineralisiertes Wasser (Supermarkt oder Apotheke)

1. Das frische oder getrocknete Purpursonnenhutkraut im kalten demineralisierten Wasser einlegen und 5 Stunden bei Raumtemperatur ausziehen lassen.

2. Den Auszug durch einen Kaffee- oder Teefilter abseihen. Die Flüssigkeit kühl lagern und innerhalb von 1 Woche verbrauchen.

Regt entzündetes Zellgewebe zur schnellen Regeneration und Heilung an. Tragen Sie das Heilwasser im Beschwerdefall mehrmals täglich mit einem Tuch auf die entzündete Haut auf, bis die Reizungen abgeklungen sind.

JUNGBRUNNEN-TINKTUR

mit Schlafbeere und Aronia

• 3 g getrocknete Schlafbeerenwurzel • 5 g frische oder 10 g frische Aroniabeeren • 100 ml hochprozentiger Alkohol (mind. 50 %)

1. Alle Zutaten in eine Braunglasflasche füllen und mit Alkohol auffüllen. Den Ansatz gut verschlossen 2 Wochen lang ausziehen lassen. Täglich schütteln.

2. Die Tinktur durch ein feines Sieb filtern und in eine beschriftete Braunglasflasche abfüllen.

Schützt die Körperzellen vor beschleunigter Alterung. Nehmen Sie 2-mal täglich je 1 TL ein.

HANDMASKE FÜR ZARTE HAUT

mit Lavendel und Myrrhe

• 4 g Walratersatz (Cetylakohol) • 8 g Cera alba (weißes Bienenwachs) • 50 g Olivenöl • 50 g Mandelöl • 35 g Wasser • 10 Tropfen Lavendelöl • 10 Tropfen Myrrheöl

1. Den Walratersatz in einem hitzebeständigen Gefäß im Wasserbad bei niedriger Temperatur nur so weit erhitzen, dass er sich auflöst. Dann Cera alba mit einschmelzen.

2. Nacheinander Olivenöl und Mandelöl unter ständigem Rühren hinzufügen, weiter rühren und die Mischung bis auf 65 °C erhitzen, bis eine homogene Masse entsteht. Den Topf vom Herd nehmen und im restwarmen Wasserbad weiterarbeiten: Lavendel- und Myrrheöl einlaufen lassen und etwa 10 Minuten weiterrühren.

3. Das Gefäß aus dem Wasserbad nehmen und die Creme so lange rühren, bis sie beginnt, fester zu werden. Gelegentlich die erstarrte Masse am Rand mit einem Spatel zurück in die Mischung einarbeiten.

4. Die abgekühlte Creme in ein sauberes Schraubgläschen füllen und mit Datum beschriften. Die Haltbarkeit der Maske beträgt etwa 3 Monate.

Sorgt für schöne und weiche Hände. Tragen Sie sie täglich 2–3-mal auf. 15 Minuten einziehen lassen und vermeiden, Gegenstände zu berühren.

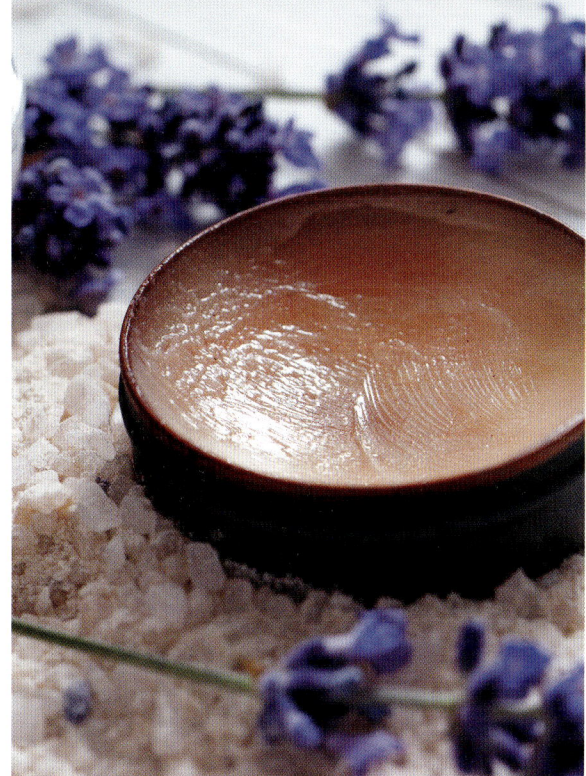

Hochwertige Öle und Pflanzenkraft für weiche Hände.

TONISIERENDES GESICHTSWASSER

mit Guarana und Steinklee

• 2 g gemahlene oder zerstoßene Guaranasamen • 10 g getrocknetes Steinkleekraut • 250 ml demineralisiertes Wasser (Supermarkt oder Apotheke)

1. Die getrockneten Zutaten in einem Topf mit dem kochend heißen demineralisierten Wasser übergießen. 15 Minuten zugedeckt ziehen lassen, dann durch einen Tee- oder Kaffeefilter abseihen. Kühl aufbewahren und innerhalb von 1 Woche verbrauchen.

Stärkt den lymphatischen Fluss und wirkt anregend. Tragen Sie das Pflegewasser bei Bedarf morgens mit einem Tuch auf die Gesichtshaut auf. Augenpartien aussparen.

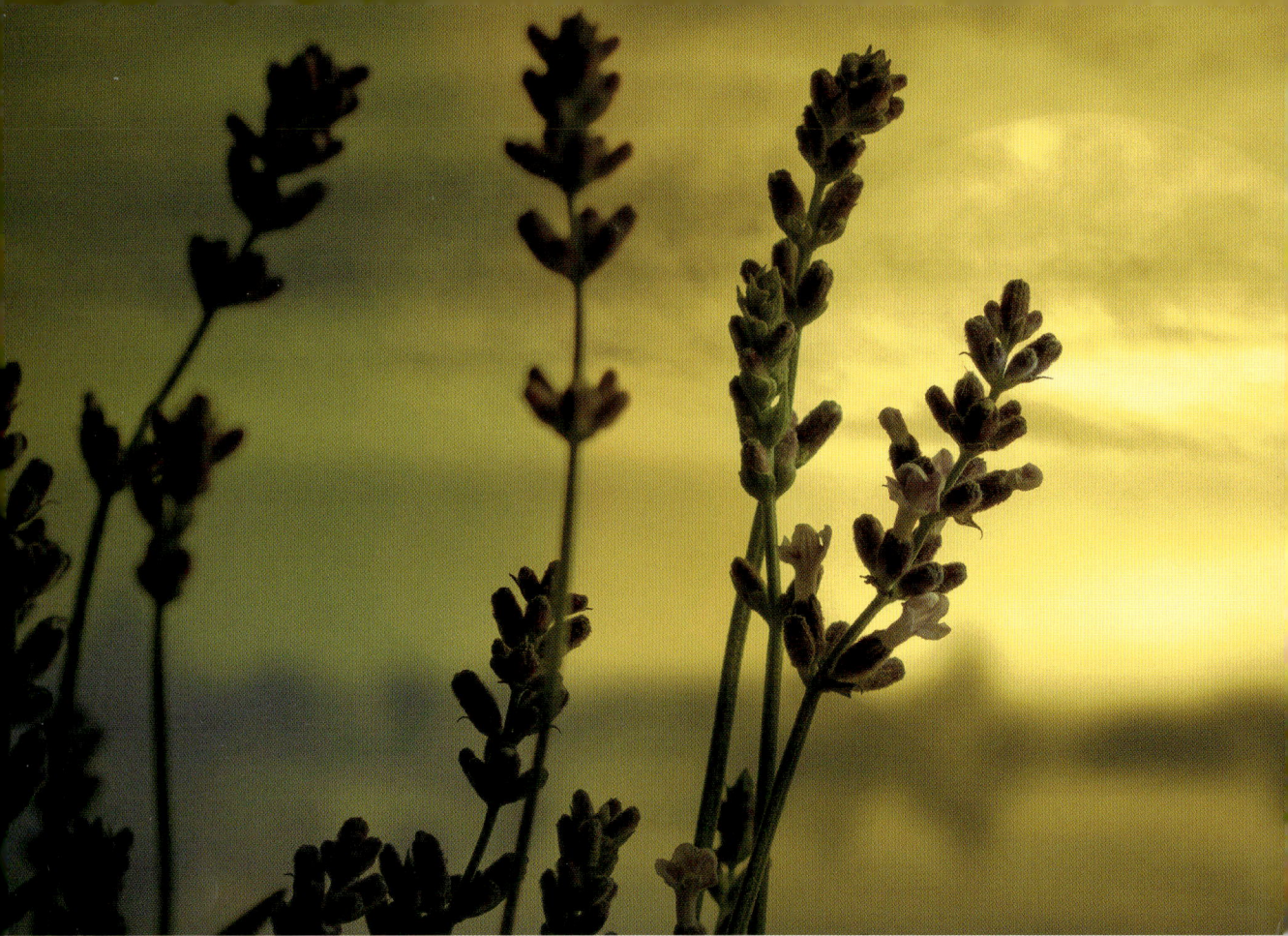

AKTIVE GELASSENHEIT

Auszeiten und guter Schlaf sind kein Luxus, sondern die Basis für körperliche und mentale Gesundheit. Entspannungsfördernde Superkräuter unterstützen die Regeneration seelischer und körperlicher Kräfte natürlich und effektiv.

Nervosität, innere Unruhe, Schlafstörungen und depressive Verstimmungen zeigen sich individuell verschieden und auf vielfältige Weise durch geistige und auch körperliche Symptome, die von Unkonzentriertheit über geringe Belastbarkeit, Kopfschmerzen, Verdauungsbeschwerden bis hin zu depressiven Verstimmungen reichen können. Bei lang anhaltenden Schlafproblemen und Verstimmungen drohen auch schwerere Schäden. Superkräuter eignen sich zu deren Vorbeugung und zur unterstützenden Behandlung leichter Beschwerden.

Zahlreiche Superkräuter wie Lavendel, Jiaogulan, Tulsi und Schlafbeere haben die Fähigkeit, die Ausgeglichenheit wichtiger Botenstoffe im Gehirn nach und nach wieder herzustellen. Dieser Angleichungsprozess an die veränderte Zusammenstellung der Botenstoffe und nachfolgender Prozesse benötigt einige Zeit und kann 14 Tage oder länger dauern. Dann festigen sich die innere Balance, Ruhe und Lebensfreude sowie gesunder Schlaf kehren zurück.

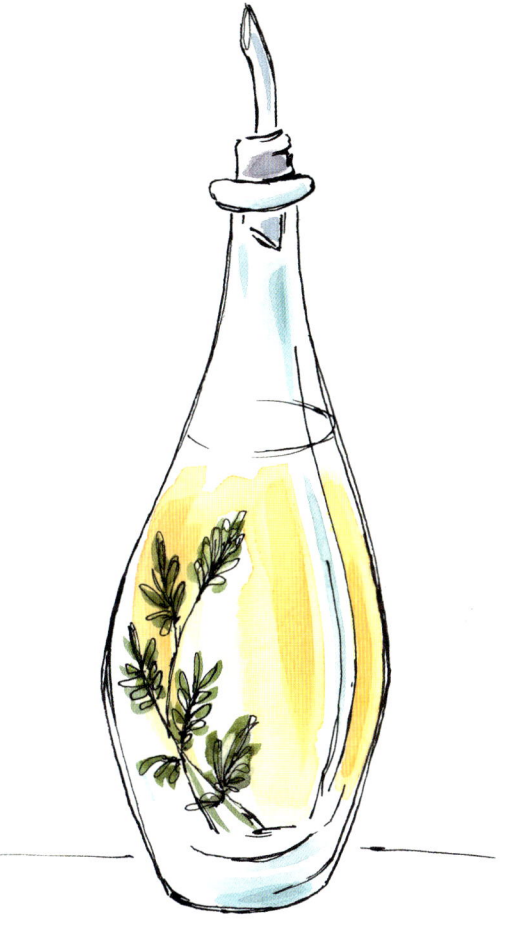

BERUHIGUNGSTEE FÜR GEIST UND VERDAUUNG

mit Lavendel

• 1,5 g getrocknete Lavendelblüten

1. Für 1 Portion 1 gehäuften TL getrocknete Lavendelblüten mit 150 ml kochend heißem Wasser überbrühen. 5–10 Minuten zugedeckt ziehen lassen, dann abseihen.

Vertreibt innere Unruhe und nervös bedingte Magen-Darm-Beschwerden. Der Tee kann regelmäßig über einen Zeitraum von 6 Wochen oder länger getrunken werden. Trinken Sie täglich über den Tag verteilt 3 Tassen.

WÄRMENDES SPEISEÖL

mit Ingwer

• 20 g frische Ingwerwurzel • 250 ml Rapsöl

1. Die Ingwerwurzel mit Schale oder geschält zerschneiden und in eine Flasche geben. Mit dem Öl übergießen und für 4 Wochen bei Zimmertemperatur an einem dunklen Ort ziehen lassen. Täglich 2–3-mal schütteln. Die Wurzel kann im Öl gelassen werden.

Treibt innere Kälte aus. Verwenden Sie das Öl gerne täglich für Kaltspeisen oder zum Braten.

HALTBARKEIT

Getrocknete Heilpflanzen und pflanzliche Öle haben ein Mindesthaltbarkeitsdatum. Für die Herstellung von Ölauszügen und anderen Zubereitungen gilt sicherheitshalber immer das kürzeste Haltbarkeitsdatum der Zutaten.

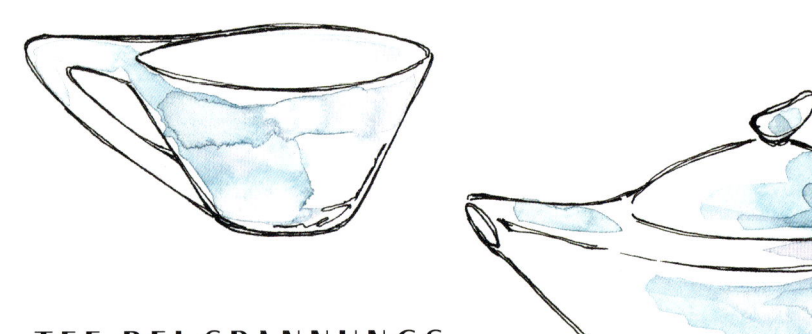

TEE BEI SPANNUNGS-KOPFSCHMERZ

mit Ingwer und Pfefferminze

• 2 g getrocknete Ingwerwurzel • 2 g getrocknete Pfefferminzblätter

1. Für 1 Portion die Wurzel bei Bedarf noch etwas zerkleinern, mit der Minze mischen und in einer Tasse mit 250 ml kochendem Wasser überbrühen. 10 Minuten zugedeckt ziehen lassen, dann abseihen.

Wirkt entspannungsfördernd bei stressbedingten Kopfschmerzen. Bei Bedarf 3–4 Tassen über den Tag verteilt trinken.

»GUTENACHT« KISSENAUFLAGE

mit Lavendel

• 150 g getrocknete Lavendelblüten • 1 Kissenbezug 20 x 30 cm aus Leinen oder Baumwolle

1. Getrocknete Lavendelblüten in den Kissenbezug füllen und verschließen. Den Bezug wie eine Art Überdecke auf Ihr Kopfkissen legen, beim Schlafen nicht entfernen.

Sie atmen allabendlich die entspannungs- und schlaffördernden ätherischen Öle ein.
Die Lavendelblüten nach etwa 6 Wochen wechseln, da die ätherischen Öle verdampfen.

WÄRMENDER BERUHIGUNGSTEE

mit Lavendel, Heidelbeeren und Ingwer

• 20 g getrocknete Lavendelblüten • 40 g getrocknete Heidelbeerfrüchte • 20 g getrocknete Ingwerwurzel

1. Alle Zutaten gut mischen und den Vorrat für 30 Portionen in ein dunkles Gefäß füllen.

2. Für 1 Portion 1 TL mit 250 ml kochend heißem Wasser überbrühen, 10 Minuten abgedeckt ziehen lassen, dann abseihen.

Treibt Nervosität sowie innere Kältegefühle aus und beruhigt außerdem den nervositätsbedingt unruhigen Darm. Trinken Sie 3-mal täglich über den Tag verteilt jeweils 1 Tasse. Der Tee sollte über einen Zeitraum von mindestens 4 Wochen genossen werden.

ANTISTRESS-INHALATION

mit Rosenwurz und Ingwer

• 3 g getrocknete Rosenwurzwurzel • 5 g getrocknete Ingwerwurzel • 300 ml Wasser

1. Für 1 Portion die Wurzeln bei Bedarf noch etwas zerkleinern, in eine Schüssel geben und mit heißem, nicht mehr kochendem Wasser übergießen.

2. Den Kopf über die Schale halten und mit einem Handtuch abdecken, damit der heilsame Dampf nicht entweicht. Tief durch Nase und Mund einatmen, bis das Wasser erkaltet ist.

Lindert Kopfschmerzen bei emotionalem Stress. Inhalieren Sie bei Bedarf mehrmals täglich.

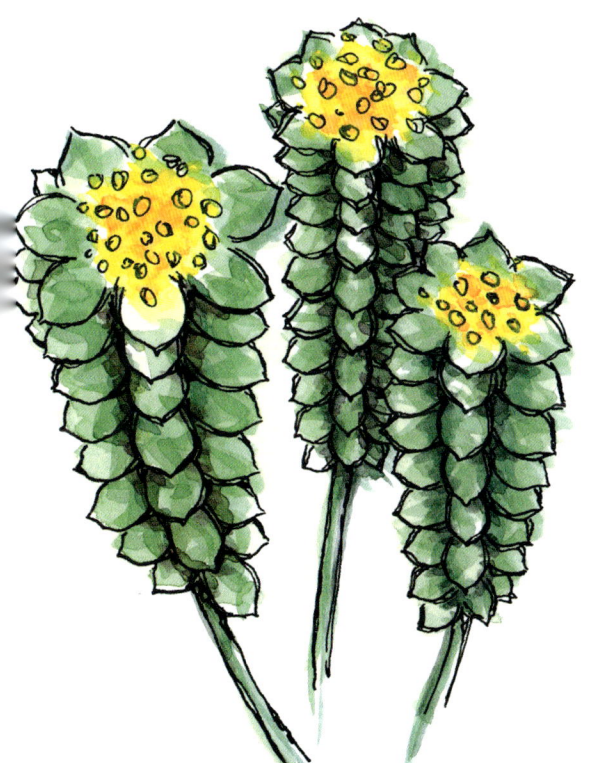

ENTSPANNUNG TO GO

Abkochungen aus Wurzeln lassen sich sehr gut vorbereiten, da sie keine oder nur wenige flüchtige Substanzen enthalten. So kann eine »Tagesportion« morgens vorbereitet und im Tagesverlauf wieder erwärmt werden. In einer Thermoskanne lässt sich die persönliche Entspannungsmischung bequem mit zur Arbeit, Uni oder Schule nehmen und ist jederzeit zur Hand. Oder Sie genießen die Abkochung während eines entspannenden Spaziergangs.

WURZELABKOCHUNG FÜR INNERE BALANCE

mit Ginseng, Taigawurzel und Rosenwurz

• 20 g getrocknete Ginsengwurzel • 20 g getrocknete Taigawurzel • 20 g getrocknete Rosenwurzwurzel

1. Die Wurzeln bei Bedarf noch etwas kleiner schneiden, gut mischen und den Vorrat für 20 Portionen in ein dunkles Gefäß füllen.

2. Für 1 Portion 1 TL der Mischung in einem Topf mit 250 ml kaltem Wasser übergießen und langsam zum Kochen bringen.

3. Die Abkochung 15–20 Minuten zugedeckt ziehen lassen, dann abseihen.

Wirkt ausgleichend bei Stress und Nervosität. Trinken Sie über den Tag verteilt 3 Tassen. Der Tee sollte regelmäßig über einen Zeitraum von mindestens 8 Wochen genossen werden.

ABENDMILCH FÜR MENTALE STÄRKE

mit Schlafbeere und Ingwer

• 200 ml Wasser • 200 ml Milch • 2 g Schlafbeerenwurzelpulver • 2 g Ingwerwurzelpulver

1. Für 1 Portion Wasser und Milch mit Schlafbeerenwurzel- und Ingwerwurzelpulver in einem Topf mischen und kurz aufkochen.

2. Die Hitze drosseln und die Kräutermilch etwa 20 Minuten ohne Deckel köcheln lassen, bis etwa die Hälfte der Flüssigkeit verdampft ist. Durch einen Kaffee- oder Teefilter abseihen.

Wirkt mental ausgleichend und trägt durch das Melatonin in der Ingwerwurzel zur Verbesserung der Schlafqualität bei. Genießen Sie täglich vor dem Zubettgehen 1 Tasse.

WÄRMENDE EINSCHLAFMILCH

mit Gelbwurz, Kurkuma und Pfeffer

• 1 g Gelbwurzpulver *(Curcuma longa)* • 0,5 g Kurkumapulver *(Curcuma xanthorrhiza)* • 0,1 g frisch gemahlener schwarzer Pfeffer • 200 ml Milch • 5 g Honig

1. Für 1 Portion das Wurzelpulver und den Pfeffer mit der Milch in einen Topf geben und die Mischung langsam zum Kochen bringen.

2. Sobald die Milch zu steigen beginnt, vom Herd nehmen und abkühlen lassen. Vor dem Trinken mit Honig süßen. Honig verliert bei zu großer Hitze seine heilsamen Eigenschaften.

Trinken Sie bei Einschlafschwierigkeiten, verbunden mit innerem Kältegefühl, regelmäßig vor dem Schlafengehen 1 Tasse.

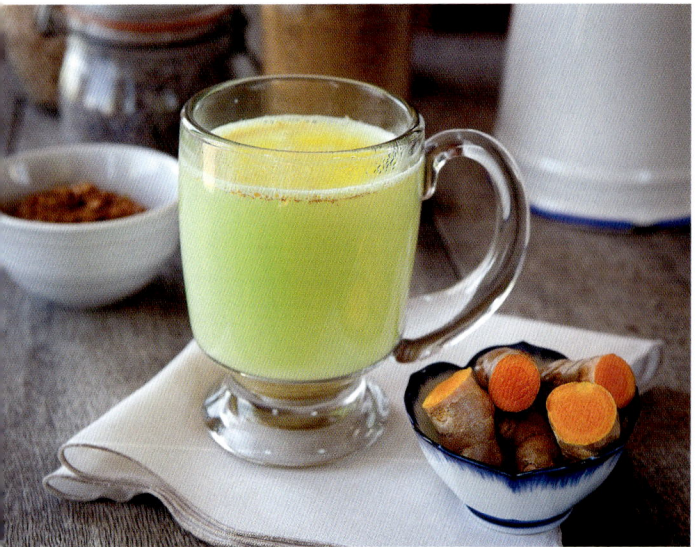

Im Ayurveda gilt Milch als stärkendes Heilmittel, das gegen Erschöpfung schützen soll.

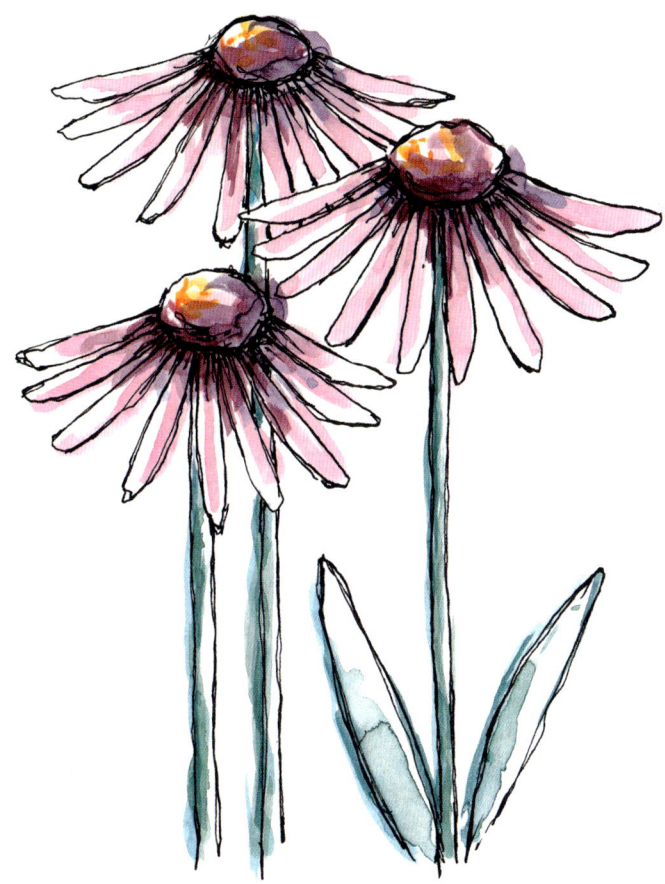

DAMPFBAD FÜR EINEN GELASSENEN ALLTAG

mit Lavendel und Rose

• 3 Tropfen Lavendelöl • 3 Tropfen Rosenöl • 500 ml Wasser

1. In eine große, breite Schale 500 ml heißes, aber nicht kochendes Wasser füllen und je 3 Tropfen naturreines Lavendelblüten- und Rosenöl hinzugeben.

2. Den Kopf über die Schale halten und mit einem Handtuch abdecken, damit der heilsame Wasserdampf nicht entweichen kann. Tief durch Nase und Mund einatmen, bis das Wasser erkaltet.

Lavendel- und Rosenöl haben gute Einflüsse auf die Psyche. Sie duften angenehm und wirken entspannungsfördernd sowie entkrampfend. Inhalieren Sie bei Anspannung, Nervosität und depressiven Verstimmungen 2–3-mal täglich.

ENTSPANNENDES VOLLBAD

mit Lavendel und Melisse

• 20 Tropfen Lavendelöl • 20 Tropfen Melissenöl
• 100 ml Sahne

1. Für 1 Anwendung Badewasser mit maximal 38 °C in die Badewanne einlassen. Die ätherischen Öle mit der Sahne mischen und dem Bad zugeben. Maximal 15 Minuten baden.

Genießen Sie bei Nervosität und innerer Anspannung regelmäßig das wohltuende Vollbad, am besten direkt vor dem Zubettgehen.

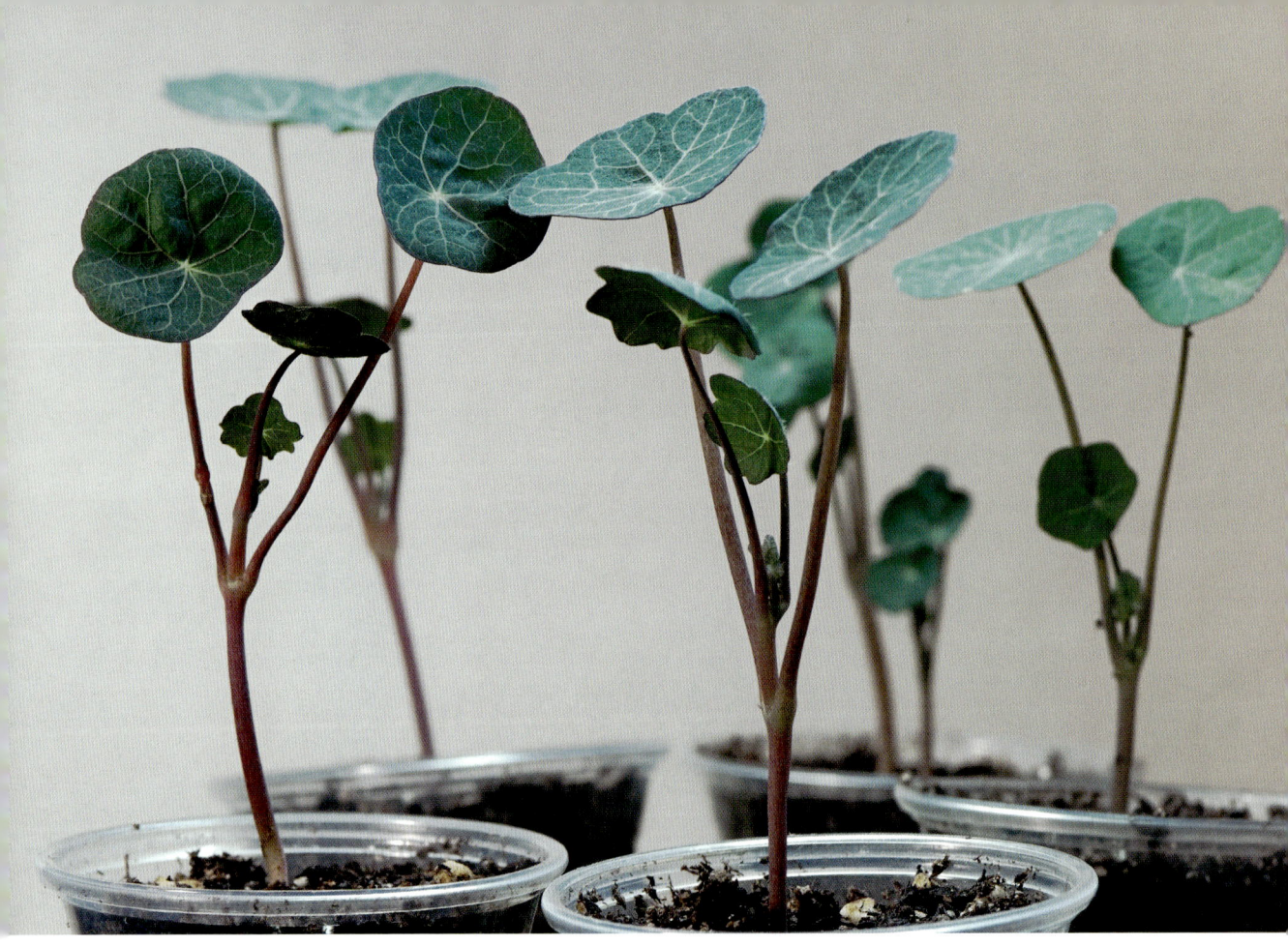

GESCHEITERTE BAKTERIEN

Manchmal bedarf es der wunderbaren Eigenschaften von Superkräutern, um hartnäckige Bakterien & Co. in die Schranken zu weisen. Hier finden sich natürliche Antibiotika und sogar Geheimwaffen gegen Viren.

Zahlreiche einfache Hausmittel mit Superkräutern können helfen, bakterielle Infekte, Pilzerkrankungen und Virusinfekte unterstützend zu behandeln. Bei nicht enden wollenden Erkältungen, chronischen Harnwegsinfekten oder Hauterkrankungen bedarf es manchmal der wehrsamen Eigenschaften von Superkräutern wie Kapuzinerkresse, Meerrettich oder Fenchel. Sie entziehen Bakterien oder andere schädliche Mikroorganismen den Nährboden, greifen in ihre Erbsubstanz ein oder zerstören ihre lebenswichtigen Zellstrukturen. Natürliche Antibiotika wie

Kapuzinerkresse oder Meerrettich schaden im Unterschied zu vielen Antibiotika dem Mikrobiom des Darms nicht. Durch ihre Wirkstoffvielfalt – denn Superkräuter beeinflussen uns wie alle Heilpflanzen nie über einen einzelnen Inhaltsstoff – bieten Ingwer, Lavendel, Tusli & Co. vielmehr noch positive Nebenwirkungen, unterstützen beispielsweise mit entzündungshemmenden und heilenden ätherischen Ölen.

BREIUMSCHLAG BEI HAUTENTZÜNDUNGEN

mit Leinsamen

• 30 g aufgebrochener oder gequetschter Leinsamen • 200 ml demineralisiertes Wasser (Apotheke oder Supermarkt)

1. Für 1 Anwendung den Leinsamen in einen Topf geben und mit dem kalten demineralisierten Wasser übergießen. Die Mischung zum Köcheln bringen, bis ein dickflüssiger Brei entsteht. Diesen in ein Schraubglas füllen und abkühlen lassen. Gekühlt gelagert kann der Brei 2 Tage verwendet werden.

2. Den Brei fingerdick auf entzündete Körperstellen auftragen und mit einer Mullbinde oder einem Handtuch bedecken. Täglich 2–3-mal wechseln.

Lindert Entzündungen der Haut und darf, wenn mit demineralisiertem Wasser gearbeitet wurde, sogar auf offenen Wunden angewendet werden.

HEILENDE PINSELUNG

mit Zistrose

2 g getrocknetes Zistrosenkraut – 150 ml demineralisiertes Wasser (Apotheke oder Supermarkt)

1. Das Zistrosenkraut mit 150 ml kochend heißem demineralisierten Wasser überbrühen. 5 Minuten zugedeckt ziehen lassen, dann durch einen Papier-Teefilter abseihen. Die Pinselung innerhalb eines Tages aufbrauchen.

Unterstützt die Heilung von Entzündungen im Mund- und Rachenraum und kann auch bei schmerzhaften Aphthen nützlich sein. Bepinseln Sie entzündete Stellen 5–6-mal täglich vorsichtig mit dem Sud, bis die Beschwerden vollständig abgeklungen sind.

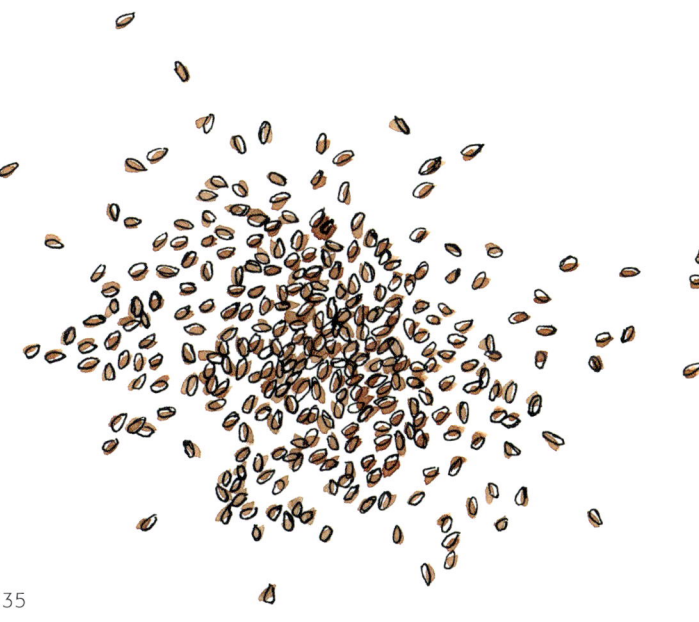

ANTOBIOTISCHER AUFSTRICH

mit Meerrettich

• 250 g frische Schwarze Meerrettichwurzel •
1 große Zwiebel • 2 EL Rapsöl • 1 EL Senf • 3 EL
Tomatenmark • ½ TL Paprikapulver • 1 Msp gemahlener Piment • Salz • frisch gemahlener
schwarzer Pfeffer

1. Für etwa 12 Portionen die Meerrettichwurzel
   schälen und fein raspeln. Die Zwiebel ebenfalls schälen und raspeln oder fein schneiden.

2. Meerrettich und Zwiebel in einer Schüssel mit
   Öl, Senf, Tomatenmark und den Gewürzen
   vermengen. Kräftig mit Salz und Pfeffer abschmecken. Mindestens 10–12 Stunden
   durchziehen lassen, damit der Meerrettich
   seine Schärfe verliert und sich die Aromen
   miteinander verbinden.

Meerrettich wirkt antibiotisch. Mir schmeckt der
Brotaufstrich besonders gut mit Zwiebelringen
und sauren Gurken.

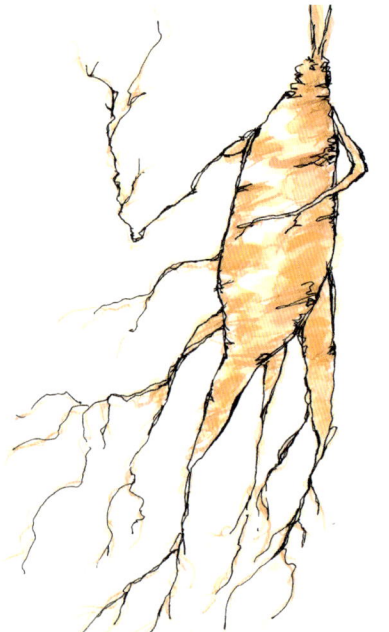

SCHARFES SPEISEÖL GEGEN BAKTERIEN

mit Meerrettich und Kapuzinerkresse

• 20 g frische schwarze Meerrettichwurzel • 10 g
frische Kapuzinerkressenblüten und -blätter •
250 ml Rapsöl

1. Die Meerrettichwurzel schälen und klein würfeln. Blüten und Blätter fein hacken und mit
   dem Meerrettich in eine Flasche geben.

2. Die Flasche mit dem Öl auffüllen und für 4
   Wochen an einem dunklen Ort ziehen lassen.
   Täglich 2–3-mal schütteln. Dann ist das Öl
   fertig. Es muss nicht abgeseiht werden.

Zur Abwehr von bakteriellen Infekten. Sie können es gerne täglich für die Zubereitung kalter
und warmer Speisen verwenden.

ANTIBAKTERIELLER HUSTENSAFT

mit Meerrettich und Honig

• 1 kurze dicke frische schwarze Meerrettichwurzel • 150–200 g Honig

1. Die Wurzel mit einem scharfen Löffel aushöh-
   len, bis nur noch die Hülle übrig ist. Diese mit
   Honig befüllen und 4–5 Stunden ruhen lassen.

2. Wurzel umstülpen und den scharfen Saft in
   einem beschrifteten Gläschen auffangen.

Hilft bei Husten und unterstützend bei Harnwegsinfekten. Nehmen Sie täglich 2 EL nach
den Mahlzeiten ein. Am besten kurmäßig über
4–6 Wochen.

ANTIINFEKTIONS-SALAT
mit Kapuzinerkresse und Leinöl

• 100 g Endivie • 100 g frisches Kapuzinerkressekraut mit Blättern und Blüten • 2 EL Sweet-Chili-Soße • 2 EL Balsamico-Essig • 1 EL Leinöl • 2 TL Senf • Salz • frisch gemahlener schwarzer Pfeffer

1. Für 4 Portionen den Endiviensalat waschen, trockenschleudern und in mundgerechte Stücke teilen. Blätter und Blüten der Kapuzinerkresse ebenfalls reinigen. 4 Kapuzinerkresseblüten beiseitelegen, den Rest zerkleinern. Mit dem Endiviensalat vermischen.

2. Sweet-Chili-Soße, Essig, Öl, Senf, etwas Salz und Pfeffer in einem hohen Gefäß mit dem Pürierstab zu einem Dressing mixen. Den Salat damit anmachen und mit den Blüten garniert servieren.

ANTIBAKTERIELLER SCHUTZTEE
mit Gelbwurz, Ingwer und Zistrose

• 25 g getrocknete Gelbwurzwurzel • 25 g getrocknete Ingwerwurzel • 50 g getrocknetes Zistrosenkraut

1. Die Zutaten eventuell noch etwas zerkleinern, gut vermischen und den Vorrat für 40 Portionen in einem dunklen Gefäß aufbewahren.

2. Für 1 Portion 1 gestrichenen TL mit 250 ml kochend heißem Wasser überbrühen. 10 Minuten zugedeckt ziehen lassen, abseihen.

Die Teemischung stärkt das Immunsystem, sorgt für gesunde Zellen und wirkt antibakteriell. Trinken Sie täglich 2–3 Tassen über einen Zeitraum von 8–12 Wochen.

SICHERHEIT FÜR DEN MAGEN

Meerrettich wirkt dank der scharfen Inhaltsstoffe kraftvoll gegen Erreger. Strake Wirkstoffe sollten mit Umsicht angewendet werden: Wegen der enthaltenen Senföle sollten Zubereitungen mit Meerrettichwurzel bei Anwendungen über 6 Wochen nur mit mehrtägigen Unterbrechungen eingesetzt werden, damit die Magenschleimhaut nicht zu sehr gereizt wird.

EINSATZGEBIETE VON SUPERKRÄUTERN

EINSATZGEBIET	SUPERKRÄUTER IM BUCH	REZEPTE IM BUCH
Adaptogene	Damiana, Ginkgo, Ginseng, Guarana, Jiaogulan, Matcha, Rosenwurz, Schlafbeere, Taigawurzel	Kraftvoller Körper und Geist ab Seite 104
Anspannung, innere	Ginseng, Jiaogulan, Lavendel, Rosenwurz, Schlafbeere, Taigawurzel	Aktive Gelassenheit ab Seite 128
Anti-Aging (Antioxidantien)	Aronia, Damiana, Gelbwurz, Ginkgo, Ginseng, Guarana, Heidelbeere, Ingwer, Jiaogulan, Matcha, Rosenwurz, Schlafbeere, Taigawurzel, Tulsi	Kraftvoller Körper und Geist ab Seite 104 / Strahlendende Zellgesundheit ab Seite 122
Antibiotika, pflanzliche	Ingwer, Kapuzinerkresse, Meerrettich, Tulsi	Gescheiterte Bakterien ab Seite 134
asthmatische Beschwerden	Fenchel, Ingwer, Kapuzinerkresse, Meerrettich, Tulsi, Zistrose	Gescheiterte Bakterien ab Seite 134
depressive Verstimmung	Ginseng, Jiaogulan, Lavendel, Rosenwurz, Schlafbeere, Taigawurzel	Aktive Gelassenheit ab Seite 128
Durchfall	indisches Flohsamenkraut, Heidelbeere, getrocknet, Lein	Schmeichelhafter Bauch ab Seite 98
Entzündungs-hemmung	Gelbwurz, Lein(öl), Mariendistel, Rosenwurz, Purpursonnenhut, Blassfarbener Sonnenhut, Tulsi	Muntere Abwehrkräfte ab Seite 116 / Gescheiterte Bakterien ab Seite 134
Herzgesundheit	Aronia, Damiana, Gelbwurz, Ginkgo, Ginseng, Guarana, Heidelbeere, Ingwer, Jiaogulan, Matcha, Rosenwurz, Schlafbeere, Steinklee, Taigawurzel, Tulsi	Kraftvoller Körper und Geist ab Seite 104 / Strahlendende Zellgesundheit ab Seite 122
Husten	Fenchel, Ingwer, Kapuzinerkresse, Meerrettich, Tulsi, Zistrose	Gescheiterte Bakterien ab Seite 134
Fatique-Syndrom	Damiana, Ginkgo, Ginseng, Guarana, Jiaogulan, Matcha, Rosenwurz, Schlafbeere, Taigawurzel	Kraftvoller Körper und Geist ab Seite 104
Konzentrationsfä-higkeit	Ginkgo, Ginseng, Guarana, Jiaogulan, Lavendel, Rosenwurz, Schlafbeere, Taigawurzel	Kraftvoller Körper und Geist ab Seite 104 / Aktive Gelassenheit ab Seite 128
Magen-Darm-Krämpfe	Fenchel, indisches Flohsamenkraut, Gelbwurz, Haronga, Ingwer, Mariendistel	Schmeichelhafter Bauch ab Seite 98
Leistungsdruck	Ginseng, Guarana, Jiaogulan, Lavendel, Rosenwurz, Schlafbeere, Taigawurzel	Kraftvoller Körper und Geist ab Seite 104 / Aktive Gelassenheit ab Seite 128

EINSATZGEBIET	SUPERKRÄUTER IM BUCH	REZEPTE IM BUCH
Müdigkeit	Ginseng, Guarana, Jiaogulan, Lavendel, Rosenwurz, Schlafbeere, Taigawurzel	Kraftvoller Körper und Geist ab Seite 104
Prüfungs-vorbereitung	Ginkgo, Ginseng, Guarana, Jiaogulan, Lavendel, Rosenwurz, Schlaf-beere, Taigawurzel	Kraftvoller Körper und Geist ab Seite 104 / Aktive Gelassenheit ab Seite 128
Rekonvaleszenz	Aronia, Damiana, Gelbwurz, Ginkgo, Ginseng, Guarana, Jiaogulan, Lavendel, Rosenwurz, Schlafbeere, Taigawurzel	Kraftvoller Körper und Geist ab Seite 104 / Aktive Gelassenheit ab Seite 128
Schlafqualität	Ginseng, Guarana, Jiaogulan, Lavendel, Rosenwurz, Schlafbeere, Taigawurzel	Kraftvoller Körper und Geist ab Seite 104
Schwellungen	Ginkgo, Guarana, Purpursonnenhut, Blassfarbener Sonnenhut, Steinklee	Stark für Herz und Gefäße ab Seite 110
sportliche Leistung	Ginseng, Guarana, Jiaogulan, Rosenwurz, Schlafbeere, Taigawurzel	Kraftvoller Körper und Geist ab Seite 104
Stress	Ginkgo, Ginseng, Guarana, Jiaogulan, Lavendel, Rosenwurz, Schlafbeere, Taigawurzel	Kraftvoller Körper und Geist ab Seite 104 / Aktive Gelassenheit ab S. 128
Venengesundheit	Aronia, Ginkgo, Guarana, Purpursonnenhut, Blassfarbener Sonnenhut , Steinklee	Stark für Herz und Gefäße ab Seite 110 / Strahlende Zellgesundheit ab Seite 122
Verdauungs-beschwerden	Fenchel, indisches Flohsamenkraut, Gelbwurz, Haronga, Ingwer, Lein(öl), Mariendistel	Schmeichelhafter Bauch ab Seite 98
Verstopfung	Fenchel, indisches Flohsamenkraut, Haronga, Ingwer, Lein, Mariendistel	Schmeichelhafter Bauch ab Seite 98
Wassereinlage-rungen	Ginkgo, Guarana, Purpursonnenhut , Blassfarbener Sonnenhut, Steinklee	Stark für Herz und Gefäße ab Seite 110
Zellschutz	Aronia, Damiana, Gelbwurz, Ginkgo, Ginseng, Guarana, Heidelbeere, Ingwer, Jiaogulan, Matcha, Rosenwurz, Schlafbeere, Taigawurzel, Tulsi	Kraftvoller Körper und Geist ab Seite 104 / Strahlendende Zellgesundheit ab Seite 122

STICHWORTVERZEICHNIS

BEZUGSADRESSEN

Wilhelm Lindig Kräuterparadies

Blumenstraße 15
80331 München
Tel.: 0 89/26 57 26
www.phytofit.de
Heil- und Superkräuter einzeln und in Mischungen, natürliche Nahrungsergänzungsmittel.

Teaflower, Teestand auf dem Viktualienmarkt

Abt. III, Stand 35–36
80331 München
Tel.: 0 89/260 96 92
www.Teaflower.de
Biozertifizierter Teestand am Viktualienmarkt mit Onlineshop; große Auswahl an getrockneten und pulverisierten Superkräutern sowie anderen Vitalstoffen.

Dancing Shiva Superfoods

Neubaugasse 58
1070 Wien, Österreich
Tel.: (+43) 15 24/78 43
www.dancingshiva.at/der-laden/
superfood-market/
Superherbs, Superfoods, natürliche Nahrungsergänzungsmittel; Restaurant und Onlineshop.

Daniel Rühlemann
Kräuter und Duftpflanzen

Auf dem Berg 2
27367 Horstedt
Tel.: 0 42 88/92 85 58
www.kraeuter-und-duftpflanzen.de
Superkräuter als Saat- und Pflanzgut mit vielen nützlichen Anbautipps.

Illustrationen: Natalie A. Peter

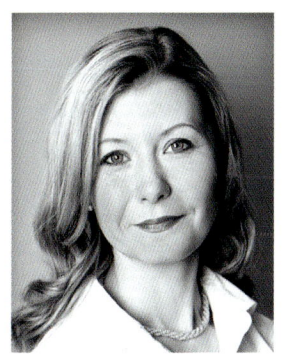

ÜBER DIE AUTORIN

Dr. Nadine Berling-Aumann ist Ökotrophologin, promovierte theoretische Medizinerin und eine erfahrene Autorin. Im Rahmen eines 10-jährigen Aufenthalts in Nordindien und Nepal forschte sie eingehend zur Tibetischen Medizin. Seit nunmehr mehr als 14 Jahren arbeitet sie an Projekten zu europäischen und tibetischen Heilpflanzen.

Ihr umfassendes und fundiertes Wissen über gesunden Ernährung und Kräuterkunde gibt sie seit 2012 in ihrer Ernährungspraxis weiter. Weitere Infos:

www.ernaehrungspraxis-dr-berling-aumann.de

Impressum

Bibliografische Information der Deutschen Nationalbibliothek

Die Deutsche Nationalbibliothek verzeichnet diese Publikation in der Deutschen Nationalbibliografie; detaillierte bibliografische Daten sind im Internet über *http://dnb.d-nb.de* abrufbar.

 **BLV Buchverlag GmbH & Co. KG 80636 München**

© 2016 BLV Buchverlag GmbH & Co. KG, München

 www.facebook.com/blvVerlag

Umschlagkonzeption und Gestaltung: BLV-Verlag
Umschlagfotos:
Vorderseite: Fotolia; Rückseite von links nach rechts: Fotolia – Valerie Garner, Shutterstock – images 72, Shutterstock – Tolikoff Photography, Shutterstock – R. Maximiliane

Lektorat: Sonja Forster
Herstellung: Hermann Maxant
Layoutkonzept Innenteil und
DTP: Irina Pascenko

Gedruckt auf chlorfrei gebleichtem Papier

Printed in Italy

ISBN 978-3-8354-1572-0

Hinweis

BLV im WEB

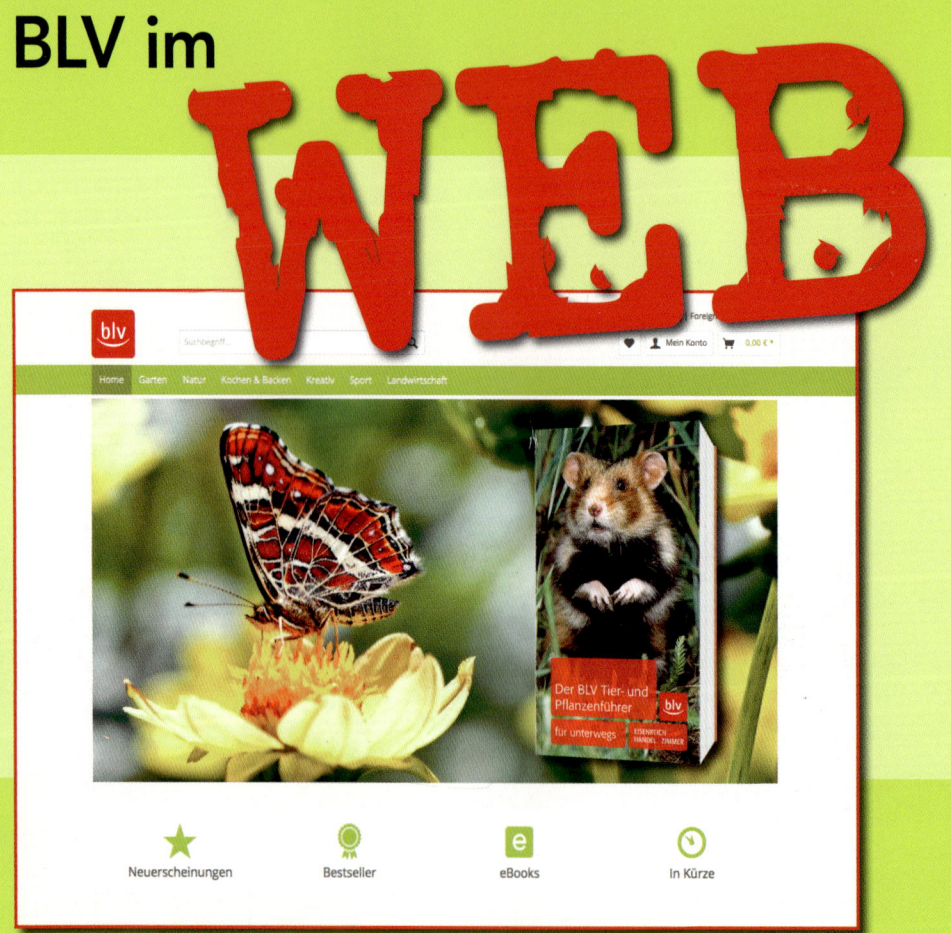

In unserem Webshop warten weit über 500 lieferbare Titel zu den Themen Garten, Natur, Sport, Fitness, Kreativ und Kochen auf Sie.

Surfen Sie doch mal vorbei, bestellen Sie **versandkostenfrei** und zahlen Sie bequem z.B. **auf Rechnung** oder schnell via **Paypal**.